Nguyên tác tiếng Anh: Elizabeth Kim-Khuê Nguyễn

Chuyển ngữ: Đằng-Giao

Nguyên tác tiếng Anh: ALOHA VIETNAM

Elizabeth Kim-Khuê Nguyễn, MD

Chuyển ngữ: Đằng-Giao

KHI SÓNG GỌI VỀ NGUỒN

Nguyên tác tiếng Anh:
ALOHA VIETNAM - Elizabeth Kim-Khuê Nguyễn, MD
Chuyển ngữ: ***Đằng-Giao***

ISBN: 979-8-991-4646-1-1 (Paperback)
ISBN: 979-8-9914646-2-8 (eBook)

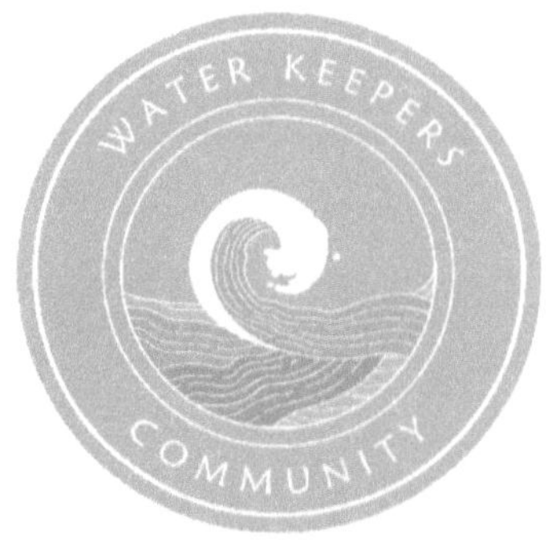

Water Keepers Community Press
Davis, CA

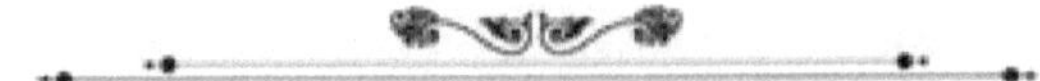

Cuốn sách này xin được gởi tặng đến con người,
mảnh đất và vùng biển của Việt Nam và Hawaii.
Mong rằng tình yêu sẽ vượt qua Thái Bình Dương bao la,
che chở và chữa lành tất cả chúng ta.

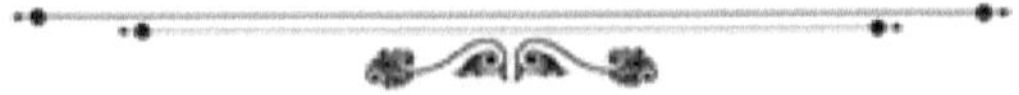

Gởi cộng đồng người Việt yêu thương,

Tôi lớn lên trong một gia đình có nhiều người thân gặp khó khăn về sức khỏe tinh thần. Từ nhỏ, tôi đã cảm thấy bối rối, đôi khi quá sức chịu đựng trước những cảm xúc mãnh liệt và những mâu thuẫn đôi khi xảy ra trong mái ấm của mình. Tôi không biết liệu gia đình mình có khác những người bạn Mỹ xung quanh hay không, có thể vì chúng tôi là người tị nạn trên đất nước lạ này? Hay vì một điều gì khác, sâu xa hơn mà tôi không thể biết.

Chính những điều suy tư ấy, đã dẫn lối tôi trở thành một bác sĩ tâm thần, chuyên về văn hóa. Tôi khao khát hiểu rõ hơn về những trải nghiệm phức tạp trong gia đình mình, nghiên cứu các vấn đề sức khỏe tâm thần để có cách điều trị hiệu quả. Tôi cũng muốn hiểu sâu sắc hơn về việc hành trình rời khỏi quê hương Việt Nam sau chiến tranh, đến nước Mỹ, đã ảnh hưởng như thế nào đến tâm hồn và tinh thần cha mẹ tôi.

Tôi viết cuốn sách *Aloha Vietnam* (*Khi sóng gọi về nguồn*, bản dịch của cố nhà báo Đằng Giao) như một cách để chia sẻ với cộng đồng những gì tôi đã trải nghiệm và học được – từ góc nhìn của một người con trong gia đình tị nạn gốc Việt, và từ vai trò của một bác sĩ đồng hành cùng những gia đình đang vật lộn với bệnh lý tâm thần. Một phần trong câu chuyện là tự truyện, một phần là hư cấu, nhưng tất cả đều xuất phát từ trái tim tôi.

Bối cảnh câu chuyện diễn ra tại quần đảo Hawaii xinh đẹp – nơi gia đình tôi may mắn được đón nhận, và cũng là nơi tôi được sinh ra, lớn lên. Vùng đất ấy, với biển xanh và làn nước ấm áp, đã trở thành nơi chữa lành và bắt đầu lại của chúng tôi.

Tôi hy vọng thật sâu sắc rằng *Aloha Vietnam (Khi sóng gọi về nguồn)* – cuốn sách được viết từ trái tim mình – cũng sẽ là một điểm tựa chữa lành cho những ai đang mang trong tim nỗi đau, sự hoang mang hay những câu hỏi chưa lời đáp.

Với tất cả tình yêu,

Elizabeth Kim-Khuê Nguyễn, MD

LỜI BẠT

Tôi có vinh dự được biết Bác Sĩ Elizabeth Nguyễn trong 14 năm qua. Lúc ấy, tôi là một trong những giám sát viên khi cô tham gia khóa đào tạo nghiên cứu sinh Trẻ Em Và Thanh Thiếu Niên tại Trung Tâm Y Tế thuộc đại học University of California Davis, nơi tôi là giảng viên. Tôi nhớ rất rõ cô gái ấy chu đáo và tận tâm với công việc của mình như thế nào, tận tụy và cởi mở trong việc học hành ra sao.

Sau khi Bác Sĩ Nguyễn hoàn thành khóa đào tạo, tôi rất vui khi cô chấp nhận lời mời để trở thành đồng nghiệp của tôi tại một cơ quan phi lợi nhuận ở Sacramento, nơi chuyên cung cấp dịch vụ sức khỏe tâm thần cho thanh thiếu niên và gia đình của họ. Với tư cách là giám đốc khoa Tâm Thần, tôi chứng kiến công việc lâm sàng tuyệt vời mà cô làm. Cuối cùng, cô trở thành giám đốc y khoa của Trung Tâm Tư Vấn Cộng Đồng Châu Á - Thái Bình Dương, trước khi hành nghề tư nhân.

Bác Sĩ Nguyễn mang đến sự đồng cảm, hiểu biết về văn hóa và nhiều kinh nghiệm lâm sàng vào câu chuyện cô kể về Anh, một thiếu niên người Mỹ gốc Việt, người đã trải qua một cơn hưng cảm và được chẩn đoán mắc chứng rối loạn lưỡng cực.

Được kể qua giọng nói xen kẽ của Anh và mẹ cô là Xuân, cuốn sách là bức chân dung cảm động về bệnh tâm thần và sự kỳ thị, mất mát và chấn thương liên thế hệ, cũng như khả năng phục hồi. Anh vượt qua hành trình khó khăn nhờ sự hỗ trợ của gia đình, sự giúp đỡ của một bác sĩ tâm thần tận tâm và sử dụng nghệ thuật như một phương thức thể hiện bản thân. Cô dần học cách chấp nhận căn bệnh của mình, phát triển bản sắc riêng và khám phá ra điều mang lại niềm vui cho cuộc sống của mình.

Mặc dù chiến tranh Việt Nam đã kết thúc cách đây 50 năm, nhưng nó vẫn chưa ngừng tác động đáng kể đến những người sống sót và con cháu của họ, ngay cả đối với những người chuyển đến một quốc gia khác. Xuân liên tục đấu tranh với cảm giác tội lỗi khi rời khỏi Việt Nam, tự trách mình và thậm chí cảm thấy bị trừng phạt bởi căn bệnh của Anh. Có lẽ cô tưởng tượng rằng việc nhập cư vào Hoa Kỳ sẽ bảo vệ cô và gia đình khỏi những chấn thương trong tương lai. Còn Long, cha của Anh, ông ấy thì trầm lặng và kiệm lời.

Cha mẹ của Anh luôn cảm thấy buồn bã và khao khát về quê hương và văn hóa của đất mẹ. Họ mong muốn Anh và em trai cô cũng cảm thấy gắn bó như vậy với Việt Nam và đặt câu hỏi về quyết định nhập cư vào Hoa Kỳ. Họ bối rối trước căn bệnh tâm thần của Anh, nhưng dần dần học cách tin tưởng vào bác sĩ tâm thần chữa trị cho con mình.

Qua cách kể chuyện của mình, Bác Sĩ Nguyễn không chỉ giải quyết những thách thức của bệnh tâm thần, mà còn những vấn đề khác mà người nhập cư thường gặp phải. Đối với những độc giả đang phải đối mặt với hoàn cảnh khó khăn, câu cuối ở cuối tiểu thuyết này mang lại cho chúng ta hy vọng:

"Chính nỗi đau của những giọt nước mắt đã biến nước mặn thành nước ngọt cho sự phát triển và cuộc sống mới."

Đây là lời nhắc nhở mạnh mẽ rằng nỗi đau, khi được thừa nhận và xử lý, có thể dẫn đến sự hiểu biết sâu sắc hơn và mang đến cơ hội chữa lành.

Dr. Harry Wang
Clinical Professor of Psychiatry, University of California Davis School of Medicine

oOo

Trong thời chiến, một gia đình đã phải vượt qua hành trình gian nan và khổ đau bằng cách bỏ lại sau lưng tất cả. Câu truyện bắt đầu từ nơi đây, vùng đất lạ mà họ đã nhận làm quê hương thứ hai trong thời hậu chiến.

Anh, nhân vật chính trong câu chuyện, cùng với gia đình đã phải đối mặt với các vấn đề nan giải nằm ngoài sự dự đoán lẫn hiểu biết. Tác giả đã khéo léo diễn tả những căng thẳng, rối loạn tinh thần gây ra lắm lo sợ và bất an đã bùng nổ trong gia đình này.

Cầu nguyện những bước chân trần thế luôn vững chắc trước những thử thách, và những khổ đau trong im lặng được thay thế bằng sự bình an.

Sam Le
Mental Health Counselor

QUÊ HƯƠNG BIỂN NƯỚC

I.

Dân tộc tôi vươn lên từ biển núi

mang trong người dòng máu Tiên Rồng

loang sức sống trên đầu con sóng.

Dân tộc tôi dọc ngang hai thế giới

trong một luồng hơi thở oai linh

đại ngàn và khí thiêng,

Biển nước và mây trời,

thiên đàng và hỏa ngục.

II.

Tôi cố thấy cha ông ngạo nghễ sống

khi hạt gạo không còn

khi ruột gan thắt chết cơn thèm khát

Khói nhang thờ còn tỏa kín trời quê xưa.

Tôi cố thấy dân tôi ngạo nghễ thở

Trên mảnh thuyền ướt rỉ

nước tiểu, phân người và sự chết

vào biển cả mịt mù muôn thuở.

Tôi cố hiểu những đọa đày câm nín

Khi kêu than bị cướp mất rồi

Ôi đớn đau, xin cha nói một lời

Tôi cố thấy từng đứa con, ôi từng đứa

lăn vào đời

vào đất mới

tươi sáng hơn quê mẹ con ơi.

III.

Bên này biển Thái Bình, bên này bờ đất hứa,

Dấu tích xưa phai nhạt với thời gian

Như ảnh cũ mờ dần theo năm tháng,

Nhìn ảnh mẹ, hôm nay nhìn ảnh mẹ

Chiếc áo dài đỏ rực sáng vu quy

Tôi cố ngắm nét vui tươi ngày đám cưới mẹ

Nhạt mờ rồi nét mất, nét sửa sang.

Dễ dàng như danh tánh phải đổi thay

Tôi về bên kia bờ biển rộng,

Dải đất nghèo đủ lớn chứa buồn chung.

Mong hai bờ có lúc liền một bến

Để thân này không mãi phải xé đôi

Có lời ca nào khâu lành hai biển núi?

Để xuống lên, trên dưới vẫn như nhau.

Để nghìn năm, biển nước vẫn quê hương...

- Elizabeth

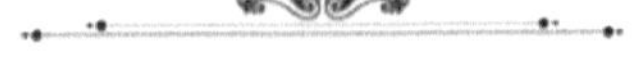

Nguyên tác tiếng Anh: Elizabeth Kim-Khuê Nguyễn * *Chuyển ngữ*: Đằng-Giao

MỞ ĐẦU

Hôm nay tôi sẽ không ngồi hết giờ học nổi. Hôm qua dễ hơn nhiều, tôi có một cái mẹo là cứ lặp đi lặp lại một chữ hay một câu nào đó trong đầu thì tất cả những tiếng động ồn ào trong đầu tôi sẽ bị sóng biển phủ kín và cuốn phăng đi.

Sóng biển... sóng biển...

Nhưng hôm nay sao cái mẹo này chẳng được tích sự gì cả. Bao nhiêu tiếng động ồn ào và hình ảnh chập chờn cứ lởn vởn đầy đầu tôi, những hình ảnh đáng sợ vô nghĩa dồn dập ùa vào, hình ảnh của những cuốn phim tôi chưa bao giờ xem cứ ồ ạt túa vào làm tôi không cách nào cản được.

Đầu tôi như sắp vỡ tung trước sức ép dồn dập này. Tôi muốn bịt tai rồi hét vang trời. Tôi ngất ngư trên ghế, tay bịt kín tai, chân tự động vỗ xuống nền. Lúc đầu, không ai biết gì nhưng rồi nhỏ bạn học Kelly ngồi cạnh khẽ hỏi, "Anh, sao vậy?" Tôi không dám trả lời vì tôi biết nếu tôi mở miệng, tôi sẽ thét vang trời. Kelly lại hỏi, "Có sao không vậy? Anh, có sao không vậy?"

Mắt nhắm nghiền, tôi lắc đầu mong mọi người để tôi yên.

Ai đó đặt tay lên vai tôi rồi gọi tôi, "Anh, nếu nghe thầy thì mở mắt ra." Tôi không muốn làm gì cả, nhưng tôi biết họ sẽ không để tôi yên thân nếu tôi không mở mắt. Mở mắt ra, tôi thấy thầy Anh văn McLaren đang quỳ trước mặt tôi đầy lo âu.

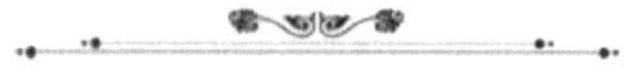

XUÂN 1992

Bác sĩ mời tôi và anh Long đến bệnh viện để nói chuyện về Anh. Chúng tôi hồi hộp bấm cái nút lạnh buốt để được y tá *buzzed* vào khu chuyên khoa. Tôi ngạc nhiên trước hệ thống an ninh quá đáng, Những cánh cửa khóa chặt khiến tôi lo ngại không biết người ta đang làm gì con gái mình bên trong đó.

"Muốn gặp ai vậy?" một giọng nói ồ ồ trong *intercom*.

"Con tôi, Anh. Con tôi tên Anh, con gái tôi nằm ở đây. Chúng tôi có hẹn với bác sĩ Tanaka," tôi vội nói.

Không nghe trả lời nhưng có tiếng *buzz* rè rè rồi cánh cửa như bị điện giật. Rồi lặng thinh. Tôi bấm cái nút lạnh cóng lần nữa. Vẫn cái giọng cũ, lần này có vẻ gắt gỏng, "Thì phải đẩy cửa vô khi nghe tiếng *buzz* chứ. Làm lại đi."

Cánh cửa đôi lại rung lên với tiếng *buzz*. Tôi do dự đặt tay lên, sợ bị điện giật nhưng cửa mở, hé lộ một phòng chờ đợi nho nhỏ và tôi biết giọng nói vừa rồi là của một nữ thư ký trung niên *haole* (không phải người Hawaii) ngồi sau tấm kiếng như loại chống đạn.

"Bà ngồi chờ, bác sĩ Tanaka ra ngay," người thư ký nói bằng giọng đều đều chán việc.

Vài phút sau, một phụ nữ Á Châu vóc dáng gọn nhẹ bước ra từ một trong những cánh cửa khóa kín mà tôi tin là con gái mình đang ở trong đó. Bà tự giới thiệu với tôi và anh Long, "Chào ông bà Nguyễn. Tôi là bác sĩ Tanaka. Vào đây, vào đây. Mời qua phòng bên này," bà hướng về cánh cửa khóa kín phía tay phải người thư ký.

Chung quanh, cửa nào cũng khóa chặt. Lựa một cái trong chùm chìa khóa bà đeo trên cổ, bà mở cửa vào phòng họp có bàn tròn và mấy cái ghế xung quanh.

Trên tường hoàn toàn trơ trụi.

Tôi chưa bao giờ vào phòng điều tra nhưng cái phòng này có thể dùng để làm chuyện đó. Anh Long và tôi ngồi đợi bác sĩ bắt đầu.

"Cám ơn hai vị đã đến đây," bà bác sĩ nói. "Chắc chắn hai vị đang rất lo cho Anh và tôi cũng xin được trả lời bất cứ thắc mắc gì về bệnh tình của cháu, cũng như trình bày về phương thức điều trị của chúng tôi."

Tôi và Long lặng thinh. Chuyện này quá xa lạ và mới mẻ với chúng tôi. Không ai biết phải làm gì cả.

Hiểu ngay, bác sĩ Tanaka tiếp: "Để tôi nói sơ về cháu Anh," bà vừa nói vừa lướt qua hồ sơ bệnh án trước mặt. "Hôm qua, cháu rất giận dữ và dễ nổi cáu. Y tá cho tôi hay cháu thức cả đêm, cứ đi quanh phòng nói chuyện một mình, cháu làm náo động các bệnh nhân khác trong khu. Bởi vậy chúng tôi dời cháu qua khu riêng biệt để dễ theo dõi. Theo kết quả thử nghiệm nước tiểu ở phòng cấp cứu thì cháu không xài *drug,* thuốc kích thích," bà nói.

"Cháu Anh đã có bao giờ như vậy chưa?" bà hỏi.

"Dĩ nhiên là chưa!" Long đáp rồi hỏi lại, "Chuyện gì đang xảy ra? Con tôi đang bị cái gì vậy?"

"Vì đây là lần đầu Anh như vậy, rất khó cho chúng tôi chẩn bệnh dứt khoát được. Hiện giờ, có vẻ như cháu vừa bị *manic episode* đầu tiên," bác sĩ Tanaka nhỏ nhẹ nói.

Tôi chen vào, "*Manic episode* là cái gì?"

"*Manic episode*, tạm gọi là "giai đoạn hưng cảm" là khi một người có các triệu chứng tâm trạng phấn khích hoặc cáu kỉnh, ngủ ít, nói nhanh, suy nghĩ dồn dập, tăng năng lượng và hoạt động, và đôi khi gặp khó khăn trong việc suy nghĩ," bà giải thích.

Tôi thấy khó khăn với suy nghĩ của mình. Bà bác sĩ này đang nói cái gì vậy? Sao tôi không hiểu chữ nào cả?

Long rành tiếng Anh hơn tôi nên tôi để anh ấy tiếp tục câu chuyện.

"Cái gì làm con tôi bị cái *manic episode* này?" Long hỏi, lập lại cái chữ đáng ghét ra điều mình hiểu biết.

"Thường là do hội chứng *bipolar disorder*. Ông đã nghe từ ngữ này bao giờ chưa?"

Cả tôi và anh Long cùng lắc đầu.

"Để tôi giải thích. *Bipolar disorder* hay rối loạn lưỡng cực là một căn bệnh mà bệnh nhân gặp khó khăn trong việc kiểm soát tâm trạng của mình. Đôi khi quá buồn bã hoặc chán nản, rồi đôi khi lại quá vui mừng hoặc quá tức giận."

"Ai mà chả có lúc vui lúc buồn," anh Long thắc mắc.

"Đúng vậy, cảm xúc là chuyện bình thường nhưng đôi khi những cảm xúc này có thể trở nên quá mức và ảnh hưởng đến cuộc sống," bà bác sĩ tiếp.

Tôi có cảm tưởng bà cố thuyết phục chúng tôi về một cái gì đó.

"Khi nào chúng tôi đem Anh về?" tôi mong chờ hỏi.

"Hiện giờ, cháu Anh vẫn còn rất kích động. Chúng tôi muốn dùng thuốc để cháu bình tĩnh lại đã."

"Không," tôi nói ngay.

Tôi biết thuốc Tây rất nóng và mạnh và bé Anh có vẻ như đang quá nóng đây. Mấy thầy thuốc Bắc vẫn bảo tôi rằng cơ thể phải cân bình, không nóng quá mà cũng không được lạnh quá. Nóng quá, người ta ngứa ngáy và gắt gỏng rồi mất ngủ.

Tôi không muốn bà bác sĩ này cho con tôi thuốc làm nó càng nóng hơn. Về điểm này, anh Long đồng ý với tôi.

"Tôi không muốn con tôi uống thuốc nữa. Tôi muốn gặp con tôi bây giờ để đưa nó về," anh Long ôn tồn nói, hy vọng bà bác sĩ thấy chúng tôi là cha mẹ biết điều và có trách nhiệm.

"Không được," bà nói.

"Không được là sao?" anh Long hỏi bằng giọng cứng rắn. "Chúng tôi là cha mẹ và chúng tôi muốn đem con tôi về ngay."

"Con gái của quý vị hiện trong tình trạng *MH4*, nghĩa là phải bị tạm giữ 48 tiếng. Không ai có quyền nói khác trừ bác sĩ, và tôi chưa nghĩ cháu sẵn sàng về nhà," bà lại dùng từ ngữ và con số khó hiểu như để chúng tôi hoang mang.

"Bà nói bà có quyền giữ con tôi dù chúng tôi không muốn?" anh Long ngờ vực hỏi, như bị coi thường quyền làm cha của mình. "Đúng vậy. Hiện thời, con ông đang bị tạm giữ, bị cưỡng chế. Ông không thể đem con về nếu không có sự cho phép của bệnh viện. Và tôi cũng không khuyên nên làm vậy. Cháu Anh cần được điều trị và uống thuốc thì mới khỏe."

"Vậy bà gọi chúng tôi đến đây làm gì nếu không để chúng tôi đem con về?" Tôi gay gắt hỏi.

"Tôi muốn trình bày chuyện chẩn bệnh và điều trị cho cháu Anh và tôi cần sự chấp thuận của ông bà để cho cháu uống thuốc."

"Không thuốc thang gì hết!" Tôi hoảng hốt gào lên. "Chúng tôi phải làm gì để đem con về?"

Bà bác sĩ thở dài rồi nhẹ giọng, "Tôi hiểu bà không vui và tin này quá đột ngột và quá nhiều nên hơi bị 'ngộp' nhưng ông bà không thể đem cháu về. Còn cả một hệ thống pháp lý và chánh án sẽ quyết định cháu có về được không."

Tôi không tin tai mình. Luật pháp xứ Mỹ quá sức vô lý. Lúc nào họ cũng nói về tự do nhưng sao bệnh viện lại có quyền giữ con tôi mới 17 tuổi và không hề phạm tội gì? Hay có con gái ở xứ này là sai?

Long tỏ ra bình tĩnh hơn tôi: "Chuyện này nghe khó chịu quá. Bà nói rằng chúng tôi không được đem con về? Vậy bao giờ chúng tôi gặp con tôi?"

"Giờ thăm bệnh nhân từ 6 đến 7 giờ chiều."

"Chúng tôi sẽ quay lại," Long nói.

"Có thật ông không muốn nghe tôi khuyên cháu nên uống thuốc gì? Đa số bệnh nhân đều hợp thuốc."

"Không, tôi không muốn nghe gì về thuốc thang bây giờ cả." Long đứng phắt dậy chấm dứt cuộc nói chuyện.

Bà bác sĩ đưa chúng tôi ra khỏi phòng rồi chúng tôi được bà thư ký chán việc *buzz* ra khỏi khu vực riêng.

Long và tôi ngồi ở bàn bếp. Trễ rồi, ai cũng đi ngủ rồi. "Anh nghĩ em có nên mời thầy đến bệnh viện bắt mạch cho con không?" Tôi hỏi Long.

"Anh không nghĩ bệnh viện chịu đâu," Long nói. "Hay uống thử thuốc bà bác sĩ đề nghị cho rồi."

"Hả. Anh nói vậy mà nghe được à?" tôi ngạc nhiên.

"Mình phải tin bác sĩ chứ," Long cố thuyết phục tôi.

"Em không tin được. Anh không nhớ cái bệnh viện sao? Nhốt con người ta kiểu đó, ai mà không điên," tôi cãi, cảm giác rằng mình phải bảo vệ đứa con gái, chống lại bệnh viện, bác sĩ và mớ thuốc Tây quái quỷ.

Chuyện này chưa bao giờ xảy ra cho gia đình tôi cả. Cái này là thứ bệnh Mỹ do bác sĩ Mỹ đặt ra để bắt người ta uống thuốc Tây, thuốc Mỹ thôi mà.

"Xuân, mình không phải bác sĩ. Mình không biết con bị cái gì. Mình phải tin họ thôi," Long vẫn cố thuyết phục tôi.

"Em không là bác sĩ nhưng bé Anh là con em nên em biết cách lo cho nó hơn bất cứ ai khác," tôi nói lớn một cách bực bội. Anh Long quay ra chỗ khác, biết đây không phải là lúc tranh luận với tôi.

Tôi ráng giữ bình tĩnh. Mẹ tôi vẫn khuyên tôi, khi nước đang sôi thì cách tốt nhất là vặn bớt lửa lại để nước không trào.

"Em muốn lên chùa hỏi thầy coi nên phải làm gì," tôi bảo Long.

Khi đến chùa thì Thầy Sơn đang đợi tôi. Đây là ngôi chùa Phật giáo cũ kỹ sửa từ nhà mà ra trong một khu xóm yên ắng vùng *Wai Lupe Valley*. Nắng trưa bớt gay gắt, một luồng gió dễ chịu thổi ra từ ngọn núi và thung lũng xanh mướt lúc tôi bước lên bậc tam cấp bằng gỗ lên chùa.

Rặng cây già cỗi tụ lại thành cái tán xanh tỏa bóng mát xào xạc trong gió và tỏa hương thơm thoảng mùi hoa nhài và hoa mận.

Tôi cởi xăng-đan ra và bước vào chánh điện nơi tượng Phật uy nghi ngự ở giữa, tỏa ánh hào quang, có lồng đèn, bình hoa và mâm trái cây tươi. Cái chuông Tây Tạng nằm một bên để Thầy khua vang những ngày rằm lễ cuối tuần.

Tôi thắp nén nhang rồi quỳ xuống cầu xin Phật độ trì cho bé Anh tai qua nạn khỏi. Thầy Sơn ra hiệu cho tôi đến cái bàn nhỏ ở góc phòng có hai tách trà còn tỏa khói.

"Bạch thầy. Con cám ơn thầy đã dành thì giờ gặp con," tôi bẩm, nhìn thầy ngồi an hòa trong áo cà sa màu đỏ gạch. Đầu Thầy nhẵn bóng theo tập tục của bậc tu hành. Thầy chắp tay nghiêng đầu chào tôi. Tôi chắp tay chào thầy và lập tức cảm thấy an tâm, thư thái.

Tôi nhìn sâu vào mắt thầy từ bi, sốt ruột được nghe thầy khuyên bảo.

"Xuân, nói thầy nghe, con bận tâm điều gì?" thầy khẽ hỏi bằng giọng nhẹ nhàng.

Tôi bật khóc, không ngăn được dòng nước mắt tuôn trào. "Bé Anh con gái con. Con không biết nói bị gì. Hôm qua nó đi học, tự nhiên cảnh sát gọi báo rằng họ chở nó vô bệnh viện vì có vấn đề. Sáng nay tụi con gặp bác sĩ. Họ không cho nó về.

Họ nói muốn khỏi thì phải uống thuốc mà con không tin thuốc Tây. Tụi con cũng chưa được thăm nó nữa.”

Thầy bình tĩnh gật đầu, thấu hiểu nỗi lo của tôi.

“Thầy bảo tụi con làm gì?” tôi khẩn nài.

“Thật đáng tiếc, Xuân. Con đang lo lắm. Chuyện không do con, cũng không do cháu Anh. Không do lỗi ai cả. Thuốc Tây khác với thuốc Ta mình quen uống ở Việt Nam, nhưng họ đang chữa trị cho cháu, thầy nghĩ con cứ để bác sĩ chữa cho cháu sớm bình phục. Mọi người ở chùa sẽ cầu xin cho sức khỏe cháu.”

Tôi lại khóc, lần này nửa buồn nửa nhẹ nhõm. Thầy vừa bảo không phải vì tôi mà bé Anh bệnh. Tôi cứ sợ mình có tội vì đã gây quả báo cho bé Anh. Tôi cứ nghĩ giá đừng qua Mỹ thì đã không bị nghiệp chướng này.

“Vậy thầy nghĩ cháu nó uống thuốc được?” tôi gặng hỏi.

“Được,” thầy chắc giọng. “Bác sĩ cho thuốc gì thì để cháu uống thuốc đó.”

“Con cám ơn thầy. Cám ơn thầy,” tôi đứng lên, kính cẩn bước ra trước tượng Phật quy phục và cầu khẩn.

Buổi tối, tôi và Long quay lại bệnh viện thăm bé Anh. Một cô thư ký khác tiếp chúng tôi. Cô có vẻ thân thiện hơn bà buổi sáng nhiều.

“Chúng tôi muốn thăm con gái tên Anh,” anh Long bình thản nói như đang gọi thức ăn. Cô y tá đưa chúng tôi vào phòng đợi cũ.

“Chào ông bà Nguyễn. Anh đang không được khỏe. Tôi nghĩ không nên thăm em ấy lúc này,” cô y tá khác nói.

Tôi suýt mất bình tĩnh. Tôi tin bệnh viện này muốn hại con tôi.

“Bác sĩ Tanaka hứa là tối nay chúng tôi được thăm con tôi,” Long nói, một chút tuyệt vọng trong giọng.

"Anh đang bực bội, em ấy đang bị cách ly bởi vì em ấy tấn công mấy nhân viên y tế. Nếu muốn thì ông bà cứ vào thăm, chỉ sợ sẽ làm em ấy bực bội hơn thôi," cô y tá giải thích.

"Dĩ nhiên chúng tôi muốn vô thăm," Long nói.

"Vậy thì đi," cô y tá ra dấu cho thư ký *buzz* chúng tôi vô khu vực, qua những cánh cửa đôi đóng chặt.

"Anh ở trong này," cô y tá chỉ cánh cửa trắng khung kính.

Trước cửa có người gác, như có gì nguy hiểm bên trong.

Tôi bước đến cửa hé mở và thấy ngay con tôi đang ngồi ở mép giường, thút thít khóc, tay che kín mặt.

Gian phòng trắng toát trống không như một phòng giam và bé Anh rõ ràng là một tù nhân.

"Anh," tôi bật kêu.

Nghe giọng tôi, Anh ngẩng đầu, mắt đỏ hoe sưng húp, nước mắt khô trắng trên mặt, tóc rối bời. Anh mặc áo bệnh viện thùng thình dây không cột kỹ để hở cả mảng lưng. Người ta làm gì con tôi trong này?

Tôi bật khóc, chạy vội đến bên con.

"Mẹ! Chở con về đi. Sao người ta nhốt con ở đây?" bé Anh thảng thốt.

"Con tôi. Trời ơi con tôi. Ba mẹ sẽ làm mọi cách để đem con về," tôi dỗ bé Anh.

"Con muốn về liền!" bé Anh thét to.

"Ba mẹ muốn lắm chứ nhưng bác sĩ không cho," tôi giải thích.

Anh quát tôi: "Mẹ nghe lời bác sĩ? Mẹ theo phe ai?"

Tôi chưa bao giờ thấy mắt bé Anh giận dữ lồng lộn như vậy. Tôi sợ. "Dĩ nhiên mẹ theo phe con rồi, nhưng đây là bệnh viện, có bác sĩ rồi có chánh án nữa," tôi vội nói.

Anh nhìn tôi ngờ vực. "Con không tin ai hết. Mấy người cấu kết với nhau nhốt con trong này. Thả con ra!" Anh hét.

Tôi bị sốc. Chưa bao giờ Anh hành động như vậy. Tôi tin chắc bệnh viện phải làm gì thì con gái tôi mới ra nông nỗi này. Tôi nhìn Long cũng ngỡ ngàng và bối rối như tôi.

Rồi bé Anh đứng dậy và lao vào tôi.

Thấy vậy, một nhân viên chạy vào phòng, chụp bé Anh lại.

"Buông ra. Đau tôi!" bé Anh vừa la to vừa vùng vẫy.

Thêm mấy nhân viên khác chạy ập vào, kéo tôi và Long vô một góc. Cô y tá nói, "Hết giờ thăm rồi, xin ông bà ra về."

Tôi không đành lòng ra về khi con gái mình trong hoàn cảnh như thế này. Ai biết họ sẽ làm gì con tôi? Nhưng Long khẽ đẩy tôi ra cửa.

Trên đường về, tôi không thể nào xóa được hình ảnh bé Anh la hét trong lúc bị bao nhiêu người giữ lại ra khỏi đầu. Tôi cảm thấy bất lực, không biết phải làm gì. Tôi nói, "Chắc phải để bác sĩ cho bé Anh uống thuốc rồi. Bác sĩ nói con bị gì, *Bipolar*?"

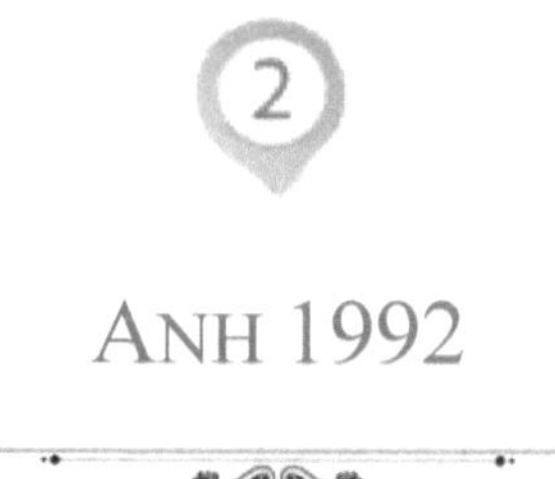

ANH 1992

Đây là năm cuối trung học của tôi, và tôi đang thực hiện một bộ tranh màu nước mang tên *Ocean (Đại Dương)* cho một buổi triển lãm nghệ thuật mà cô Rose đã khích lệ tôi tham gia. Tôi yêu thích việc tô vẽ đại dương như một chủ thể. Khi tôi khuấy cọ vẽ lên bảng màu, tôi cảm giác như mình đang bơi trong những sắc màu uốn lượn của đại dương, nơi màu sắc thay đổi vô tận trong một quang phổ không hồi kết. Bộ sưu tập tranh của tôi là tập hợp những tác phẩm làm nổi bật các sắc thái khác nhau của xanh dương, xanh lá, và ánh sáng mặt trời ở những bãi biển khác nhau quanh đảo. Màu xanh ngọc lam rạng rỡ của Lanikai, khác biệt hoàn toàn với màu xanh dương thăm thẳm của vịnh Waimea, hay màu xanh xám của đá vôi cát của vịnh Waimanalo. Tôi thường vẽ tới tận đêm khuya hoặc sáng sớm để hoàn thành một bức tranh trước khi đi học. Tôi bị cuốn hút vào những bức vẽ của mình đến nỗi tôi không còn thời gian nào để làm bài tập về nhà nữa.

Tôi rửa những chiếc cọ vẽ trong tô nước và nhanh chóng nhìn qua lịch học cho lớp Anh văn trước khi nhét nó vào ba lô. Hôm nay, chúng tôi sẽ thảo luận về cuốn sách *The Great Gatsby (Gatsby vĩ đại)*, nhưng tôi chưa kịp đọc gì về nó. Tôi vội cầm cuốn Cliffs Notes màu vàng lên và lật qua vài trang thật nhanh để ghi nhớ một vài đáp án mơ hồ phòng khi giáo viên gọi hỏi bài. Trong giây lát, tôi tận hưởng suy nghĩ không phải đi học gì cả mà thay vào đó là dành cả ngày để vẽ và hoàn thành những bức tranh của mình, nhưng tôi biết bố mẹ tôi sẽ không tin nếu tôi nói rằng tôi bị ốm. Bố mẹ tôi chưa bao giờ cho phép tôi nghỉ học bất kỳ ngày nào, hoặc chậm chí là trễ học một vài phút, trừ khi tôi bị sốt rõ ràng hoặc đang nôn ói. Họ nghiêm khắc như quân đội về việc chuyên cần của tôi, và ánh mắt họ luôn rực lên niềm tự hào và thành tựu mỗi khi tôi mang về nhà giải thưởng Chuyên Cần Xuất Sắc hằng năm khi tôi còn học tiểu học.

Tôi mệt lắm nhưng cảm giác buzzing cứ làm tôi thấy hưng phấn hoài. Tôi mất ngủ liên tục. Ba đêm liền, tôi thức trắng để vẽ. Đầu óc tôi rã rời, chân tay tôi bải hoải. Trước sau gì tôi cũng không ngủ được vì đầu tôi cứ hết tràn ngập đề tài để vẽ thì lại lo lắng chuyện học hành hay tính toán sẽ làm những gì cho ngày hôm sau. Tôi nhắm mắt, hít đầy hơi thử xem có thể để đầu óc nghỉ ngơi phần nào không, nhưng không được. Tôi lại mở mắt để ngập chìm trong suy nghĩ. Có cố đến đâu thì tôi cũng không điều khiển cái đầu chậm lại đủ để tôi làm một điều thật đơn giản là thay quần áo, ra khỏi phòng để đi học.

"Anh! Mau lên con, trễ giờ rồi," ba tôi gọi từ gara.

"Con ra liền!" tôi trả lời nhưng thân thể tôi cứ trì trệ trong lúc đầu tôi chạy đua nước rút về cả triệu hướng khác nhau. Tôi có nhiều suy nghĩ cùng lúc đến mức tôi không biết phải theo cái nào để đầu tôi và cơ thể cùng phối hợp với nhau.

"Trời ơi, thay quần áo đi," thằng Jack em tôi hối từ cửa phòng. Nó đã tươm tất chỉnh tề để đi học vì ghét vào trễ. Nó bước và cái phòng nghệ sĩ bừa bộn của tôi, lựa cái áo, cái quần chưa dơ lắm của tôi vắt trên bàn rồi quay về phía tôi. "Nè, mặc cho rồi," nó quá quen với việc giúp tôi vượt qua những buổi sáng khó khăn của tôi rồi.

"Em lấy đồ ăn trưa cho chị rồi đó. Ra xe đi không ba la bây giờ."

Tôi uể oải thay bộ *pajamas,* mặc quần *shorts* và áo *t-shirt* mà đứa em vừa lựa cho tôi, lơ đễnh chải vội mái tóc ngang vai rồi chụp cái ba lô dưới nền rồi chạy vội vô xe ba tôi đã nổ máy dưới gara.

Tôi học trường *Punahou.*

Buổi học hôm ấy khó khăn hơn mấy hôm trước trong tuần.

Hôm nay tôi sẽ không ngồi hết giờ học được. Hôm qua thì dễ hơn. Tôi có một cái mẹo là cứ lặp đi lặp lại một chữ hay một câu nào đó trong đầu thì tất cả những tiếng động ồn ào trong đầu tôi sẽ bị sóng biển phủ kín và cuốn phăng đi.

Sóng biển... sóng biển...

Nhưng hôm nay sao cái mẹo này chẳng được tích sự gì cả. Bao nhiêu tiếng động ồn ào và hình ảnh chập chờn cứ lởn vởn đầy đầu tôi, những hình ảnh đáng sợ vô nghĩa dồn dập ùa vào, hình ảnh của những cuốn phim tôi chưa bao giờ xem cứ ồ ạt túa vào làm tôi không cách nào cản được.

Đầu tôi như sắp vỡ tung trước sức ép dồn dập này. Tôi muốn bịt tai rồi hét vang trời. Tôi ngất ngư trên ghế, tay bịt kín tai, chân tự động vỗ xuống đất. Lúc đầu, không ai biết gì nhưng rồi nhỏ bạn học Kelly ngồi cạnh khẽ hỏi, "Anh, sao vậy?" Tôi không dám trả lời vì tôi biết nếu tôi mở miệng, tôi sẽ thét vang trời. Kelly lại hỏi, "Có sao không vậy? Anh, có sao không vậy?"

Mắt nhắm nghiền, tôi lắc đầu mong mọi người để yên cho tôi. Ai đó đặt tay lên vai tôi rồi gọi, "Anh, nếu nghe thầy thì mở mắt ra." Tôi không muốn làm gì cả, nhưng tôi biết họ sẽ không để tôi yên thân nếu tôi không mở mắt. Mở mắt ra, tôi thấy thầy Anh văn McLaren đang quỳ trước mặt tôi đầy lo âu.

"Em khỏe mà thầy McLaren. Em ổn, chỉ nhức đầu chút thôi. Không sao hết. Xin cứ để mặc em. Thầy nói lớn quá làm em chói tai đấy."

Tôi mơ hồ có cảm giác cả lớp cùng quay lại hướng tôi.

"Anh, thầy nghĩ em nên ra ngoài này với thầy," thầy McLaren yêu cầu. Tôi bắt đầu khó chịu với sự nhất định của thầy.

"Tôi đã nói tôi *ổn*. Thầy kệ cha tôi!" tôi thét lên.

Cả lớp hớp hơi thở kinh ngạc.

Thầy McLaren bóp vai tôi mạnh hơn, như có thể thuyết phục tôi, nhưng chỉ làm tôi nổi điên hơn nữa. "Đừng đụng vào người tôi. Lấy bàn tay nhớp nhúa ra khỏi người tôi, già dê!" tôi hét to, không kiểm soát được lời nói của mình.

Tôi không nhận ra con người này bên trong tôi la hét thầy tôi, nhưng đồng thời, tôi biết đó là tôi.

Chưa bao giờ tôi dám lớn tiếng với thầy cô chứ đừng nói tới chuyện quát tháo.

"Kelly, làm ơn lên ban giám hiệu báo thầy Dean Smith là dưới này có tình huống và cần trợ giúp," thầy McLaren nhờ nhỏ Kelly.

"Tình huống gì?" tôi vặn hỏi. "Thầy là người không chịu để tôi yên. Sao thầy không rời khỏi tình huống này đi?"

Nhỏ Kelly đứng chết trân không biết phải làm gì.

"Đừng đứng thộn mặt ra đó Kelly. Làm theo lời thầy đi. Cứ hùa theo đám đông đi. Đừng thèm tự quyết định cho mình. Mày không bao giờ dám hết." tôi nạt Kelly. Nó chạy ra khỏi lớp. Tôi dám cá không ai đoán được chuyện này khi bước vào lớp sáng nay.

Vẻ sững sờ của cả lớp thật khó quên. Tôi lờ mờ nhớ những gì xảy ra. Ai đó vào lớp đưa mọi người qua lớp khác. Chỉ còn lại thầy McLaren, cô cố vấn Shields và tôi trong lớp. Cô Shields cố nói giọng nhỏ nhẹ để làm tôi dịu xuống nhưng những lời từ miệng cô cứ đâm thẳng vào tai tôi. Cô Shields nói khẽ với thầy McLaren về việc cảnh sát đang đến. Cảnh sát?

"Cái mẹ gì vậy? Mấy người gọi bọn cảnh sát chó má tới đây? Tôi làm gì sai? Tôi tới lớp để học thôi. Hay vì tôi là người Việt? Mấy người muốn nhốt tôi như nhốt bọn *Japs*, bọn Nhật lùn? Hay mấy người kêu cảnh sát tới đây điều tra tôi rồi bắt tôi đi học tập cải tạo?"

Từng lời thoát ra từ miệng tôi, tôi không biết từ đâu tới. Rồi tôi thấy hai cảnh sát mặc đồng phục vào lớp. Sau khi nói chuyện nhanh chóng với thầy Mclaren và cô Shields, họ tiến về phía tôi. "*Hi, Anne*, em có thể cho chúng tôi biết chuyện gì vừa xảy ra không?"

"Sao lại hỏi tôi? Chứ không phải mấy người đã lấy hết thông tin từ hai người kia sao?" tôi hất cằm về hướng hai "người kia". Họ không xứng đáng được gọi bằng tên hay chức vụ.

"Chúng tôi muốn nghe câu chuyện từ phía em," một cảnh sát viên ôn tồn nói.

"Không có chuyện gì hết. Em chỉ ngồi đây trong cái lớp Anh văn đần độn này, không đụng chạm gì tới ai nhưng mọi người cứ quấy rầy em, không để em yên."

"*Anne*, em có chơi *thuốc* không?" một cảnh sát viên hỏi.

"Hả?!! Có điên không vậy? Dĩ nhiên là không," tôi trả lời rồi hét lớn, "Ông có chơi *thuốc* không vậy?"

"*Anne*, chúng tôi phải đưa em vô bệnh viện để khám coi em có khỏe không nhé."

"Không có bệnh viện gì hết, tôi phải về nhà để vẽ nữa.Tôi không bị gì hết," tôi khăng khăng.

"*Anne*, em phải đi với chúng tôi," người cảnh sát lặp lại, nhẹ nhàng nhưng cứng rắn trong lúc nắm chặt cánh tay tôi. Tôi nổi điên, vùng vẫy và chống cự rồi chạy ra cửa. Tôi không biết chạy đi đâu và chạy làm gì, tôi chỉ biết cắm đầu chạy. Một cảnh sát viên kéo tay tôi lại, còng tay tôi. Rồi tôi chỉ nhớ một cảm giác hết sức xấu hổ khi cả trường chứng kiến cảnh tôi bị còng tay giải đi.

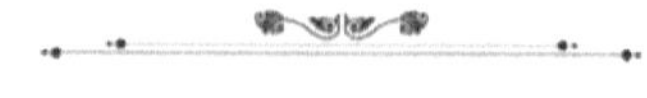

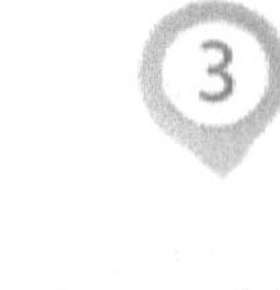

ANH 1992

Tôi thức giấc trong một căn phòng tiệt trùng có hai cái giường nhỏ trên nền gạch bông bóng lưỡng sặc mùi thuốc nhà thương thường lau. Tôi vẫn mặc quần áo Jack chọn cho tôi. Tôi không biết mình đang ở đâu. Đầu tôi nhức và cánh tay tôi đầy vết bầm mà tôi không biết từ đâu ra. Tóc tôi chỗ rối bời, chỗ bệt lại làm tôi thấy nhớp nhúa.

"Good morning! Em thức rồi!" một giọng nói vui vẻ vang lên. "Tôi là y tá Norma," cô y tá người Philippines trẻ trung tiến vào với khay thức ăn sáng trên tay tự giới thiệu.

Y tá? Tôi bối rối. Đây không giống bệnh viện, sao lại có y tá ở đây?

"Đây là đâu?" tôi hỏi.

"Thử đoán xem. Cô bé thử đoán đây là đâu?"

Tôi không biết đây là mộng hay thực. Và người tự xưng là y tá với giọng nói ngọt ngào bắt đầu làm tôi nổi quạu.

"Biết thì tôi đã không cần hỏi, đúng không?" tôi nạt lại, phần nào cảm nhận được cái phần gai góc bên trong tôi từ một chỗ vừa xa lạ vừa quen thuộc, phần tôi xấu xí cạnh phần tôi ngoan hiền.

Norma có vẻ như không nao núng trước cơn giận của tôi.

"Cô bé đang trong khu thiếu niên của bệnh viện tâm thần *Kahi Mohala.* Tôi đem cho cô bé ít thức ăn. Một lát bác sĩ Tanaka sẽ gặp cô. Cô bé phải ăn sáng ngoài khu tập thể để giữ an toàn cho cô bé và người khác."

"Bà nghĩ tôi sẽ làm gì? Lấy trứng liệng bà?"

"Chuyện này từng xảy ra rồi, cô bé à."

Kahi Mohala? Cái mẹ gì đang xảy ra? Tôi không muốn ra khỏi phòng. Ít nhất ngồi trên giường này, tôi có thể quan sát mọi thứ và đề phòng bất trắc. Đang ngồi, một phụ nữ trung niên nhìn như người Nhật tóc bum bê đen bước vào. "*Hi* Anh. Tôi là bác sĩ Tanaka, bác sĩ tâm lý trẻ em trong khu này," bà bác sĩ nói với giọng dõng dạc và mềm mỏng. Tôi luôn cảnh giác với người lạ, nhưng có cái gì nhẹ nhàng và thân thiện trong giọng nói của bà làm tôi thư giãn một chút, một chút xíu thôi mặc dù tôi không biết bác sĩ tâm lý trẻ em là gì.

"Em ngủ được không?" bác sĩ Tanaka hỏi.

"Như *cứt* vậy, đầu tôi nhức và tôi không biết tôi ở trong này từ hồi nào."

"Em có nhớ gì không?" bác sĩ hỏi. Tôi ghét đám "chuyên gia" chuyên hỏi những điều họ biết rồi, như là thử trí thông minh của tôi vậy.

"Tôi không muốn trả lời mấy câu này nữa," tôi dấm dẳng.

"Tôi hiểu. Chắc em bị hỏi đi hỏi lại câu này cả ngàn lần rồi. Khó chịu nhỉ," bác sĩ Tanaka vừa trả lời vừa ngồi xuống giường bên cạnh. Bác sĩ này vừa đồng ý với tôi?

"Cha mẹ và thầy cô đều lo lắng cho em," bác sĩ tiếp trong lúc tôi bắt đầu mơ hồ ôn lại những gì xảy ra ở trường. Hôm qua hay mới đây hay từ lâu rồi? Tôi không biết.

"Ba mẹ em vừa cho phép bệnh viện cho em uống thuốc điều trị để mau về. Thuốc tên *Lithium,* là một loại thuốc ổn định tâm trạng, giúp em cân bằng vui buồn..." giọng nói bác sĩ nhỏ dần trong khi tôi quay cuồng với những thông tin mới.

"Thuốc? Mấy người đầu độc tôi? Mà mấy người là ai?" tôi nghi ngờ hỏi. Tôi đã quá cả tin bà này. Vai trò của bà là làm như đáng tin cậy thôi.

"Tôi là bác sĩ Tanaka, bác sĩ tâm lý trẻ em, tôi giúp em với suy nghĩ và cảm xúc của em."

"Hừm, tôi đang thấy như *cứt* chắc vì bà làm việc không ra cái chó gì," tôi quát.

"Cần phải có thời gian cho thuốc có hiệu quả. Trong thời gian này, chúng tôi cần theo dõi tiến trình của thuốc."

"Tôi không muốn ở đây! Tôi muốn về ngay bây giờ!"

"Không ai muốn vào bệnh viện tâm thần hết, nhưng đây là biện pháp tốt nhất cho em."

"Sao bà biết cái gì tốt cho tôi? Bà không phải tôi."

"Em nói đúng, tôi không phải em. Nhưng tôi muốn giúp em," bác sĩ Tanaka cảm thấy hôm nay không có gì tiến bộ nên chấm dứt một cách đột ngột. "Y tá sẽ cho em uống thuốc khi em ăn xong."

"Tôi không ăn uống mẹ gì hết, con khùng!"

"Em muốn nghe tôi giải thích về thuốc *Lithium* không?" bác sĩ Tanaka bình tĩnh hỏi.

"Không, tôi không muốn nghe mẹ gì hết," tôi gào trong lúc bác sĩ Tanaka đứng lên và bỏ đi.

Giác quan tôi cảnh giác như con thú bị săn. Rõ ràng là mấy người này cấu kết để hãm hại tôi. Đầu óc tôi quay cuồng coi họ muốn làm gì tôi. Hay trường Punahou gài bẫy tôi? Hay họ nhốt tôi để đòi tiền chuộc? Hay ba mẹ tôi cũng đồng lõa? Mấy người bị nhốt trong này là ai? Họ cũng là nạn nhân của âm mưu bất chính này, hay đây là đám diễn viên theo dõi tôi? Tôi không biết nhưng tôi phải đề phòng tất cả. Tôi quan sát chung quanh. Lối ra vào duy nhất là cánh cửa khóa kín. Dọc hành lang là phòng ngủ, không còn lối thoát nào.

"Đến giờ sắp hàng uống thuốc," y tá nói sau bữa sáng. Tôi không tin bất cứ thứ gì trong này. Họ đầu độc tôi để dễ lừa đảo chứ gì. Họ không ép tôi được đâu. Bà bác sĩ nói gì về chuyện ra tòa nếu tôi không uống thuốc. Chắc họ sẽ hối lộ. Không tin ai được. "Đừng tin ai! Đừng tin ai hết!" một giọng đàn ông trầm trầm vang trong đầu tôi. Tôi quay phắt lại coi ai đang ngồi gần, nhưng không ai hết. Tôi thề là có tiếng đàn ông. Mắt tôi chằm chằm nhìn cánh cửa chờ cơ hội vượt thoát nhưng người gác cửa đông quá. Bà bác sĩ nói gì với người y tá, cả hai cùng nhìn tôi. Chắc chắn họ đang nói về tôi. Quả nhiên, khi bà bác sĩ thăm bệnh nhân dọc hành lang, người y tá tiến đến tôi. "Đừng tin ai," tiếng nói trong đầu tôi lại vang lên. Tôi nổi gai ốc. Người ta muốn làm tôi điên mà. Người y tá muốn lấy lòng tin của tôi nhưng còn lâu.

"Anne, em không uống *Lithium* sáng nay," y tá nói. "Tòa nói nếu em không uống, chúng tôi sẽ chích em. Chịu khó uống cho hết bệnh rồi về," cô nói. Biết ngay mà, họ muốn đầu độc tôi.

"KHÔNG! Tôi không uống gì hết. Đừng ép tôi!" Tôi la to.

Cô đưa tôi ly giấy nhỏ có viên thuốc hồng. Tôi gạt phăng rồi lao ra cửa, hy vọng sẽ thoát nếu có ai tình cờ bước vào ngay lúc đó. Nhưng chỉ được vài bước, một bàn tay rất khỏe chụp cánh tay tôi, nhấc bổng tôi lên rồi ấn tôi xuống. Tôi thét, "Buông tôi ra!! Đau tôi!!" Trong khóe mắt, tôi thấy người y tá vừa đưa tôi viên thuốc, tay đeo găng cầm ống chích. Bị nhiều cánh tay ấn xuống, tôi biết ai đó kéo quần tôi xuống và mông tôi nhói buốt. Tôi vùng vẫy, tôi tru tréo phản kháng. "Đừng cho ai làm vậy hết!" giọng nói trong đầu tôi hét vang.

Tôi sắp hàng sau lưng đứa con trai tên Sammy. Mấy ngày đầu tôi nhất định không uống thuốc nhưng chỉ làm cho y tá có cớ để chích tôi thôi, bây giờ tôi hậm hực chờ uống thuốc. Tôi cố không nghĩ ngợi nhiều về tình trạng lố bịch này – nhốt tôi lại, ép tôi uống thuốc, như một tội phạm vậy. Mà tôi có làm gì đâu?

Lên đến hàng đầu, y tá coi tên tôi ở vòng đeo tay và hỏi ngày sinh. "Ngày 3 tháng 10 năm 1975," tôi nói.

Cô đưa tôi cái hộp giấy đựng hai viên thuốc hồng.

"*Lithium* của em đây," cô nói rồi đưa tôi ly nước. Tôi cho thuốc vô miệng uống hết rồi há to chứng minh là tôi không dấu thuốc bên má. Thật nhục nhã. Tôi thấy mình như con vật thí nghiệm.

Trưa Thứ Hai tôi được về nhà nhưng phải uống *Lithium 600 mg* ngày hai lần. Thuốc này làm đầu óc tôi chậm chạp, và tay chân tôi vụng về, như là nếu không tập trung, tôi không làm gì hay nghĩ gì được cả.

Bà nội tụng kinh ở bàn thờ nhà trên. Khói nhang làm tôi thanh thản, ấm áp và an toàn. Bà nội mặc áo dài lễ Phật màu nâu, hai tay lần chuỗi hạt, lặp đi lặp lại lời khấn, "Nam Mô A Di Đà Phật. Nam Mô A Di Đà Phật..."

Cảm giác thư thái như con sóng quen thuộc nhẹ vỗ về tôi, âm thanh, giọng nói và nhịp chậm đều...

Con sóng lao xao hiền hòa... Con sóng... Con sóng...

Bà luôn thắp nhang niệm Phật ngày hai lần, sớm và tối.

Hôm nay bà niệm Phật buổi trưa. Bà quỳ trước bàn thờ, mắt lim rim khấn cầu. Hồi còn nhỏ, tôi hay leo lên lòng bà hay chen vào cạnh bà chỉ để được gần bà và ngửi mùi nhang. Lớn lên, tôi không làm vậy nữa, hôm nay, tôi bỗng muốn ngồi xếp bằng cạnh bà, cùng bà niệm Phật, "Nam Mô A Di Đà Phật. Nam Mô A Di Đà Phật...."

Xong, bà nhìn tôi hỏi, "Cháu đói không?"

Bụng tôi cồn cào. Bác sĩ nói thuốc *Lithium* sẽ làm tôi lên ký. Tôi ăn hoài mà không thấy no, bụng lúc nào cũng như trống rỗng. Tôi thấy rõ lưng quần tôi chật rồi. Bà mang cho tôi tô cháo gà rồi ngồi cạnh tôi, âu yếm vuốt tóc tôi.

Đang ăn, tôi thấy những bức tranh dang dở của mình xếp thành chồng ở góc phòng. Có ai đã dọn dẹp phòng tôi lúc tôi trong bệnh viện. Hốt hoảng, tôi nhổm dậy. Tôi sực nhớ lần trong phòng cặm cụi vẽ tranh cho kịp triển lãm ở trường. Buổi triển lãm sắp tới chưa? Tôi nằm bệnh viện bao lâu rồi? Cố đến đâu thì đầu tôi cũng cứ mù mờ. Tôi chụp đống tranh, bày từng bức ra bàn để coi phải vẽ thêm gì cho xong. Màu sắc trên giấy vừa quen thuộc vừa xa lạ như do một ai đó vẽ. Tôi không biết làm gì cho xong. Chắc phải vẽ lại quá. Đầu tôi trào dâng năng lượng trong lúc tôi tính toán cách hoàn tất mớ tranh này.

Bà lo lắng nhìn tôi. "Cháu ơi, nghỉ ngơi đi rồi vẽ sau. Cháu cần phải nghỉ đã."

"Cháu phí thời gian trong bệnh viện lâu quá rồi bà ơi."

"Nhưng mà vội gì? Cháu còn trẻ. Cứ nghỉ cho khỏe rồi làm gì thì làm. Còn bao nhiêu thời gian để vẽ mà."

"Bà không hiểu, cháu phải vẽ cho kịp triển lãm ở trường," tôi giải thích.

Tôi thấy thất vọng khi muốn làm ai đó hiểu mình. Như bà bác sĩ khó chịu cố tình nhốt tôi. Tôi đã giải thích là tôi phải về vẽ xong tranh để triển lãm cho trường mà có ai thèm quan tâm đâu. Mỗi ngày bà này bỏ ra 10 phút bảo tôi uống thuốc cho mau lành bệnh. Tôi dám chắc bà bác sĩ muốn tôi ở luôn trong bệnh viện.

Tôi loáng thoáng nghe ba mẹ tôi nói gì đó về việc bệnh viện nói rằng tôi đã ở đó quá lâu và công ty bảo hiểm nói rằng tôi phải xuất viện.

Bác sĩ Tanaka muốn sắp xếp một cuộc hẹn với tôi hai tuần nữa, nhưng tôi đã quyết định rằng sẽ không bao giờ gặp bác sĩ Tanaka nữa.

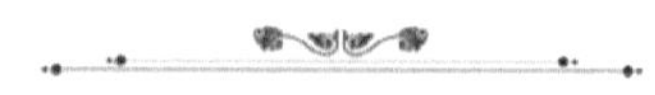

XUÂN 1979

nh là con gái đầu lòng của tôi. Tôi ao ước sự ra đời của Anh sẽ đánh dấu một trang mới trong lịch sử gia đình tôi, trang sử đầy hy vọng và những gì tươi đẹp hơn là những năm tháng mịt mù đạn bom thời thơ ấu của tôi. Khi biết mình có thai, tôi biết ngay rằng gia đình mình phải tìm mọi cách vượt biên. Tôi muốn con mình sinh ra trên đất Mỹ, với tên họ, ngày tháng năm sinh trên tờ khai sinh của Mỹ, khác hẳn với giấy tờ không hợp lệ của tôi. Đến giờ tôi còn không biết ngày sinh của mình. Mẹ nuôi tôi nói tôi sinh năm Tuất.

Mẹ ruột tôi năn nỉ mẹ nuôi tôi," Xin cô nhận đứa trẻ này về nuôi như con mình."

Sau nhiều lần hư thai, mẹ nuôi tôi vừa thấy một hài nhi kháu khỉnh và khỏe mạnh nên nhận ngay. Mẹ nói phải chi có đứa con trai cho ba tôi, nhưng thà có đứa con gái đỡ đần tay chân và trông nom bàn thờ tổ tiên còn hơn không.

Đó, tôi thực sự không biết lai lịch mình từ thuở lọt lòng. Cha mẹ ruột tôi là ai? Tôi sinh ra ngày nào? Có ai đặt tên cho tôi không?

Tôi có thể hãnh diện tuyên bố rằng con tôi Nguyễn Liên Anh sinh ra ở Honolulu, Hawaii ngày 3 tháng 10 năm Mão. Tôi và Long, chồng tôi, cùng gia đình anh rời Việt Nam ngày 30 Tháng Tư năm 1975. Lúc ấy chị Thủy của Long lấy chồng là lính Mỹ tên Thomas và đang sống ở Honolulu, Hawaii, nơi ông Thomas đóng quân. Trong thời gian đất nước còn hỗn loạn, chúng tôi rất cám ơn chị Thủy và ông Thomas đã giúp chúng tôi di tản khỏi Việt Nam.

Long và tôi là bạn học và cha mẹ hai bên đã hứa hôn với nhau. Cha Long mất sớm và là con trưởng, Long phải gánh vác gia đình. Mọi sự, mẹ Long trông mong vào Long. Hồi đó, tôi không ngờ quyết định đi hay ở lại hệ trọng đến vậy. Chuyện xảy ra quá nhanh, chúng tôi chỉ có vài ngày thu xếp hành lý, bán hết tài sản lấy chút tiền bỏ túi rồi lên đường trước khi Sài Gòn thất thủ.

Rời quê cha đất tổ, tôi buồn lắm, nhưng tôi không có thời gian để khóc hay kịp biết chuyện gì sắp xảy ra. Cấp tốc chuẩn bị đi, tôi không biết đến bao giờ được trở lại. Tôi cố thuyết phục cha mẹ nuôi qua Mỹ với tôi.Tôi không đành lòng bỏ hai người ở lại nhưng ba tôi không muốn di cư lần nữa. Ông đã chạy từ Hà Nội vào Sài Gòn khi đất nước bị chia đôi năm 1954 sau hiệp định Geneva rồi.

Ba tôi nói,"Xuân con ơi, người Việt mình cứ bị quét vòng vòng như rác rến. Lần này, ba quyết định sống chết gì cũng ở lại đây thôi." Mẹ tôi cũng không muốn xa nơi chôn nhau cắt rốn, "Mẹ không muốn qua cái xứ mà người ta không kêu tên mẹ được."

Tôi có cảm tưởng như chính con người mình đang bị xé toạc.

Tôi hứa sẽ về thăm ba mẹ và cầu xin ba mẹ sẽ qua thăm tôi nhưng ai cũng hiểu đây là những lời vô nghĩa, chỉ để xoa dịu nỗi đớn đau trước giờ ly biệt. Không ai biết bao giờ mới được gặp lại nhau.

Ngày lên máy bay, chúng tôi có năm người - Long, mẹ Long, hai người em và tôi. Tôi còn trẻ, mới lấy chồng, có thai nên sợ hãi. Chung quanh là những người cũng đi Mỹ. Nhiều gia đình đi California hay Texas hay tiểu bang khác, nhưng tôi không thấy ai đi Honolulu hết.

"Chị Thủy nói khí hậu Hawaii giống hệt Việt Nam," Long trấn an mẹ. "Vậy thì dễ cho mẹ." Làm như cả một thay đổi lớn lao này chỉ lệ thuộc vào khí hậu.

Chỉ vài phút sau khi chúng tôi đến Honolulu, chị Thủy nói ngay, "Điều đầu tiên là mọi người phải kiếm việc ngay. Chính phủ không giúp mình lâu đâu." Tin này tát vào mặt tôi như cơn lốc hồi còn ở nhà.

"Nhưng tìm việc ở đâu?" tôi hỏi.

"Ở đây có nhóm người Việt tỵ nạn. Họ sẽ giúp mình xin việc. Nhưng chưa rành tiếng Anh thì không đi dạy như ở Sài Gòn được đâu," chị Thủy nói.

Trong một tuần, tôi tìm được việc gọt vỏ trái thơm cho một nhà máy. Nhưng đến ngày thứ ba, một đồng nghiệp la to, "Xuân, coi tay bà kìa!" nguyên cánh tay tôi đầy kín đốm đỏ và đến cuối ca thì tay tôi sưng phù và rất ngứa. Té ra là tôi bị dị ứng.

"Xuân đi làm *nail* đi." Tôi rất hồi hộp vì tôi không khéo tay, thêu thùa kim chỉ cho gia đình, tôi còn làm chưa xong.

Ngày đầu tại *Lucky Nails*, ông Hải chủ của tôi, nói chị Ngọc, một nhân viên kỳ cựu, dạy tôi.

"Hỏi thăm coi khách khỏe không," Chị Ngọc dặn tôi trong lúc chỉ tôi cách xài bồn ngâm chân.

"Nếu không hiểu khách nói gì thì cứ gật đầu cười cười và khen khách đẹp. Chỉ học hai câu là '*How are you?*' và '*You look very pretty today*' là ăn tiền."

Lúc đầu tôi cứ bị líu lưỡi. Nhưng chị Ngọc nói đúng. Hai câu này từng giúp tôi trong nhiều trường hợp, kể cả bên ngoài tiệm nail.

Tôi áp dụng hai câu này với bà tài xế xe buýt, bà bán siêu thị, bà nhân viên nhà băng và đều được mỉm cười và gật đầu tán thưởng. Tôi ngạc nhiên sao dễ lấy lòng người Mỹ vậy, như là họ bất chấp mình có thật lòng không, miễn cứ nói là tốt rồi.

Cha mẹ tôi không tin lời nói khéo. "Ai nói chẳng được, hành động mới nói thể hiện được lòng người," ba tôi thường nói. "Đừng tin ai nói nhiều, họ nói để che đậy lòng thực của họ."

Mẹ tôi thì dặn tôi là con gái đàng hoàng thì phải nghe nhiều hơn là nói. Nhưng tôi không chắc những lời khuyên ấy có áp dụng ở Mỹ được hay không.

Tôi để ý thấy ở Mỹ, nếu cứ im lặng thì không ai quan tâm đến mình.

Chồng tôi là kỹ sư ở Việt Nam nhưng sang đây phải giữ xe ở phố người Hoa.

Long không bao giờ than phiền. "Văn phòng" của Long là cái hộp sắt, to bằng phòng điện thoại có cái quạt máy chống nắng hè. Long chỉ nói, "Ít ra mình ở trong mát."

Càng ngày tôi càng thêm đông khách quen làm *nail* nhưng vẫn phải sống nhờ vào những đồng tiền bo hậu hĩnh chứ công tôi bao nhiêu cũng vào túi chủ hết.

Vận may đến với chúng tôi khi tôi thấy cửa hàng tương lai của mình.

Ngồi trên xe buýt trên đường về, tôi thấy tấm bảng *"Business for Sale"* (*"Bán tiệm"*) trước một cửa hiệu nhỏ giữa một nhà trọ và một tiệm ăn Nhật.

Tôi tin đây là vận mệnh và chợt nổi da gà trên hai cánh tay.

Tôi giật dây cho xe dừng lại. Nhảy xuống xe, tôi chạy vội đến cửa hiệu đó. Một người phụ nữ Á đông dáng người mảnh dẻ với mái tóc đen khô giòn tự khai là đã bị uốn và nhuộm nhiều lần đứng gần cửa ra vào, gấp áo *t-shirt* trên bàn.

Ở *Hawaii*, mọi người đều tò mò muốn biết một người gốc châu Á từ nước nào đến và tôi cố đoán coi bà thuộc sắc dân gì – có lẽ là Đại Hàn? Chưa ai biết tôi là người Việt, trừ phi họ thấy tôi trong tiệm *nail*. Chỉ có vài người gốc Việt sống ở

Hawaii sau 1975 trong khi chung quanh có rất nhiều người Nhật và người Hoa.

"Cô cần gì?" bà chủ tiệm hỏi tôi bằng tiếng Anh nặng giọng Hoa.

Dân gốc Á thích giao dịch với người đồng chủng, nhất là trong việc làm ăn, nhưng khi cần, họ dẹp bỏ mọi khác biệt.

"Tôi thấy bảng '*Bán tiệm*'", tôi nói. Bà nhìn tôi với vẻ đánh giá xem tôi nghiêm chỉnh hay tò mò hỏi chơi.

"Tôi muốn bán tiệm," sau cùng, bà vẫy tay về phía bảng bán.

Cửa tiệm có hình dạng giống như một cái hộp dài và hẹp. Tường là các tủ kính đựng những chiếc áo *t-shirts* được gấp lại có in hình cầu vồng, các cô gái *hula* và "Hawaii '79". Bên dưới là đống giày dép đi biển, thảm đi biển và khăn tắm. Ở giữa cửa tiệm có mấy giá tròn treo áo sơ mi *aloha* và *muumuus* (đầm rộng *Hawaii*), và ở phía trước cửa là một quầy xoay có bưu thiếp với những tấm thiệp hình các danh lam thắng cảnh quanh đảo.

"Bao nhiêu?" Tôi hỏi.

"Tiền mướn mỗi tháng $1000, còn tất cả hàng hóa trong tiệm thì $5000."

Tôi làm mặt tỉnh trước số tiền quá lớn. Chỉ tiền mướn đã hơn hẳn số tiền gia đình tôi cùng gia đình chị Thủy trả hàng tháng cho căn chung cư bằng lỗ mũi rồi.

"Sao bà lại bán tiệm?" Tôi hỏi.

"Tôi dọn qua tiệm lớn hơn trên đường *Kalakaua*. Tôi bán ở đây 10 năm rồi, buôn bán rất tốt, sát bên khách sạn *Hilton Hawaiian Village*," bà nói.

Tôi nghĩ là có vấn đề gì đây vì không ai bán tiệm nếu đang làm ăn được.

"Tôi phải bàn với nhà tôi đã," tôi vừa nói vừa bước ra trạm xe buýt.

Tôi ngại nói chuyện này với Long vì anh bảo thủ và không thích mạo hiểm.

Nhưng rồi tôi cũng phải nói thôi.

"Long, em muốn bàn cái này..." Long nhướn mày vì mỗi khi tôi nhập đề kiểu này là sắp có chuyện quan trọng.

"Thì nói đi," Long ngần ngừ.

"Có một tiệm ở *Waikiki* đang bán... Em muốn mở tiệm làm ăn," tôi nín thở nói.

Long do dự, "Tiệm bán gì?"

"Bán quần áo với thiệp cho du khách."

"Bán quần áo *aloha*? Ở đây đầy ra rồi. Sao em biết mình thành công? Mà sao họ sang tiệm? Quá nhiều cạnh tranh chứ gì," Long lo lắng.

"Có nhiều tiệm vì có nhiều du khách. Mình sẽ làm việc siêng năng và tốt hơn người khác. Nếu mình muốn dọn ra ở riêng và muốn con cái học trường tốt thì phải kiếm thêm tiền thôi," tôi nài nỉ, biết rằng liên kết chuyện làm ăn với tương lai con cái sẽ thuyết phục anh. Chúng tôi từng bảo nhau rằng giáo dục là con đường duy nhất để tiến thân trên đất Mỹ. Chúng tôi không muốn các con sau này phải túng thiếu như chúng tôi. Tiền là mấu chốt của sự thành công ở bất cứ nơi nào trên thế giới và người nghèo cứ phải vất vả cả đời. Tôi không rời Việt Nam qua đây để gia đình và con cái tôi khổ cực.

"Mở tiệm thì bao nhiêu tiền?" Long bắt đầu tò mò.

"...Thì $5000 sang tiệm và mua hàng. Tiền thuê $1000 một tháng," tôi nói những con số khổng lồ.

"Hả? $5000 ?!? Đào đâu ra bây giờ?" Long hỏi. "Em điên hả ?! Gia tài mình chỉ vỏn vẹn $300 trong nhà băng!"

Tôi đã nghĩ ra một cách.

"Em tính hỏi mượn cô Thanh. Có lời là mình trả dần ngay cho cô."

Cô Thanh có một loạt tiệm phở thành công ở *Hawaii*. Ở đây, ai cần tiền cũng tìm đến cô. Cô ăn lời cắt cổ, nhưng biết mượn ai bây giờ.

"Anh không biết nha. Rủi buôn bán không được thì sao? Mình sẽ trắng tay đó," Long sợ hãi.

"Mình đang nghèo rớt thì còn sợ mất gì hả Long?" tôi hỏi lại.

"Làm vậy liều lĩnh quá," Long thở dài.

"Người Mỹ họ nói, '*No pain, no gain.*' Có gan mới làm giàu. Nếu không liều thử thì mình sẽ làm lương chết đói suốt đời Long ơi. Long nghĩ em muốn rửa chân thiên hạ để được mấy đồng tiền bo một ngày sao Long ?"

Long không nói gì. Anh cũng xấu hổ phải làm nghề giữ xe. "Hay anh xin thêm việc nữa để có tiền xài trong lúc chờ có khách."

"Long chịu làm vậy?" Tôi ngạc nhiên vì tưởng anh sẽ phản đối nhiều hơn.

"Cho gia đình, anh sẽ làm hết," Long đáp.

Tôi thấy nghẹn ngào. Như hầu hết những người chồng Việt Nam, Long không hay bộc lộ tình cảm nên lúc này, tôi thấy yêu anh vô vàn và ôm chầm lấy anh. Long vụng về vỗ vỗ vào lưng tôi.

Đêm ấy trước khi ngủ, tôi thắp nén nhang trên bàn thờ cầu xin trời Phật độ trì cho gia đình tôi buôn may bán đắt.

Long và tôi bắt đầu quan sát khách vào tiệm và khách mua hàng từ bãi đậu xe bên kia đường. Tiệm nằm trên con đường nhỏ nên vắng khách qua lại so với tiệm trên đường *Kalakaua* hay *Kuhio*, nhưng cũng tạm đủ. Chúng tôi thấy một lượng khách Nhật thuộc mọi lứa tuổi, vợ chồng son, gia đình có con đi nghỉ mát ra khỏi tiệm tay xách nhiều túi đồ mới mua.

Một tuần sau, tôi quay lại lúc bà chủ tiệm đang bày biện hàng hóa.

Hằn sâu trong đầu người Việt và những sắc dân ở thế giới thứ ba, tôi phải trả giá.

"Tôi trả \$2500 sang tiệm và tất cả hàng hóa," tôi bắt đầu.

Quá quen thuộc với thủ tục này, bà chủ gốc Hoa không do dự, "\$4,000."

Thấy có chỗ thương lượng, tôi nói, "\$3,000."

"\$3500!"

"*OK*, \$3500."

Tôi còn có thể kỳ kèo thêm nhưng tôi không thích. Đêm trước Long và tôi đồng ý với nhau là chỉ trả tới \$3,500 thôi. Tôi mong có ngày tôi có thể mua món gì mà không màng đến giá cả.

Tạm thời, từng đồng từng cắc trong ngân sách gia đình, tôi phải chi li tính toán. Này nhé, một bao gạo 20 *pound* đủ cho nhà tôi ăn trong hai tháng, hai *gallons* sữa chỉ đủ một tuần, một hộp bột giặt xài được ba tháng và tiền lương của Long và tôi chỉ đủ chi tiêu đến tháng sau.

Tôi lấy cái phong bì trong bóp ra, đếm 35 tờ \$100 mới tinh khôi, bỏ lại vào phong bì và trao cho bà chủ. Bà đi vòng ra sau quầy, lấy chùm chìa khóa có bóng hàng dừa lúc hoàng hôn vàng cam rồi đưa cho tôi.

Cầm ba chìa khóa, bà nói, "Cái này mở cửa chính, cái này cửa hông và cái này là nhà vệ sinh ở đằng sau. Chúc cô may mắn."

Nhận chùm chìa khóa, tôi nắm thật chặt trong tay, như sợ chúng sẽ biến mất bất cứ lúc nào.

ANH 1982

Jack và tôi thường chơi năm mười trong tiệm. Tôi nghe tiếng đứa em trai, "...85, 90, 95, 100!" Tôi vội đẩy giá treo đầm *muumuus* ra sau, leo vào giữa rồi kéo đầm che chung quanh. Giá dài treo *muumuus* là chỗ trốn lý tưởng của tôi. Tôi thích áp má vào những áo đầm mới, ngửi mùi vải thơm và cảm nhận lớp vải còn hồ cứng mà mềm. Vấn đề duy nhất khi tôi trốn ở đây là Jack tìm tôi được ngay.

"Thấy chị rồi!" nó thích chí la to khi vừa vẹt mớ áo đầm rực màu. "Tới phiên em trốn!"

Tôi lấy tay bịt mắt, "Năm, 10, 15, 20..."

Jack và tôi chơi biết bao nhiêu trò chơi suốt mùa hè...

Tôi phụ mẹ gấp *t-shirts*, cuộn tròn chiếu đi biển và xếp bưu thiếp vào đúng chỗ. Khi mệt, chúng tôi ra phía sau, chỗ mẹ tôi dọn sẵn đống chăn mền đi biển dưới giá treo sơ mi *aloha* cho chúng tôi ngủ. Thỉnh thoảng, khách mua hàng tình cờ bắt gặp chị em tôi giữa đống quần áo.

Lúc nào cũng có người ra vào cửa hàng – khách hàng, khách vãng lai và người giao hàng.

Một trong những người tôi thích nhất là ông Lee giao áo sơ mi *aloha* và ông giúp việc tên Kang.

"Xin chào!" Ông Lee reo lên khi bước vào cửa hàng với đống áo sơ mi *aloha* chất cao trên vai, che khuất mặt ông. Ông và ông Kang nhìn như hai sinh vật kỳ lạ không đầu đang bước đi với đống quần áo chất như núi trên vai.

Áo sơ mi được cột lại thành từng bó mười hai cái bằng những dải vải vụn mà tôi thường lượm và thắt quanh eo như một chiếc thắt lưng. Bộ sưu tập của tôi ngày càng nhiều thắt lưng bằng vải đầy màu sắc mà tôi rất tự hào. Tôi thường ngắm nghía và chọn những bông hoa và cây cọ đầy màu sắc để cột quanh eo mỗi ngày.

Ông Lee đặt đống áo sơ mi *aloha* xuống rồi đút tay vào túi lấy vài viên kẹo Nhật Bản hình thỏ mà ông luôn cho tôi và Jack. "Hôm nay làm ăn thế nào?" ông hỏi mẹ tôi bằng giọng Hàn Quốc.

"Cũng tàm tạm. Tôi cần thêm một số *size* nhỏ của *muumuus* này. Du khách Nhật không cần size L và XL, khách *haole* không mua, họ chê mắc quá", mẹ tôi đáp. "Ông đem về đi."

Mẹ tôi lấy mấy cái *muumuus* cỡ lớn hơn trên giá và đưa cho ông, "Đổi cho tôi cỡ vừa và nhỏ thôi."

"Bà muốn gì cũng được, bà Xuân," ông Lee vui vẻ trả lời với một nụ cười tinh nghịch. "Mai tụi tôi quay lại. Chào các con!" Ông Lee và ông Kang quay ra chiếc xe tải giao hàng màu trắng.

"Du khách là gì mẹ?" Tôi hỏi.

"Là ai đó đang đi nghỉ mát, đang đi chơi. Rất nhiều người đến Hawaii để nghỉ mát."

"Mình là du khách hả?"

"Không, mình là người tị nạn, không phải du khách."

"Người tị nạn là gì?"

"Khó giải thích quá. Mẹ sẽ nói con nghe khi con lớn. Bây giờ xếp mấy cái khăn tắm này đi," mẹ tôi thường sai tôi làm việc khi muốn kết thúc cuộc trò chuyện.

Hôm nay là ngày đầu tôi học lớp hai, mẹ bắt tôi mặc bộ *jumpsuit* (áo liền quần) màu hồng tím khiến cổ tôi bị trầy xước khó chịu. Tóc tôi được búi lại bằng mấy cái kẹp quá chặt trên đầu.

Ba mẹ tôi làm như hôm nay là ngày trọng đại lắm vậy.

Ba tôi mặc bộ đồ vest duy nhất mà ông có, còn mẹ thì uốn tóc. Khi xe đến bãi đậu xe của trường, tôi lập tức cảm thấy mắc cỡ vì sự trịnh trọng của ba mẹ mình. Cha mẹ của những học sinh khác chỉ mặc quần áo bình thường, có người mặc quần đùi và áo thun, trong khi ba mẹ tôi nhìn như thể họ đang đi dự một bữa tiệc sang trọng.

Ba mẹ tôi dẫn tôi vô lớp.

"*Good morning,* cô Higuchi," ba tôi cúi đầu chào và bắt tay cô giáo một cách kính cẩn.

Tôi thấy bàn có tên mình nên về chỗ ngồi.

Ba tôi rút máy chụp hình ra, "Anh, nhìn ba, cười đi!" và chụp hình tôi đang ngồi ở bàn học. Sau đó, mẹ tôi chen vào bên cạnh tôi, "Long, chụp em và con nè."

Sau đó, ba tôi nhờ cô Higuchi, "Xin cô vô chụp với Anh luôn."

Mặt tôi đỏ bừng và nóng ran vì sự ồn ào của ba mẹ. Khi chuông vô lớp kêu, tôi thấy nhẹ nhõm.

"Ba mẹ về nha Anh! Phải nghe lời cô và học hành chăm chỉ!" mẹ tôi dặn lúc ba tôi chụp thêm một vài hình nữa trên đường ra xe.

Tôi ngồi xuống ghế và im lặng nhìn quanh lớp.

Lớp học trông sáng sủa, có nhiều bàn hình chữ nhật sắp xếp theo nhóm bốn người, với các góc của bốn bàn được đẩy sát nhau để tạo thành một hình chữ nhật lớn. Ngồi kế tôi là một cậu bé với mái tóc xoăn vàng tên là Kirk.

Tôi không nhận ra Kirk, chắc là học sinh mới. Đối diện với Kirk là một cậu bé người Nhật tên Kevin, và trước mặt tôi là một cô gái gầy gò với mái tóc thẳng màu nâu nhạt tên Karen.

Năm ngoái Karen học khác lớp tôi, vì vậy tôi không biết rõ về bạn ấy. Tôi nhận thấy rằng tên của mọi người đều bắt đầu bằng chữ K ngoại trừ tên tôi. Cô Higuchi bảo chúng tôi lấy tập vở ra và chia sẻ những gì chúng tôi đã làm trong mùa hè.

Nhiều bạn nói về chuyện thăm gia đình, đi Disneyland, hoặc đi du lịch đến những nơi mà tôi chưa từng nghe đến.

Không ai khác nói về việc dành mùa hè của họ tại tiệm của cha mẹ họ ở *Waikiki*.

Đến giờ ăn trưa, tôi mở hộp cơm và lấy ra hai cái hộp mà bà nội gói cho tôi, một hộp cơm trắng nóng hổi và một hộp đậu hũ om cà. Bữa trưa của tôi không giống bữa trưa của ai trong lớp hết. Thay vì những cái hộp màu tím dễ thương đựng đầy giăm bông và bánh mì kẹp phô mai được cắt thành hình tam giác, những ly cà rốt non và những cây phô mai sợi, bữa trưa của tôi trông giống như một bữa tối kiểu Trung Quốc. Tôi muốn giấu thức ăn của mình dưới gầm bàn và ăn càng nhanh càng tốt.

XUÂN 1982

Vợ chồng tôi làm ăn khấm khá nhanh chóng. *Hawaii* quả thật là nơi thăm viếng của du khách Nhật.

Tôi học được vài câu tiếng Nhật, cũng giống cách tôi học tiếng Anh ở tiệm *nail*, "Bà khỏe không? Bà đẹp quá."

Bây giờ tôi lập lại những câu xã giao này với du khách lúc họ đang chọn áo sơ-mi *aloha* và *muumuus*. "Dễ thương ghê! Mà lại rẻ nữa."

Để thành công ở *Hawaii*, người ta phải biết đổi màu như một con tắc kè văn hóa, thích nghi với bất kỳ cảnh quan nào trước mắt, hòa nhập, tồn tại và tiến tới.

Có tiệm được vài năm, Long và tôi dành dụm đủ tiền để ra ở riêng và dành dụm thêm nữa để mua một miếng đất riêng. Dù nhỏ đến đâu thì đây cũng là phần thưởng đáng kể nhất.

Tôi hãnh diện vì cách tiếp khách của mình. Tiệm *LX Fashion* của chúng tôi (là chữ tắt của Long và Xuân) mở cửa 7 ngày một tuần, từ 8 giờ sáng đến 12 giờ đêm. Lúc nào du khách cũng tấp nập, người thì cần khăn đi biển, người cần sơ-mi *aloha* dự tiệc *luau* hay món quà mang về trước khi lên xe ra phi trường.

Sự cần thiết nào của khách đối với tôi cũng đều tối quan trọng. "Ông cần áo thun cho đứa cháu ngoại 3 tuổi? Dạ đây. Bà cần sơ mi *aloha* hợp màu với *muumuu* để dự tiệc tối nay? Để tôi tìm.”

Tôi hãnh diện vì Long và tôi làm mọi việc để các con có một tương lai vững chắc.

Máy lạnh trong tiệm trục trặc trưa nay, tôi bật quạt máy ở độ mạnh nhất. Luồng không khí nóng phả vào thân thể rịn mồ hôi của tôi chỉ làm đỡ nóng chứ không đủ mát. Lúc mắt tôi trĩu nặng làm tôi muốn ngủ thiếp đi thì một người đàn ông trang phục chỉnh tề bước vào tiệm.

Bộ vest xanh dương với cà vạt màu hồng lập tức khiến ông khác hẳn với khách thường nhật.

“Cô có kính râm không?” ông hỏi. “Tôi phải đi đám cưới người bạn mà trời nắng quá.” Ông có dáng dấp thông minh lại thêm khuôn mặt và nụ cười thân thiện.

Người Việt tin rằng chỉ cần nhìn mặt ai là có thể đoán được con người và cá tính người ấy. Khuôn mặt dịu dàng là có thể tin tưởng. Vầng trán rộng lộ vẻ thông minh, mắt xếch hay gò má cao là sự kiêu ngạo ngầm.

Trên đất Mỹ này, mỗi khi gặp ai có tướng mạo thành công là tôi hỏi cho bằng được cách tạo nên sự thịnh vượng đó để học cách có tài sản cho các con.

“Ông ở đâu vậy?”

“Trước tôi ở đây, nhưng giờ thì ở đất liền. Tôi về quê có chút việc.”

“Ông làm gì?”

“Tôi xây cất nhà cửa.”

“Ông học ở đâu?” Tôi luôn hỏi người ta học ở đâu để tìm trường tốt nhất cho Anh và Jack, lúc đó đang học tiểu học.

“Tôi học trung học *Punahou* rồi vô đại học *UC Berkeley*,” ông trả lời.

Punahou, tôi cứ nghe tên này hoài. Tôi lo nước Mỹ sẽ ảnh hưởng hai con tôi. Dạo gần đây, tôi hơi chán nản vì hai đứa phàn nàn mọi chuyện, nào là đồ ăn nóng quá, rồi ra tiệm buồn quá, rồi không có đồ chơi mới. Hai đứa được nuông chiều quá nên hư. Trẻ con ở Việt Nam không phàn nàn. Đứa nào dám hé miệng là bị đòn ngay. Nhưng trên đất Mỹ, cha mẹ không dám đụng đến con vì hở ra là *Child Protective Services (Dịch vụ bảo vệ trẻ em)* sẽ can thiệp ngay. Tôi không hiểu sao mà chính phủ Mỹ lại quan tâm đến việc dạy dỗ con cái của cha mẹ đến vậy. Họ không có việc lớn lao hơn, quan trọng hơn sao?

Tối đó tôi nói với Long, "Em cứ nghe nói về trường *Punahou*. Mình nên cho các con học ở đó."

Long chưa bao giờ nghe tên *Punahou* nhưng tin tưởng sự đánh giá của tôi nên gật đầu đồng ý.

ANH 1985

Hồi học lớp bốn, cô Kumu Kealoha đến lớp tôi hàng tuần để dạy tiếng *Hawaii*. Cô thường mặc đầm *muumuu* nhiều màu sắc và dắt một đóa hoa dâm bụt hay hoa sứ trên mái tóc óng bạc ở sau tai. Trong lớp, tôi học được cách làm chuỗi *kukui nut leis*, đánh bóng từng hạt bằng chính sáp cây rồi xâu lại thành *lei* (vòng đeo tay hay đeo cổ).

Cô Kumu dạy chúng tôi đếm từ 1 đến 5, *"Ekahi, elua, ekolu, eha, elima!"*

Tôi lắng nghe những câu chuyện cô kể về những dũng sĩ, những vị nữ dược sư mạnh mẽ và những đứa trẻ tinh nghịch rong chơi dưới biển cả ngày.

"Hoa naupaka mọc trên núi hay gần bờ biển, nhìn hoa như chỉ có phân nửa và tích xưa kể rằng có nàng công chúa *Hawaii* tên Naupaka bị xa cách người yêu là một ngư phủ tên Kaui. Vì không sống được bên nhau, họ chia tay, người trên núi, người dưới biển, và những bông hoa phân nửa này tượng trưng cho mối tình bị xé đôi."

Tôi bị cuốn hút vì những câu chuyện tuyệt vời như vậy. Cô Kumu thường kết thúc bài học bằng một bài hát với cây đàn *ukulele* và thỉnh thoảng bằng vũ khúc *hula*. Tôi yêu trường lớp, thầy cô và bạn bè.

"Anh, sang năm mẹ muốn con chuyển qua trường *Punahou*," mẹ tôi nói khi tôi bước vào tiệm.

"Hả? Sao lại bắt con đổi trường?"

"Trường *Punahou* tốt hơn. Con sẽ thành học trò giỏi."

"Đổi trường thì con không được gặp mấy bạn nữa," tôi rơm rớm, tim tôi chợt nhói. "Mẹ nói thiệt sao?"

Sao mẹ nỡ bắt tôi làm chuyện này, một chuyện quá quan trọng?

"Thôi đừng nói nhiều nữa con à. Khi lớn lên, con sẽ hiểu. Bây giờ, cứ nghe lời ba mẹ đi," mẹ tôi nói, chấm dứt câu chuyện.

Tôi không nghĩ ba mẹ tôi hiểu rằng tôi đang dần dần hội nhập với bạn bè ở trường. Bây giờ tôi lại phải bắt đầu lần nữa?

Tôi luôn căng thẳng vào ngày nhập học và đặc biệt là ngày đầu ở trường mới như *Punahou*, nơi tôi không quen ai. Tôi nhớ ngày đầu ở mẫu giáo khi tôi không biết ai hết, nhưng không ai biết ai ở mẫu giáo hết vì ai cũng bắt đầu như nhau.

Lớp năm, ai cũng có bạn và tôi sẽ lạc lõng. Tay tôi ẩm mồ hôi và bụng tôi xốn xang khó chịu. Ngồi trong xe ở phía trước, ba mẹ tôi không hay biết gì.

"Con hên lắm mới được học ở *Punahou*. Học phí cao lắm nên con phải học thật giỏi cho đáng tiền," mẹ tôi nói khi vừa đến trường.

Dạo này buôn bán hơi bị chậm nên ba mẹ tôi có vẻ lo lắng chuyện tiền bạc. Tôi nghe hai người bàn bạc chuyện tiền nong lúc đêm khuya. Tôi rất cảm kích vì học phí trường tư không rẻ.

Nhìn xe ba mẹ xa dần, bỏ mình tôi đứng đây tính toán phải đi đâu và làm gì cho hết ngày đầu trong ngôi trường xa lạ này. Từng nhóm học sinh huyên thuyên nói cười trên đường cùng vô lớp, bỏ lại âm vang lơ lửng sau lưng.

Tôi coi lại thời khóa biểu và thấy lớp tôi ở *Castle Hall*, cô giáo tên Yamaguchi. Tôi nhìn bản đồ trường rồi lần theo đường đến lớp. *Castle Hall* là một tòa nhà lớn ba tầng quét vôi trắng với các cửa sổ lớn mở ra phía mái nhà.

Tôi tiến tới tòa nhà gầm gừ đe dọa, bước lên bậc tam cấp dẫn tới cửa vào. Bên trong, cô tiếp tân ở bàn làm việc sau lớp kính nhìn tôi sau cặp kính cận. "Thưa cô Yamaguchi dạy lớp nào vậy ạ?"

"Lầu 3 phòng 18."

"Cám ơn cô," tôi bước tới cầu thang ở giữa đại sảnh.

"Không, không, em phải đi cầu thang hai bên. Chỉ thầy cô và ban giám hiệu mới dùng cầu thang giữa," cô tiếp tân nói như la tôi. Tôi như tê liệt, mặt nóng ran, đỏ bừng xấu hổ.

Thấy phản ứng của tôi, cô dịu giọng, "Không sao đâu, mới ngày đầu mà. Cô giáo sẽ giải thích mọi chuyện."

Tôi vội vã bước đi.

Lên lầu 3, tôi vào hành lang tìm phòng 18 là lớp thứ ba phía tay phải hành lang. Ánh sáng ùa vào cửa sổ lớn làm lớp rất sáng sủa. Cái bảng xanh lá cây chiếm cả chiều dài lớp với năm dãy, mỗi dãy năm bàn ghế nhìn lên bảng. Mùi phấn làm tôi dễ chịu. Một biểu đồ chỗ ngồi có tên học sinh treo bên cửa lớp. Tôi thấy tôi được xếp ở dãy kế chót. Trong lớp chỉ có tôi và vài học sinh nữa. Tôi hồi hộp ngồi xuống rồi quan sát từng học sinh lần lượt vào và tìm chỗ ngồi.

Cô Yamaguchi người Nhật, già và gầy cỗi, ngồi ở cái bàn phía góc phòng trước lớp. Cô xem qua mớ giấy tờ, như không màng đến lũ học trò lao xao quanh mình. Chuông 8 giờ reo, báo hiệu lớp bắt đầu. Cô bước ra giữa lớp.

"Cô sẽ điểm danh. Đến tên ai, người đó đưa tay lên," nói xong cô gọi tên từng người theo họ theo thứ tự ABC. "Hirota, Jackson, Kitagawa, Lum, Morris."

Cô khựng lại rồi ngập ngừng khi đến tên tôi. "Na-goo-yen?" cô cố gắng.

Tôi đã chuẩn bị.

Chuyện này xảy ra hoài và kinh nghiệm cho thấy tốt nhất là chấp nhận phiên bản ngọng nghịu của tên mình hơn là tìm cách giải thích âm "ng" câm và uốn lượn như câu ca, đánh dấu cách phát âm tiếng Việt chính xác của họ Nguyễn. "Dạ em, Anne New-yen," tôi tiếp lời cô và và phát âm tên mình bằng phiên bản Mỹ hóa khi tôi chia họ của mình thành hai âm tiết để dễ phát âm bằng tiếng Anh. Đây là kỹ năng tôi học từ trường học để không gây chú ý, và làm người khác dễ chịu trước sự khác biệt của mình. Tôi quá quen việc tự giới thiệu là *"Anne New-yen"* đến nỗi nhiều lần, dù có xấu hổ, tôi vẫn dễ chịu hơn so với việc phát âm cho đúng tên Việt Nam của mình.

Như bao nhiêu người khác, tôi muốn hòa đồng với đám đông. Nhiều khi có việc gì, tôi không dám nhờ ai giúp vì không biết cách nhờ nên tôi làm như mình không cần cho giống người khác.

Khi còn nhỏ, tôi không hiểu thế nào là người Việt Nam. Tôi mơ hồ cảm thấy gia đình tôi khác với những gia đình địa phương. Nhưng mọi gia đình đều khác nhau hết. Ai mà biết mỗi gia đình khác ra sao trừ những người trong gia đình đó.

Có rất nhiều người gốc Á ở *Hawaii* nên tôi có thể nhìn giống người Nhật thế hệ thứ tư hay người Hoa có ông bà sang đây hàng trăm năm làm rẫy trong các đồn điền mía.

Nhưng không phải. Gia đình tôi đến *Hawaii* không lâu. Họ không hiểu thế nào là người Mỹ chứ đừng nói gì đến người *Hawaii* hay dân địa phương. Họ cứ theo kiểu đến đâu hay đến đó và tôi đính kèm theo.

Như những hạt giống do bầy chim bay qua biển đánh rơi rồi trôi vô bờ, thằng Jack và tôi sinh ra ở đảo *Oahu* giữa biển Thái Bình Dương, hàng ngàn dặm cách xa nơi cha mẹ tôi chào đời. Và dù cố gắng đến đâu thì giữa nơi chúng tôi sinh ra và nơi ba má tôi sinh ra vẫn là những vùng vịnh mênh mông.

Chủ Nhật, mẹ tôi cùng bà nội dẫn thằng Jack và tôi đi chợ ở phố Tàu. Phố Tàu lúc nào cũng nóng bức, hôi hám làm tôi mệt mỏi. Mẹ đậu xe dưới bóng mát trong bãi xe chật chội, lúc nào cũng khai ngấy mùi nước tiểu. Đường xá khu này dơ bẩn và xe bán thức ăn, nhất là xe bán cá, bán thịt bốc mùi máu tanh và nước muối.

Tôi tránh vũng nước đục ngầu xả đầy thức ăn. Mẹ dẫn tụi tôi qua khu rừng đầy xe đẩy và sạp thức ăn, mỗi nơi mua một món. Chuối cau và xoài ở cái xe đầu dãy, lạp xưởng, chả lụa, gạo và nước mắm của một bà ở sạp đàng kia, bánh mì ở hàng bánh Tây, thịt cá và rau quả tại cái chợ bên kia đường.

Dừng lại hàng nào là mấy cái túi ny-lông trên tay mà tôi phải xách ra tới xe càng nặng thêm.

Tôi ước ao được đi chợ Mỹ như các bạn, được hưởng cái mát mẻ của máy lạnh, được bỏ túi đựng thức ăn vô xe đẩy, bước qua những kệ sạch sẽ, ngăn nắp với tên thức ăn mà tôi đọc được.

Chỗ cuối cùng mẹ tôi ghé ở phố Tàu là tiệm thuốc Bắc nằm giữa tiệm nữ trang và tiệm bánh.

Ai cũng khệ nệ túi xách đầy thực phẩm thịt thà trên hai tay.

Bà nội dẫn tôi tới góc bắt mạch của ông thầy thuốc. Góc này toàn mùi rễ cây mốc trộn lẫn mùi dầu nóng.

Nguyên bức tường từ sàn đến trần nhà toàn là mấy trăm ngăn kéo có tay cầm kim loại xếp chồng lên nhau.

Mỗi ngăn có dán nhãn bằng những ký tự Trung Hoa ngoằn ngoèo.

"Thầy, làm ơn khám cho hai cháu tôi rồi cắt thuốc gì để hai đứa ăn ngon, ngủ khỏe," bà nội nói.

"Tới đây, cô này đang nhổ giò," ông thầy thuốc lặp lại một câu ông nói hàng tuần rồi ra hiệu cho tôi tiến về phía ông, ở cái bàn mạch có hai ghế xếp chân sắt đối diện nhau. Ông ngồi xuống và vẫy tôi lại ngồi đối diện.

Ông có cái mụn ruồi to màu nâu ở môi trên bên phải có lông dài mọc ra, Tôi luôn nhìn thẳng vào cái mụn ruồi của ông và luôn muốn la to, "Mụn ruồi của ông mọc lông dài quá rồi."

Ông đặt cườm tay tôi xuống cái gối màu đỏ nhỏ xíu để bắt mạch, bảo tôi há miệng lè lưỡi rồi chăm chú nhìn lưỡi tôi rồi viết chữ Hoa ngoằn ngoèo lên tờ đơn rồi đưa cho bà vợ. Xong phần tôi, tới thằng Jack.

Bà vợ xé toang một mảnh giấy hồng nhạt rồi đặt xuống mặt bàn. Cẩn thận và có phương pháp, bà đọc qua toa thuốc chồng bà vừa kê rồi kéo từng ngăn kéo xuống để lấy từng vị thuốc.

Từ một ngăn kéo, bà lấy ra một vỏ cây nâu nhạt như màu mực khô, trong ngăn khác là những hạt tròn màu đen như hạt tiêu, và trong ngăn khác, bà lấy ra thứ gì giống như một nắm rong biển đen bóng. Sau khi bày bảy, tám vị thuốc lên tờ giấy hồng hình vuông, bà xếp tờ giấy lại thành một phong bì vuông vức và nhét góc cuối vào cái khe do ba góc kia tạo thành.

Bà cột gói thuốc bằng dây bện rồi đưa cho bà nội. Bà lại làm vậy với toa thuốc của thằng Jack.

Hai gói thuốc rất đẹp mắt, nhưng chị em tôi tôi biết loại thảo mộc này có mùi vị kinh khủng lắm. Cái thứ hỗn hợp có vị đắng ngộp thở nhưng bà nội bắt tụi tôi uống hàng ngày khiến tôi đau bụng.

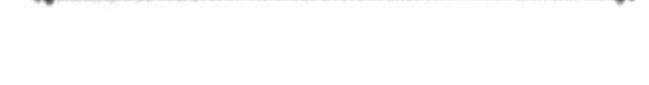

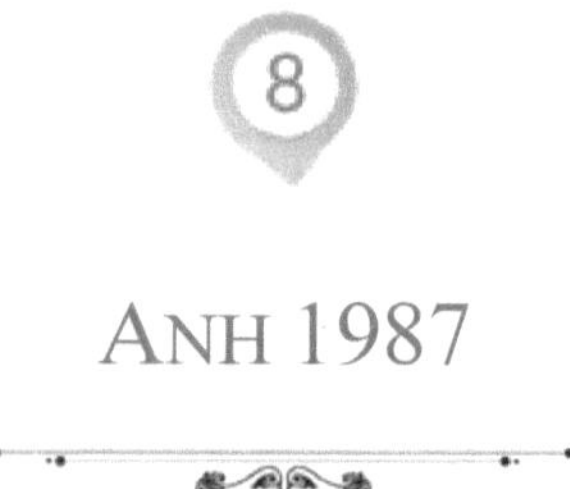

ANH 1987

R a biển, tôi quên hết mọi chuyện về sự khác biệt của gia đình tôi, quên tất cả trừ sóng biển.

Ba mẹ tôi chưa bao giờ dám nghỉ một ngày. Hơn nữa, hai người không thích nắng và sợ biển nên tôi phải đi với cha mẹ bạn bè ra biển. Kristy bạn tôi ở gần nhà và ba bạn luôn sẵn sàng chở tụi tôi. Hôm nay, sóng biển rất vừa để chơi *boogie boarding* (trượt ván nằm) ở bãi *Waimanalo Beach*.

Mặc dù nhìn sóng có có vẻ quá cao và ào ạt nhưng khi xuống nước, tôi nhận ra rằng những con sóng này chỉ là những con gấu bông hiền hòa, không hề cắn ai.

Con sóng ôm tôi trong vòng tay rộng lớn rồi vò tóc tôi và làm tôi nhào lộn một chút trong nhịp điệu nhẹ nhàng. Những con sóng *Waimanalo* này không làm tôi đau, điều này làm yên lòng một cô bé 12 tuổi người Mỹ gốc Việt lén ba mẹ đi biển.

Tôi phải cẩn thận về việc nói gì với ba mẹ là sẽ đi đâu mỗi lần ra ngoài. Sáng nay, tôi hỏi mẹ: "Con đến nhà Kristy bạn con nha?"

Tôi không nói gì thêm về chuyện đi đâu hay sẽ làm gì. Mẹ tôi cũng không hỏi thêm. Nếu có hỏi, tôi sẽ trả lời đại loại như, "Có thể tụi con tới trung tâm thương mại *Kahala*." Đó không phải là một lời nói dối hoàn toàn. Chúng tôi có thể tới đó, và điều đó có thể xảy ra. Ba mẹ tôi coi *Ala Moana* hoặc *Kahala* là những nơi đi chơi an toàn hơn bãi biển. Họ cho rằng khả năng tôi bị thương ở trung tâm thương mại ít hơn nhiều so với những nơi gần thiên nhiên.

Ba Kristy đón tôi trên chiếc *Subaru* màu đỏ cũ kỹ và mang thêm một tấm ván *boogie* cho tôi. Tôi mặc bộ đồ tắm bên trong áo thun với quần đùi *jeans*, và nhét một chiếc khăn tắm biển và một chiếc quần lót để thay xuống đáy ba lô.

Khi đi ngang qua vịnh *Hanauma* để đến bãi *Waimanalo*, Kristy hỏi tôi: "Ba mẹ mày có bao giờ nghi ngờ rằng mày đi biển không?"

"Tao không biết nữa. Có thể, nhưng miễn là họ không phát hiện là được rồi."

Ba Kristy ném cho tôi một cái nhìn không tán thành qua gương chiếu hậu khi xe rẽ vào con đường sau khu chợ *Waimanalo* và *McDonald's*. Ông đậu xe bên lề đường, cạnh lối vào bãi biển đầy cát.

Tôi yêu những lối đi khuất này, nhìn từ ven đường thì không có gì đáng nói, nhưng nó lại là con đường dẫn đến thiên đường cho những ai biết đến nó.

Thay vì những cây cọ, bãi *Waimanalo* được che mát nhờ một lùm cây gỗ lim với những lá mỏng manh như lá thông tạo thành một tấm chăn mềm phủ trên mặt đất, điểm xuyết với những trái thông nhỏ bằng hạt đậu phộng. Bãi cát trắng mịn sáng chói dưới ánh nắng ban mai và làn nước trong xanh màu lam tuyệt đẹp mà dân đất liền không thể tin là có thật. Màu sắc của Thái Bình Dương, trên thực tế, còn đẹp hơn trong các trang tạp chí đã được chỉnh sửa.

Bãi cát rộng thênh thang nên dù là ngày cuối tuần bận rộn cũng không bao giờ chật chội.

Chúng tôi lấy những tấm ván *boogie* ra khỏi cốp xe, chọn một chỗ dưới bóng râm để ném túi và thảm đi biển xuống, rồi chạy xuống nước.

Biển ùa lên quấn lấy bàn chân và mắt cá tôi như vòng tay ấm áp của những người bạn thân vừa gặp lại. Sức mạnh của đại dương lần nào cũng làm tôi ngạc nhiên, tung tóe vào người tôi khiến tôi ướt sũng.

Biển có mãnh lực dị thường. Tôi bước xuống biển, để cơ thể mình hòa làm một với nước, để cơ thể to lớn hơn của nước cuốn trôi mọi thứ trong tôi, mọi suy nghĩ, lo lắng hay căng thẳng trong lòng tôi.

Tôi nhảy xuống nước và lặn sâu như cá heo hay rùa biển. Tôi lắng nghe chuyển động của nước, hướng gió và dòng chảy, ghi nhớ trong đầu là mình cách trạm cứu hộ bao xa từ bờ biển để làm mốc nếu gió thổi tôi lạc hướng.

Một con sóng vỡ tung trước mặt tôi, tung bọt trắng xóa. Tôi nhảy lên với tấm ván *boogie* để vượt qua làn sóng. Một làn sóng khác lại cuộn lên phía sau.

Hôm nay biển rất đẹp. Sóng không quá lớn hay quá ngắn, mà nó đủ mạnh để tôi có một cuộc cỡi sóng thú vị.

Sau khi nhảy qua nhiều con sóng, cuối cùng tôi cũng đến được một điểm vượt nơi nước lặng hơn. Tôi lênh đênh giữa sóng vỗ, chờ đợi một con sóng vừa đúng kích thước và hình dáng.

Biết được khi nào và ở đâu một con sóng sẽ vỡ, và định vị bản thân ở đâu để bắt được con sóng đó dễ dàng một cách tốt nhất là một kỹ năng không ai dạy ai được, mà phải đích thân trải nghiệm nhiều lần để rút tỉa và thêm chút may mắn.

Tôi biết những điều cơ bản về đạp chân và chèo tay khi sóng bắt đầu dâng lên, nhưng bắt được một con sóng giống như khiêu vũ với biển và biển thì thường tìm lý do thoái thác.

Tôi thấy con sóng đang hình thành và quay lại rồi chèo hết sức, nhưng lại không đủ nhanh để bắt kịp. Làn sóng sau đó đã hình thành và tôi lại chèo vào vị trí. Lần này tôi đạp và chèo càng lúc càng mạnh hơn cho đến khi con sóng quen thuộc nâng tôi lên.

Được rồi! Tôi bắt được con sóng rồi! Tôi thả mình vào bụng nước, để sóng ôm tôi như người mẹ bồng con. Tôi lên cao! Tấm ván của tôi đang cưỡi trên năng lượng và tốc độ của sóng, và lúc này tôi chỉ cần bám chắc vào ván trượt.

Thật là một cuộc chơi biển thú vị. Tôi có thể ngâm mình hàng giờ dưới nước, đón từng đợt sóng, tận hưởng niềm vui tuyệt đối khi được chơi đùa với đại dương, như một người bạn không biết mệt mỏi.

Bạn có tiếp tục chơi không? Tôi và đại dương hỏi đi hỏi lại nhau, và câu trả lời luôn là "Có".

Tuy nhiên, đến một lúc nào đó, cơ thể tôi mệt nhoà.

"Lên bờ chưa?" Tôi hỏi Kristy.

"Ừ, đi ăn thôi," nhỏ đáp. Ba Kristy đã nướng thịt và bắp trên vỉ nướng than, và bụng tôi réo lên chờ đợi.

"Anh, con có hay ra biển không?" ba Kristy hỏi tôi khi ông lật miếng thịt ướp *teriyaki* trên lò nướng. Tôi nhận thấy rằng cha mẹ bạn bè tôi thường nói chuyện với tôi như thể tôi đã trưởng thành. Điều này không hề xảy ra khi tôi nói chuyện với những người bạn Việt Nam của ba mẹ tôi, họ phớt lờ tôi và Jack hoặc hỏi đi hỏi lại những câu hỏi giống nhau mỗi khi gặp họ, như "Con bao nhiêu tuổi?" hoặc "Con học lớp mấy?"

"Dạ không... ba mẹ con không thích con ra biển," tôi trả lời. Ba Kristy có vẻ ngạc nhiên. "Tại sao?"

"Họ nghĩ biển rất nguy hiểm và họ không muốn da con đen sạm vì phơi nắng."

"Nhưng mình đang ở Hawaii!" Kristy cười. "Không ra biển thì làm gì?"

"Gia đình con từ đâu tới đây?" Ba Kristy hỏi.

"Dạ từ Việt Nam. Ba mẹ con tới đây năm 1975 sau khi chiến tranh kết thúc."

Tôi thường trả lời chung chung mỗi khi ai đó hỏi tôi về nguồn gốc gia đình tôi. Thành thật mà nói, tôi không biết chi tiết nào hơn những sự thật cơ bản đó vì ba mẹ tôi không bao giờ nói cho tôi biết thêm bất kỳ chi tiết nào, và tôi thường không hỏi gì thêm.

"Mày có muốn một miếng thịt gà không?" Kristy hỏi.

"Có chứ! Thơm quá," tôi nói và nhận miếng đùi gà nóng hổi Kristy đang đưa tôi. Thịt gần như quá nóng, nhưng khi răng tôi cắn vào, tôi cảm thấy nước thịt mềm tiết ra trong miệng. Ôi, niềm vui giản dị.

Làn gió ấm áp thổi trên làn da còn hơi ẩm ướt của tôi, làm tăng sự bùng nổ mùi vị trong miệng khiến tôi cảm thấy thật hạnh phúc, từ trong ra ngoài.

Đây là phần đẹp nhất của cuộc sống ở *Hawaii*.

Con sóng lao xao hiền hòa... Con sóng... Con sóng...

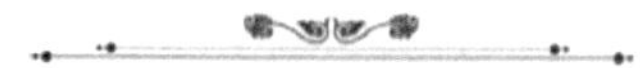

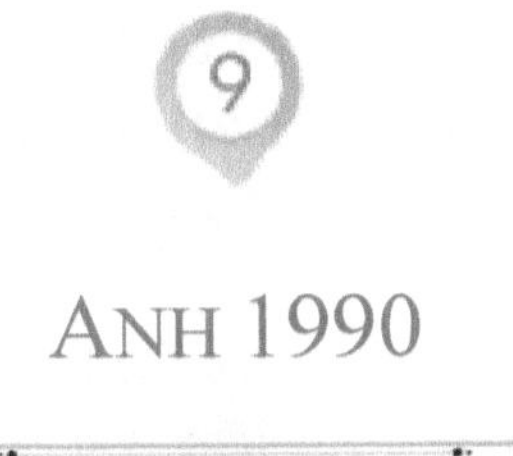

ANH 1990

Ba mẹ cho tôi làm việc ở tiệm vào cuối tuần để tôi có thể theo dõi nhân viên. Họ sẽ làm việc chăm chỉ hơn nếu ai đó trong gia đình trông coi tiệm.

"Không có người coi, họ sẽ lười biếng," mẹ tôi nói.

Ít nhất thì việc quan sát du khách ở *Waikiki* cũng thú vị.

Khách du lịch ở các nước châu Á cực kỳ sợ nắng. Tôi không hiểu tại sao họ lại nghỉ mát ở *Hawaii* làm gì. Tôi tò mò quan sát họ cố gắng che đậy làn da mỏng manh của mình dưới cái nắng gay gắt một cách vô ích.

Trong khi đó, du khách phương Tây lại tôn thờ mặt trời, họ diễn hành quanh *Waikiki* với càng nhiều da thịt lộ ra càng tốt.

Họ quyết tâm thay đổi làn da trắng nhợt nhạt của mình thành sắc nâu cà phê *Kona* trước khi lên máy bay về nước, nhưng để rồi, cuối cùng họ lại tự thiêu mình dưới ánh mặt trời với những mảng da tôm hùm bong tróc đau đớn.

Cái *"show"* này lặp đi lặp lại liên tục. Tôi thực sự không thích làm việc ở tiệm. Việc bán hàng không phù hợp với tính cách hay khí chất của tôi. Tôi không thể làm bộ quan tâm đến việc liệu khách du lịch ở *Nebraska* có mua cho mình chiếc *muumuu* màu xanh lam hay không, hay liệu bà khách có thể thuyết phục chồng mình mua một cái áo sơ mi *aloha* phù hợp để họ có thể diện cho bữa tiệc tối bữa đó hay không.

Tôi không thể kiên nhẫn trong việc giúp khách hàng thử hết bộ này đến bộ khác và sau đó quyết định rằng họ không thích bộ nào, để lại cho tôi một đống quần áo phải treo lại.

Một công việc nữa mà tôi không thích chút nào là gấp áo trên bàn áo thun miễn phí. Mẹ tôi đã nghĩ ra một chương trình khuyến mãi tặng một chiếc áo thun miễn phí cho khách mua hàng từ 25 đô trở lên.

Đây không phải là những cái áo thun chất lượng cao mà là loại áo mỏng dính có in hình lớn, rất khó ủi, nhưng mẹ tôi đã hiểu ra tâm lý của chủ nghĩa tiêu dùng: MIỄN PHÍ và HẠ GIÁ là những từ kỳ diệu không thể cưỡng lại đối với khách hàng.

Tôi mắc cười khi thấy du khách trở nên hào hứng khi họ biết ra rằng họ có thể chọn một chiếc áo thun miễn phí trên bàn. Họ lục lọi trong đống áo như thể họ đã trúng xổ số. Bàn áo thun bị bới tung gần như từng giờ. Vì vậy, đó là một công việc bất tận chiếm hết thời gian của tôi.

Tôi lựa ra những cái áo cần gấp lại và mang hết ra sau quầy thu ngân. Gấp đi gấp lại những chiếc áo thun thành một chồng gọn gàng là một cách thư giãn, một cách để tâm trí tôi không còn lo lắng hay suy nghĩ nữa.

"Chà, cô bé dễ thương quá," khách du lịch đôi khi nói về tôi bằng giọng điệu họ vừa nói khi lựa đồ tắm.

Khi còn nhỏ, việc ra tiệm chơi làm tôi rất vui, nhưng giờ tôi thấy mình bực bội với du khách; cách họ đến một nơi, mua sắm, chụp hình, rồi lên máy bay trở về cuộc sống của họ, để lại sau lưng một bãi rác và tiền bạc.

Dường như không có cách nào để tách rác rến ra khỏi tiền bạc họ mang theo. Người dân địa phương đã phải chấp nhận cái này cùng với cái kia.

Ai là người dân địa phương? Địa phương là gì? Tôi có phải là người địa phương không? Gia đình tôi có phải là người địa phương không? Tôi sinh ra ở Hawaii, và gia đình tôi đã sống trên quần đảo này gần 15 năm rồi, nhưng "chất địa phương" của tôi không phong phú hay sâu sắc như một số người bạn "địa phương" khác của tôi.

Tôi không có các cô chú sống khắp nơi trên đảo qua nhiều thế hệ. Tôi không biết tất cả những điểm lướt sóng bí mật, những bãi biển ẩn khuất, hay những cái cây để hái trái và hoa. Tôi không biết tất cả những truyền thống được truyền lại như công thức nấu ăn trong các gia đình. Ba mẹ tôi không giúp được gì.

Miễn là công việc kinh doanh kiếm đủ tiền thanh toán các hóa đơn là đủ đối với hai người rồi. Một điều may mắn là tiệm ba mẹ tôi ở *Waikiki* nằm sát bãi biển.

Ba mẹ tôi không bao giờ chở tôi ra biển, nhưng nếu tôi làm việc ở tiệm, tôi ra biển dễ dàng. Mẹ vẫn không tán thành việc tôi đi biển, nhưng tôi nghĩ bà đã chấp nhận tình yêu của tôi với biển, vậy mà tôi vẫn lo lo mỗi khi mẹ nghĩ tôi ra biển.

Một chiều, khi nắng xiên ngang chiếu vô tiệm, và đợt sóng khách hàng tạm lắng, tôi hỏi, "Mẹ ơi, con ra biển một chút nha?" Mẹ lắc đầu và nhìn tôi với vẻ không tán thành, "Ngoài đó nắng và sóng rất nguy hiểm," nhưng cuối cùng, bả thở dài, "Được rồi, ra đó một tiếng thôi, nhưng phải cẩn thận đó!"

Tôi lao vào thay bộ đồ tắm và chạy băng qua đường *Kalakaua* ra bờ biển.

Hên quá, còn một quầy cho thuê ván *boogie* ngay trước tiệm ba mẹ tôi.

"Còn ván *boogie* cho mướn không anh?" Tôi hỏi anh chàng *Hawaii* lực lưỡng ở gian hàng. Anh ta mặc một chiếc áo ba lỗ và có xăm hình một đứa bé trên vai phải. "10 đô một giờ. Để lại *ID*," anh ta trả lời bằng giọng địa phương đặc sệt.

"Tôi chưa có bằng lái xe nhưng tôi có thẻ học sinh," tôi nói.

"Được. Lấy miếng ván xanh đi. Em muốn vây cá không?"

"Không, em chỉ lấy ván thôi."

Mướn vây tốn thêm 5 đô một giờ, và nếu tôi đạp nước đủ mạnh, tôi có thể bắt kịp sóng mà không cần vây, để dành tiền mướn ván lần sau.

Tôi chụp tấm ván, cột dây giữ ván quanh cổ tay rồi xuống bãi biển. Tôi cảm thấy một nụ cười nở dần khi đến gần mặt nước. Tôi nhìn chân trời để đoán tình hình.

Có những ngày trời phẳng lặng, trong suốt và không cần thuê ván vì không có sóng. Những ngày khác, sóng quá lớn và dữ dội, ngay cả đối với *Waikiki*, và tôi không tin vào kỹ năng cưỡi sóng nghiệp dư của mình để vượt qua chúng.

Hôm nay là một ngày hoàn hảo.

Hôm nay sóng trung bình và vỡ ra từ từ, làm nước nhấp nhô vừa đủ để lướt ván. Tôi nhảy lên ván xuống nước và bắt đầu đạp và chèo ra những con sóng. Tôi thích cảm giác dễ dàng từ một cô bé buồn chán trong tiệm quần áo trên đất liền trở thành một sinh vật biển vui vẻ di chuyển dưới nước trong vòng chưa đầy năm phút.

Ván *boogie* nhỏ bé của tôi bị Bức Tường cản lại, một tường bê tông trải dài từ bãi biển xuống nước, trải dài từ *Diamond Head* đến bãi *Waikiki*.

Bức Tường cũng là một nơi quen thuộc để mọi người nhảy xuống nước. Tôi vươn ra một đoạn, nơi những đợt sóng bắt đầu vỡ đủ để đón một đợt sóng và cưỡi lên nó. Tôi xoay tấm *boogie* và kiên nhẫn chờ đợi làn sóng kế.

Sóng đến theo đợt, được gọi là "bộ". Tôi để những người khác bắt một hoặc hai đợt đầu. Vào thời điểm bạn cưỡi một con sóng vào, bạn thường không có đủ thời gian để chèo ra ngoài và đón một con sóng khác trong cùng một "bộ" đó; vì vậy, điều quan trọng là phải chọn một con sóng thích hợp. Điều thú vị về các "bộ" là nếu bạn không bắt được một làn sóng, thường sẽ có một làn sóng khác ngay sau nó. Thiên nhiên luôn cho bạn nhiều lần thử.

Xa xa, nước bắt đầu dâng lên, dấu hiệu sớm nhất của một đợt sóng đang hình thành. Những vận động viên lướt ván chèo vào vị trí, mỗi người tranh giành vị trí mà họ nghĩ sẽ mang lại cho họ xác suất bắt được sóng cao nhất và cưỡi nó càng lâu càng tốt.

Con sóng đầu tiên trong "bộ" là một con sóng đẹp. Nhiều vận động viên trượt ván quanh tôi quay người lại để bắt nó. Làn sóng thứ hai đến gần và những tay đua còn lại không cố bắt làn sóng đầu tiên hoặc bắt không được nên chờ tại vị trí.

Tôi tiếp tục kiên nhẫn chờ đợi. Lúc làn sóng thứ ba trong "bộ" bắt đầu nổi lên từ xa, hầu như chỉ có mình tôi và sóng. Tôi chèo, nhằm mục đích đặt mình ngay phía trước phần đỉnh cao nhất của con sóng, nơi sẽ vỡ trước, cho phép tôi chèo trên toàn bộ chiều dài của mặt sóng.

Con sóng thật đẹp, mạnh mẽ và hùng vĩ. Tim tôi đập thình thịch trước cuộc gặp gỡ với bức tường nước chuyển động này, đang tiến lại gần và mời tôi tham gia một vũ điệu. Tôi đạp và chèo mạnh, cố gắng thu đủ tốc độ để hòa vào con sóng trên đường đi của nó.

Và rồi tôi cảm nhận được nó, sức nâng bồng bềnh của con sóng khi nó ôm lấy tôi trong vòng tay giống như cách một vũ công nâng bạn nhảy lên không trung trong niềm hân hoan. Tôi không thể ngăn một nụ cười khi tôi ngừng sử dụng năng lượng của bản thân và đầu hàng trước sức mạnh của làn sóng bên dưới.

Tôi hơi xoay cái *boogie* sang phải để có thể lướt dọc theo mặt sóng phẳng lặng khi nó vỡ ra sau lưng và đưa tôi vào bờ. Tôi đã có toàn "bộ" sóng cho mình. Tôi đưa tay lướt nhẹ trên mặt nước vàng óng ánh những viên kim cương lấp lánh dưới ánh nắng mặt trời. Tôi cảm thấy rất hạnh phúc và tự do. Khi con sóng vỡ vụn và nhỏ dần vào gần bờ, tôi quay tấm ván của mình để thoát khỏi con sóng và chèo trở ra để bắt một con sóng khác.

Biển dễ nghiện thật. Tôi cảm thấy sảng khoái khi cưỡi một con sóng, di chuyển bằng năng lượng của nước, thật không thể cưỡng lại được. Tôi bắt hết làn sóng này đến làn sóng khác trong buổi chiều hôm đó. Nhưng rồi tôi cũng phải vào bờ vì bụng tôi bắt đầu khó chịu khi phải cọ xát với tấm ván.

Tôi trả tấm ván lại, tắm rửa sạch sẽ và thay bộ quần áo thường ngày rồi trở lại tiệm.

"Anh! Con đi lâu quá làm mẹ lo đấy!" Mẹ tôi quát ngay khi tôi bước vô tiệm. "Con xin lỗi, con không để ý thời gian," tôi trả lời. "Để con xếp áo thun," tôi nói với mẹ khi đi đến đống áo nhàu nhĩ trên bàn miễn phí.

Không gian tù túng trong tiệm không làm tôi quên đi những con sóng ngoài kia.

Con sóng lao xao hiền hòa... Con sóng... Con sóng...

ANH 1991

"Anh, cô rất thích bức tranh này của em," Cô Rose nhận xét về một bức tranh phong cảnh nước mà tôi đang vẽ trong lớp. "Em nên gửi đi triển lãm nghệ thuật."

Cô Rose, giáo viên hội họa trung học của tôi là người hướng dẫn tôi vẽ màu nước. Trước đó, tôi chưa bao giờ vẽ. Chính cô đã khuyến khích tôi cầm cọ. Cô nói cứ để nước và màu sắc di chuyển tôi. Cô nói nghệ thuật màu nước là để nước tự thực hiện điều kỳ diệu của nó.

"Đừng quá chú tâm vào nó. Hãy chơi với nó. Thư giãn. Và cứ để nó chảy."

Cô dành thời gian với tôi sau giờ học và cuối tuần, cô dạy cho tôi những mẹo và lời khuyên về vẽ tranh màu nước.

Ba mẹ tôi quan tâm vào việc tôi có điểm cao trong lớp hơn là theo đuổi những sở thích phù phiếm như nghệ thuật. Hoạt động ngoại khóa duy nhất mà ba mẹ chấp thuận và sẵn sàng trả tiền để tôi học là piano. Tôi chịu đựng các bài học piano với cùng một kỷ luật mà tôi đã thấy như bảng chữ Hán tiếng Nhật ở trường, một thứ để học và thành thạo, nhưng không phải là thứ tôi thực tâm thích thú.

Với hội họa thì khác.

Sắc thái của màu sắc và bóng tối làm tôi bị mê hoặc. Nhiều sắc độ xanh lam, xanh lá cây và vàng trên bảng màu của tôi khiến tôi liên tưởng đến cầu vồng có nhiều màu sắc tinh tế trên mặt biển liên tục di chuyển qua lại khi ánh sáng và nước lấp lánh với nhau. Với bức tranh màu nước, các nét vẽ không nhất thiết phải chính xác, và những sai sót được hoan nghênh như những sự tình cờ đầy thú vị.

Trong piano, Fa thăng là Fa thăng. Gần với Fa thăng vẫn là chưa đúng. Với hội họa, không có câu trả lời đúng, và đôi khi gần đúng còn hay hơn là chính xác đúng. Tôi thích việc có thể thay đổi độ tối hoặc sáng của một thứ gì đó chỉ bằng cách điều chỉnh lượng sơn trên cọ. Chơi với nước, màu sắc và ánh sáng cũng như nhảy múa trên giấy mà không cần phải ghi nhớ một loạt các bước nhất định.

Đó là cái cảm giác nơi nước và màu sắc muốn di chuyển trong cơ thể tôi và thoát ra khỏi bàn tay tôi đang cầm cọ vẽ trên giá vẽ, giống như cơ thể tôi là một ống sơn tự đổ lên mặt giấy tinh khôi. Màu nước mang lại cho tôi sự tự do mà tôi chưa từng trải nghiệm ở bất kỳ nơi nào khác trong đời. Chơi với biển giống như chơi với màu sắc, giống như chơi với cái đẹp.

Chơi không phải là thứ mà ba mẹ tôi coi trọng. Công việc, tiền bạc, giáo dục là những câu thần chú của họ. Tôi cũng đã cố gắng hết sức để coi trọng các giá trị của họ. Tôi chăm chỉ học tập, nhưng rồi tôi vẫn chìm đắm trong những bức tranh của mình, về biển cả và những bức tranh về con sóng lao xao...

XUÂN 1991

"**M**ẹ ơi, con mượn áo dài của mẹ làm trang phục *Halloween* nha?" Anh vừa hỏi tôi vừa bước vào bếp, tay cầm cái áo cưới màu đỏ của tôi.

"Con nói gì?" tôi hỏi lại, bối rối tìm cách từ chối.

"Con không có gì mặc cho *Halloween* ngày mai. Mẹ cho con mượn áo dài màu đỏ này nha."

Trong số tất cả những ngày lễ ở Mỹ mà lũ trẻ nhà tôi thích, lễ *Halloween* là kỳ lạ nhất.

Tại sao mọi người lại mở cửa đón những người xa lạ và những người có thể là kẻ cướp, chỉ để phát kẹo cho trẻ em? Tôi không hiểu nổi.

Anh muốn mặc áo dài cưới của tôi như một trò hóa trang cho *Halloween*.

Đối với một người phụ nữ Việt Nam, áo dài là một bộ quần áo đặc biệt khi nó thường được may đo thật vừa vặn với người mặc, đi đôi với chiếc quần lụa trắng bên dưới. Tôi đã háo hức lắm khi mẹ dẫn tôi đến nhà may để đo cái áo dài mặc Tết đầu tiên khi tôi khoảng năm tuổi. Tôi phải chọn màu sắc và hoa văn của vải, màu hồng nhạt với viền vàng và hoa trang trí trên đó. Tôi rất tự hào về cái áo đó, cứ ngắm nghía hàng ngày, mong mau có dịp đặc biệt để được mặc nữa.

Khi Anh còn nhỏ, tôi muốn may cho nó một bộ áo dài riêng, nhưng tôi không biết may và cũng không biết ai ở *Hawaii* có thể may được.

"...Thì mặc thử mẹ coi," tôi nói, tò mò muốn thấy Anh trong áo dài cưới của tôi.

"Dạ," Anh hớn hở chạy về phòng mặc thử. Vài phút sau, nó quay lại, vẫn mặc quần đùi và áo thun.

"Sao vậy con?" tôi hỏi.

"Áo nhỏ quá mẹ ơi, nó không vừa với con."

Tôi ngạc nhiên là đứa con gái 16 tuổi của mình không mặc vừa cái áo tôi mặc trong ngày cưới.

Anh lớn hơn tôi nhiều vậy sao?

"Con vô tủ đồ của ba coi có áo sơ mi cũ để mặc thành nông dân không nha," Ánh vừa nói vừa bước đi.

Tôi tiếp tục thái dưa chuột cho bữa tối nhưng không thể ngăn được nỗi buồn khi thấy văn hóa Việt Nam đã mất đi đối với đứa con gái tuổi *teen* của tôi.

Anh coi cái áo dài cưới của tôi như một trò hóa trang *Halloween*, một trò mà nó nghĩ sẽ làm nó khác biệt so với con người thật của mình. Con từng nói rõ ràng với tôi là nó không coi mình là người Việt Nam.

Áo dài đối với nó cũng giống như áo kẻ sọc và quần yếm của nông dân, chỉ là trang phục chứ không phải bản sắc.

Ôi, con tôi không biết mình là người Việt Nam.

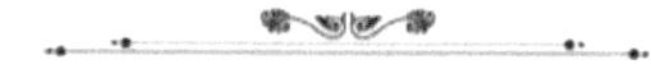

ANH 1992

Chúng tôi đang học về nội chiến Hoa Kỳ trong lớp *AP* (lớp chuyên) về lịch sử Hoa Kỳ, về sự khác biệt về hệ tư tưởng và văn hóa giữa miền Bắc và miền Nam, và tôi thấy mình cũng muốn tìm hiểu thêm về cuộc nội chiến ở Việt Nam. Tôi đã nhiều lần muốn ba mẹ kể cho tôi nghe thêm về chiến tranh, nhưng hai người chỉ ậm ừ. Tôi muốn biết cuộc sống của họ ở Việt Nam như thế nào, nhưng họ chỉ đánh trống lảng.

"Ba ơi, ba nhớ gì về chiến tranh?" Tôi hỏi ba tôi một lần.

"Chiến tranh nào? Nhiều lắm con," ba tôi nói.

"Chiến tranh Việt Nam," tôi bối rối lặp lại.

"Có gì để nhớ! Hết chiến tranh lâu rồi con."

"Ba có thấy chiến trường không?"

"Ba nghe tiếng bom nổ nhiều lắm."

"Ba sợ không?"

"Đâu có thời gian mà sợ hãi gì. Ai cũng phải ráng mà sống thôi. Mà con hỏi chi vậy? Đủ rồi con. Con không cần biết chuyện đó. Đi làm bài đi."

Đôi khi tôi cảm thấy khó chịu vì ba mẹ tôi quyết định những gì tôi cần biết hay không. Họ không bao giờ nói với tôi bất cứ điều gì quan trọng. Họ bỏ những gì xảy ra cho họ sau lưng một cánh cửa không thể xuyên thủng, khiến họ trở nên hai chiều như những nhân vật hoạt hình mà tôi thấy trên TV. Thật khó để tôi hiểu ba mẹ mình, và tôi thất vọng vì họ cũng không cố gắng để hiểu tôi.

Mẹ tôi nói về cuộc chiến tranh còn ít hơn. Lúc nào bà cũng nói: "Mẹ không nhớ chuyện xưa. Chuyện lâu rồi."

Trong lớp, tôi đã biết *Hawaii* trở thành một phần chính thức của Hoa Kỳ như thế nào. Tôi quyết định làm bài luận văn học kỳ về việc lật đổ chế độ quân chủ *Hawaii*. Ở tiểu học, tôi nhớ đã đi tham quan cung điện *Iolani*, nơi ở của gia đình hoàng gia, ngạc nhiên trước đồ nội thất bằng gỗ *koa* tuyệt đẹp và những chiếc áo choàng và mũ đội đầu trang trí được làm từ hàng ngàn cái lông chim đầy màu sắc. Tôi đã bị sốc khi biết về lịch sử của *Hawaii*.

Khi tôi đọc về nữ hoàng *Lili'uokalani*, người cai trị cuối cùng của vương quốc *Hawaii*, và việc bà bị lật đổ trong một cuộc đảo chính năm 1893, sự kiện cuối cùng dẫn đến việc *Hawaii* bị sáp nhập và trở thành lãnh thổ chính thức của Hoa Kỳ, tôi bắt đầu sôi máu vì tức giận.

Chỉ cách đây khoảng một thế kỷ, vùng đất này thuộc về một quốc gia khác, một chính phủ khác, một dân tộc khác. Cha mẹ tôi đôi khi nhận xét rằng đất nước của họ đã bị cướp ra khỏi tay họ.

Lẽ nào các nước đổi chủ dễ dàng như vậy sao?

Điều gì đã xảy ra với những người sống ở đó? Tôi tức giận vì sự bất công của tất cả và tự hỏi làm thế nào những người có quyền lực có thể dễ dàng sử dụng vị trí của họ để làm bất cứ điều gì họ muốn mà không quan tâm đến người khác. Có phải tất cả là vì tiền và quyền lực? Thật kỳ lạ, mặc dù gia đình tôi đã rời Việt Nam vì không muốn sống dưới sự cai trị của Cộng sản, nhưng tôi vẫn cảm thấy tự hào về cách mà quê hương Việt Nam của tôi đã đánh bại các thế lực bên ngoài như Pháp, Trung Quốc và thậm chí cả người Mỹ để duy trì quyền tự chủ của họ.

Đất nước Việt Nam của chúng tôi vẫn do người Việt Nam cai trị, ngay cả khi những người Mỹ gốc Việt như gia đình tôi và bản thân tôi không còn sống ở đó nữa.

Nếu người Mỹ chiến thắng ở Việt Nam, liệu Việt Nam có chung số phận với *Hawaii*, sẽ bị một siêu cường quốc kiểm soát? Ngược lại, liệu sự bảo vệ và phát triển kinh tế của Mỹ có giúp cải thiện cuộc sống ở *Hawaii* và giúp những người như gia đình tôi có thể tìm nơi ẩn náu và bắt đầu một cuộc sống mới ở đây? Đó là một cuộc tranh luận phức tạp mà tôi có thể khám phá một cách an toàn trong giới hạn của một bài luận báo cáo học kỳ hơn là đặt câu hỏi về con đường của gia đình tôi băng qua Thái Bình Dương từ Việt Nam đến *Hawaii*.

Hiện tại, tất cả những gì tôi có thể kết luận là không có câu trả lời dễ dàng nào cho những câu hỏi hóc búa này.

Có lẽ đó là lý do tại sao ba má tôi không muốn trả lời.

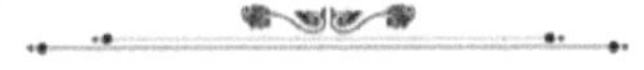

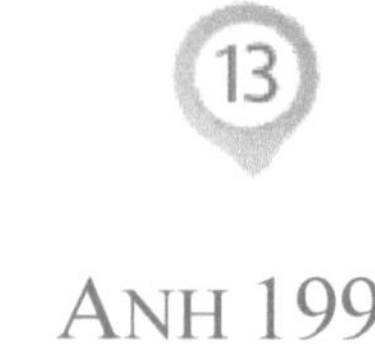

ANH 1992

Tôi xuất viện tâm thần gần hai tuần rồi nhưng tôi vẫn chưa đi học lại.

"Bạn chị hỏi thăm đó," thằng Jack nói với tôi khi đi học về. "Chị muốn em nói gì?" Tôi chưa nghĩ về chuyện này. Tôi sẽ nói gì với mọi người khi tôi trở lại trường học? Rằng tôi đã trải qua hai tuần trong bệnh viện tâm thần, rằng tôi đã mất trí và hiện đang phải uống thuốc để có thể trở lại vùng đất của người khỏe mạnh?

"Họ có biết gì không?"

"Không ai biết gì. Em đâu nói gì nhiều. Em nói chị trong bệnh viện mà không nói là bệnh viện nào."

Tôi biết tôi không phải lúc nào cũng là người chị gương mẫu. Tôi thường lợi dụng lòng trung thành của thằng Jack. Nó là người sẽ luôn bảo vệ gia đình mình tránh khỏi xấu hổ hoặc những lời đàm tiếu, ngay cả khi đó là sự thật.

"Chị sẽ nói sao?"

"Chưa biết nữa," tôi trả lời.

"Đừng nói gì cả. Chị không cần phải nói bất cứ điều gì. Đây đâu phải chuyện của họ," nó tiếp.

Tôi cảm thấy một chút dịu lòng đối với Jack. Và rồi, không

biết từ đâu, một ý nghĩ tức giận thoáng qua tâm trí tôi rằng nó chỉ đang cố bảo vệ bản thân nó khỏi nỗi xấu hổ khi chị nó ở *Kahi Mohala*. *Kahi Mohala* là bệnh viện tâm thần chính trên đảo *Oahu*. Mọi người chỉ gọi nó là *"Kahi"* và nó được biết đến là nơi ở của những người điên.

Mọi người thường nói giỡn với nhau bằng những bình luận như: "Ông cần phải đến *Kahi* đi!"

Chưa bao giờ trong đời tôi tưởng tượng mình sẽ là bệnh nhân của *Kahi Mohala*.

"Tại sao?" tôi hỏi lại. "Mày mắc cỡ vì chị? Mày muốn chị trốn ở nhà luôn để mày không bao giờ phải nói với bạn mày là chị mày bị điên và đã ở nhà thương điên phải không?"

"Khoan, chị nói cái gì vậy?" Jack thực sự bị sốc trước câu trả lời của tôi, và rồi ngay sau đó, tôi thấy nó chuẩn bị tinh thần với một thái độ nghiêm khắc mà giờ đây tôi nhận ra đó là thái độ khi mọi người chống đỡ các cuộc tấn công của tôi. Tôi ghét chuyện này.

Chuyện này làm tôi thấy mình như một con quái vật. Mọi người không thể nhìn tôi hoặc nói chuyện với tôi. Và tôi càng tức giận hơn, làm như bây giờ lựa chọn duy nhất của tôi là nổ súng để họ bỏ đi và để tôi yên.

"Ra khỏi phòng tao!" Tôi hét. Jack lắc đầu và lùi ra khỏi cửa. Nó không hiểu tôi bị gì và tại sao tôi lại ác với nó như vậy. "Đây là đống bài tập em đem về cho chị," nó lầm bầm, để lại một tập hồ sơ với một chồng giấy tờ trước phòng tôi rồi về phòng.

Tôi nhặt tập tài liệu lên, lấy ra một chồng giấy tờ được xếp ngay ngắn rồi tung lên trời, làm bừa bãi căn phòng ngăn nắp của tôi với đống giấy tờ lộn xộn. Sau đó, tôi đóng sầm cửa lại để gửi thông điệp rõ ràng rằng tôi không muốn bị làm phiền.

Trong nỗ lực cuối cùng, tôi nằm vật lên giường và úp gối lên mặt. Tai tôi ù đi, và đầu tôi đập thình thịch như thể tim tôi đập thình thịch trong thành hộp sọ hơn là trong lồng ngực. Tôi không biết phải làm gì. Tôi chỉ muốn làm cho tất cả biến mất. Tôi muốn đi ngủ và không phải thức dậy với cơn ác mộng này.

Bà nội gõ cửa khe khẽ: "Con ra đây, để bà thoa dầu cho con khỏi bệnh," bà nói. Mỗi lần tôi hoặc Jack lên cơn sốt, bà nội lại cạo gió cho chúng tôi để đuổi gió ra khỏi người theo đúng nghĩa đen.

Bà nội lúc nào cũng dỗ tôi, tôi gật đầu ra hiệu cho bà vào. Bà ngồi xuống giường, và tôi vén áo cho bà. Bà nội dùng miếng gừng nhúng vào dầu bạc hà xoa mạnh vào lưng tôi. Những cái vuốt dài và nhanh của bà nội trên lưng tôi vừa dễ chịu vừa khó chịu, để lại những vết trầy xước dài màu đỏ trên da, mà bà nội nói là cơn sốt hoặc bệnh tật của tôi đang nổi lên để phát tán. Mỗi khi tôi ốm đau, má tôi và bà nội đều cầu Phật cho tôi mau hết bệnh. Tôi tự hỏi liệu họ có muốn bất cứ điều gì đã xảy ra cho tôi trong vài tuần qua không. Tôi không muốn ai bị như tôi hết.

XUÂN 1992

Khi còn nhỏ, tôi được mẹ dẫn đi coi bói. Bất cứ lúc nào có điều gì lo lắng hay băn khoăn, mẹ tôi đều hỏi ý kiến bà thầy bói này để xin lời khuyên hoặc sự trấn an về những điều sắp tới. Tôi nhớ lại cảnh bà thầy bói già ngồi im lặng dưới đất, nhắm mắt lại khi nói về tương lai của chúng tôi. Bà nói với tôi rằng tôi sẽ đi rất xa, nhưng cuộc đời tôi sẽ rất ngắn ngủi.

Mẹ tôi rất tức giận và nguyền rủa bà thầy bói vì đã tiết lộ một lời tiên đoán đau buồn như vậy.

Mẹ tôi nói tôi: "Thầy bói phải biết rằng họ không được báo cho người khác những tin xấu như vậy. Đừng nghe lời bà ta nghe con."

Nhưng tôi không bao giờ quên được, và nửa lời tiên đoán của bà đã trở thành sự thật – tôi đã đi một chặng đường xa khỏi Việt Nam. Có phải cái chết của tôi sắp tới?

Thầy bói đã nói với tôi và mẹ tôi rằng những giấc mơ có sức mạnh rất lớn và thường là những thông điệp quan trọng từ thế giới khác.

"Phải để ý đến giấc mơ của con," bà lưu ý.

Tôi đã lo lắng rất nhiều cho Anh. Giờ đây con tôi đã xuất viện nhưng vẫn chưa trở lại bình thường. Tôi lo rằng Anh sẽ không bao giờ khỏi bệnh hoàn toàn.

Tôi nhớ lại những người điên ở Việt Nam. Bị gia đình nhốt trong nhà, nhưng họ vẫn tìm được cách trốn ra đường, đi lang thang trong xóm và nói lảm nhảm với bất cứ ai chịu nghe họ. Rồi rốt cuộc, một người hàng xóm nào đó lại đưa họ về nhà cho gia đình.

Đôi khi người nhà bực bội quá, trói họ vô giường hoặc gốc cây như con chó để họ không dám ra khỏi nhà.

Tôi cố gắng gạt bỏ hình ảnh này ra khỏi đầu. Anh không điên. Bác sĩ Nhật ở bệnh viện nói với tôi và Long rằng Anh mắc chứng rối loạn lưỡng cực và đây là một căn bệnh có thể chữa được.

Tôi đến nhà sách tìm đọc về bệnh tâm thần và rối loạn lưỡng cực, nhưng tiếng Anh của tôi không đủ để hiểu hết từ ngữ trong mấy cuốn sách dày. Cố hiểu điều gì đó phức tạp bằng một ngoại ngữ gì khác thật khó khăn vô cùng. Bởi vậy tôi cố nhớ những gì bác sĩ dặn dò.

Nếu Anh uống thuốc đều, cháu sẽ khỏi bệnh và có thể đi học lại và sống cuộc sống bình thường. Tôi nhớ những lời đó. Một cuộc sống bình thường. Đó là tất cả những gì tôi muốn cho con gái tôi. Để nó vô đại học, có một việc làm tốt, lấy chồng, sinh con và có một cuộc sống bình thường, không như cuộc sống điên cuồng mà tôi phải trải qua, bị mẹ ruột đem cho người khác, lớn lên ở đất nước bị chiến tranh tàn phá, trốn chạy khỏi quê cha đất tổ để bắt đầu lại cuộc sống ở một nơi xa lạ.

Tôi và Long làm việc chăm chỉ để con cái có cuộc sống tốt hơn. Chúng tôi làm mọi thứ để chuẩn bị cho tụi nó một tương lai tươi sáng. Thế nhưng cuối cùng con gái tôi lại bị bệnh, bệnh rất nặng.

Có phải Phật đang trừng phạt tôi vì đã bỏ cha mẹ ở lại Việt Nam và chỉ nghĩ đến mình? Các con tôi có bị trừng phạt vì những quyết định không hay của tôi không? Con xin Phật Bà Quan Thế Âm từ bi hướng dẫn con.

Long và tôi đều cảm thấy mối liên hệ với quê nhà đang phai dần. Con cái chúng tôi lớn lên giống người Mỹ hơn là người Việt. Sự mất mát này diễn ra chậm và không dễ nhận thấy hàng ngày, nhưng cát sẽ trôi đi dưới chân chúng ta mỗi khi sóng biển dâng cao vào bờ và xoáy mòn vài phân bờ biển mỗi năm. Không có đê chắn sóng bảo vệ, nền văn hóa của mỗi chúng tôi sẽ dần trôi đi như những hạt cát trong đồng hồ cát cho đến một ngày, tất cả còn lại chỉ là một sự trống rỗng.

Hồi mới đến Honolulu, gia đình chúng tôi ăn Tết hàng năm với món bánh chưng truyền thống và đi chùa. Nhưng khi bọn trẻ lớn hơn và không muốn tham gia những dịp lễ Tết như vậy nữa, chúng tôi không muốn ép buộc chúng nữa. Không lâu sau, những ngày lễ ở Mỹ được quảng cáo rầm rộ hơn, hiệu quả hơn như Lễ Tạ Ơn và Giáng Sinh đã lấn át những ngày lễ truyền thống của người Việt Nam.

Anh và Jack trở nên hào hứng với việc xin kẹo *Halloween* và nhận quà Giáng Sinh hơn là đi chùa lễ Phật. Chúng tôi đã phải đầu hàng trước những ảnh hưởng của đời sống. Chúng tôi không còn tâm trí hay nghị lực để giữ lấy thứ mà chúng tôi đã đánh mất. Phải nhắc nhở bản thân về việc chúng ta đã mất mát quá nhiều là điều quá đau đớn. Chúng tôi nghĩ thôi thì cứ phải cố quên đi mà sống.

Nhưng tôi không quên được Việt Nam. Việc bỏ lại cha mẹ vẫn đè nặng trong lòng tôi. Thật kỳ lạ, ký ức tôi thay đổi theo thời gian. Tôi thậm chí không thể nhớ rõ gia đình tôi đã ăn Tết như thế nào khi tôi còn ở Việt Nam, nhưng bây giờ, ở xứ lạ xa nhà hàng ngàn dặm, tôi tưởng tượng một cái bàn đầy những món ăn tôi yêu thích, những bông hoa đầy màu sắc và sự háo hức mong chờ nhận được những phong bì lì xì đỏ đựng tiền của bố mẹ và người lớn.

Tôi xấu hổ vì mình không biết nấu ăn, nhất là khi tài nấu nướng của người vợ được đánh giá cao.

Khi làm chả giò, cuốn của tôi lúc nào cũng lộn xộn và phồng hơn của chị Liên. Vỏ chả giò của tôi thường bị bung ra làm nhân rơi vào chảo.

Khi Long ngỏ lời cưới tôi, tôi cũng không giấu anh nhược điểm nấu ăn của mình. Tôi thú nhận với anh ấy rằng tôi không phải là người nấu ăn giỏi và nếu chúng tôi lấy nhau, tôi sẽ không thể trở thành người nội trợ giỏi được. Tôi lo lắng chờ đợi phản hồi của anh, tự hỏi liệu lời thú nhận của tôi có khiến anh đổi ý không, và mẹ tôi sẽ trách mắng tôi đã ngu ngốc thừa nhận điều đó với chồng tương lai như vậy. Nhưng tôi không muốn lừa dối người khác, nhất là về khả năng của mình.

Thà nói ra sự thật từ đầu còn hơn bị buộc tội "quảng cáo hàng giả" trong tương lai. Ngoài ra, niềm tin Phật giáo của tôi khiến tôi tin rằng bất kỳ lời nói dối nào cũng sẽ bị quả báo, không kiếp này thì kiếp sau, không thể tránh khỏi hậu quả do chính mình gây ra, dù tốt hay xấu. Đây chỉ là nhân quả. Tôi cảm thấy nhẹ nhõm khi Long cười một cách chân thành khi tôi thừa nhận những khiếm khuyết về ẩm thực của mình. "Chỉ cần em lo cho anh trong phòng ngủ, mình có thể thuê giúp việc mà," anh trả lời.

Ở Việt Nam, nếu một gia đình đủ khả năng thì thuê người giúp việc. Sau khi lấy nhau, Long giữ đúng lời hứa và thuê bà Bình, một bà già đã mất gia đình, đến nấu ăn cho chúng tôi. Bà Bình là một đầu bếp giỏi. Cá kho và canh chua ngọt của bà rất tuyệt vời. Đôi khi tôi quá ngạc nhiên trước độ ngon của các món ăn nên đã xuống bếp và cố học hỏi cách làm ra những hương vị thơm ngon như vậy từ những nguyên liệu đơn giản. Nhưng lần nào tôi thử bắt chước theo bà cũng đều thất bại.

Tôi và Long sống với nhau chưa đầy một năm thì di tản sang Mỹ.

Ở *Hawaii*, chúng tôi hầu như không có đủ tiền để mua thực phẩm trong tuần, huống chi là thuê người nấu ăn. Ngoài ra, không có nhiều người tị nạn Việt Nam ở *Hawaii*. Tôi phải lao vào cái bếp chật chội và cảm thấy còn bất lực hơn cả hồi ở Việt Nam. Các cửa hàng tạp hóa và nguyên liệu ở đây đều xa lạ đối với tôi, cùng với những thiết bị mà tôi phải sử dụng để nấu nướng ở đây. Nhưng tôi sẵn sàng làm mọi việc cần làm để hoàn thành bổn phận với gia đình. Tất cả những gì tôi cần làm là cung cấp *calorie* cho gia đình để làm việc cả ngày. Tôi học cách làm cơm chiên với pa-tê heo *Spam* và ướp gà với sốt *teriyaki*. Tôi tin rằng ông bà tổ tiên tôi tự hào về tôi vì tôi rất tháo vát.

Tôi thà nấu ăn dở mà có đủ thức ăn nuôi các con còn hơn là ở Việt Nam đào mìn và lượm phế liệu chiến tranh.

Ngoài khơi, con sóng vẫn lao xao hiền hòa... Con sóng... Con sóng...

ANH 1992

"Con không muốn gặp bác sĩ Tanaka," tôi nói với mẹ. Tôi không muốn ai đá động gì tới thời gian tôi nằm bệnh viện tâm thần.

"Hôm nay con có hẹn với bác sĩ. Mình phải đi để lấy thuốc chứ con," mẹ tôi đáp. "Bác sĩ sẽ nói mình sắp tới phải làm gì."

"Mẹ nghĩ bác sĩ sẽ không bắt con uống cái thuốc khủng khiếp này nữa hả?" Tôi hỏi.

"Chắc vậy. Thì mình sẽ hỏi."

"Đi thì đi," tôi thở dài.

Phòng mạch bác sĩ Tanaka nằm trong một tòa nhà hai tầng bằng gỗ nâu cạnh bệnh viện.

Phòng chờ sạch sẽ và được bài trí đơn giản với đủ loại tạp chí trên bàn. Có hai người đang ngồi chờ, một người mẹ và một đứa bé khoảng mười tuổi. Tôi chưa bao giờ đến phòng mạch bác sĩ tâm lý và tôi thắc mắc trong bụng rằng những người khác đến đây để làm gì. Phòng mạch này không giống phòng khám của nha sĩ, nơi dường như không ai đặc biệt quan tâm đến những người chung quanh vì ai cũng đến để làm sạch răng hoặc trám răng sâu. Không có gì mắc cỡ khi ngồi trong phòng mạch nha sĩ.

Còn ở đây, tôi lo lắng một cách kỳ lạ về việc gặp người khác và đồng thời tò mò một cách bệnh hoạn về điều gì đã làm người khác đến một nơi đáng xấu hổ và khó xử này.

Cánh cửa dẫn vào các phòng phía sau khu tiếp tân mở ra, một nữ thư ký lớn hơn tôi vài tuổi bước ra với một tập hồ sơ trên tay và gọi, "Anh Nguyen?"

Ba mẹ và tôi cùng đứng lên.

"Xin mọi người theo tôi," người thư ký ra hiệu.

Cô đo chiều cao và trọng lượng của tôi rồi dẫn chúng tôi vô phòng khác, chỉ có một cái bàn lớn và mấy cái ghế kim loại màu đen xếp thành hình vòng cung quanh bàn. Một cái cây héo úa trên bàn vì thiếu ánh sáng mặt trời và nước.

Chúng tôi ngồi cứng đơ trên ghế, loại ghế như được cố ý thiết kế để không ai thư giãn được.

Sau khoảng nửa giờ, mà có thể là năm phút hoặc lâu hơn, có tiếng gõ cửa và bác sĩ Tanaka bước vào. Bà mặc một chiếc váy màu xám chuyên nghiệp và một chiếc áo cánh cài cúc màu hồng sắc nét.

"Xin chào, rất vui được gặp lại Anh," bà nói và bắt tay tôi và ba mẹ tôi.

"Anh, em thấy sao từ khi xuất viện?"

Tôi xuất viện hai tuần rồi.

"Thuốc này làm em mệt quá," tôi trả lời.

Thuốc *Lithium* giúp tôi bớt tức giận và cáu kỉnh, nhưng lại làm tôi có cảm giác lờ đờ như có một đám mây kẹo bông gòn quấn quanh đầu. Và thay vì là đám mây nhẹ nhàng và bồng bềnh, nó lại nặng trĩu. Tôi biết cơn giận của mình vẫn còn đó, nhưng nó dường như không thể vượt lên trên áp lực đang đè xuống.

Bác sĩ nói: "*Lithium* thường làm vậy, nhưng hy vọng trong vài tuần nữa, cơ thể em sẽ quen và em không mệt mỏi nữa."

"Em còn thấy hình như em bị tăng lên 20 *pound*," tôi nói thêm. Bác sĩ Tanaka nhìn vào hồ sơ bệnh lý rồi gật đầu, "Ừ, em lên 8 *pound* từ khi xuất viện..." bà lật thêm một số giấy tờ, "...và lên 17 *pound* từ khi em nhập viện lần đầu."

Thật không may, tăng cân là một tác dụng phụ phổ biến của *Lithium* và tất cả các loại thuốc cho bệnh rối loạn lưỡng cực. Không ai tránh được.

"Con tôi phải uống thuốc này bao lâu nữa?" mẹ tôi hỏi. "Bây giờ cháu đã khá hơn nhiều rồi."

"Vâng, tôi cũng thấy rằng Anh có vẻ đã đỡ hơn trước rất nhiều. Nhưng với chứng rối loạn lưỡng cực, bà nên khuyên cháu cứ tiếp tục uống thuốc đều đặn, nếu không cháu có thể bị tái phát."

"Ý bác sĩ là em phải uống thuốc này cả đời sao?" tôi sửng sốt hỏi. Tôi chưa từng nghĩ đến việc mình sẽ cần tiếp tục uống thuốc này. Một phần tôi chịu đến hôm nay là vì tôi tưởng rằng gặp bác sĩ là cơ hội để tôi ngừng uống thuốc. Tôi định là tuần tới sẽ đi học lại, và tôi không thể tưởng tượng được việc làm bài tập với khối lượng nặng nề này đè lên óc mình.

"Không. Không nhất thiết phải như vậy. Nhưng điều chắc chắn là ngay bây giờ, em phải tiếp tục uống. Nguy cơ tái phát rất cao nếu em ngừng thuốc lưỡng cực," bác sĩ điềm đạm. "Tôi đã giải thích cho em biết chứng rối loạn lưỡng cực là gì khi em còn trong bệnh viện. Bây giờ em cần nhớ lại. Em còn nhớ những gì tôi đã nói về chứng rối loạn lưỡng cực không?"

Tôi chắc chắn rằng mình đã bị chẩn bệnh sai. Tôi chỉ bị suy sụp thần kinh một chút vì thiếu ngủ và căng thẳng vì chuẩn bị cho buổi triển lãm nghệ thuật ở trường. Tôi không tin tôi bị rối loạn lưỡng cực và cần tiếp tục uống thuốc. Bây giờ tôi cảm thấy đỡ nhiều và đã trở lại với con người bình thường của mình, và một khi tôi ngừng uống *Lithium*, tôi chắc mình sẽ còn cảm thấy khỏe hơn nữa.

Ba mẹ tôi lặng thinh trước câu hỏi của bác sĩ Tanaka, phản ứng điển hình của người gốc Á trước quyền lực.

"Chà, để tôi giải thích lại cho em nghe," Bác sĩ Tanaka kiên nhẫn trả lời khi bà tìm cách giải thích một cách khái quát về chứng rối loạn lưỡng cực, nó thường xuất hiện lần đầu ở tuổi thiếu niên như thế nào, và may mắn thay, nó rất dễ điều trị. Nhưng ngay cả khi dùng thuốc, nó có một số tác dụng phụ đáng kể.

Theo bản năng, tôi không nghe những gì bà nói, gần như thể tôi đã nhấn nút tắt tiếng và có thể thấy môi bác sĩ mấp máy nhưng không thể nghe thấy bất cứ điều gì bà nói hết.

Khi bác sĩ nói xong, bà hỏi, "Quý vị muốn hỏi gì không?"

Ba mẹ và cả tôi cùng lắc đầu.

"Tôi biết, thông tin hôm nay nhiều quá nhưng tôi sẽ tiếp tục gặp Anh và giúp gia đình mình trong suốt quá trình....," bác sĩ bắt đầu lại và tôi nhấn nút tắt tiếng trong đầu để bà im lặng.

"...Bây giờ tôi muốn dành thời gian một mình với Anh, nếu em ấy đồng ý," bác sĩ Tanaka nói.

Ba mẹ tôi đột nhiên đứng dậy, làm tôi cũng đứng theo, nhưng bà quay nhìn tôi, "Em ở lại đi Anh. Tôi muốn nói chuyện riêng với em."

Ba mẹ tôi ra khỏi phòng. Tôi nhấn nút bật tiếng bác sĩ. Tôi không muốn bà nghĩ rằng tôi bị điên và cần phải nhập viện lại. Điều quan trọng là phải trả lời chính xác các câu hỏi của bà và làm bộ như mọi chuyện đều tốt đẹp. Bác sĩ Tanaka ngồi yên lặng một lúc, chỉ nhìn tôi với nụ cười nhẹ trên môi, suy tính nên bắt đầu như thế nào.

Bà cứ ngồi nhìn tôi chằm chằm làm tôi vô cùng khó chịu, và tôi bắt đầu cựa quậy trên ghế.

"Anh, em ở nhà sao rồi?" một lúc sau, bác sĩ Tanaka mới phá vỡ sự im lặng bằng một câu hỏi đơn giản.

"Dạ khỏe. Ở nhà có bà chăm sóc em."

"Em thấy sao về việc đi học lại tuần tới?"

Tôi vặn vẹo một lần nữa. "Bình thường thôi." Thực ra tôi rất lo lắng về việc đi học lại, về việc làm bài tập ở trường, về việc gặp gỡ bạn bè và phải trả lời câu hỏi của mọi người về những gì đã xảy ra.

"Bạn bè em có biết chuyện gì đã xảy ra không?"

"Về chuyện gì?"

"Về chuyện em vô bệnh viện."

"Dạ chắc không. Có mấy người gọi em, nhưng em chưa gọi lại."

"Em tính nói gì khi gặp họ?"

"Em chưa biết. Em sẽ có cách."

Tôi cố tình tránh suy nghĩ về việc tôi sẽ nói gì khi trở lại trường. Chuyện này làm tôi choáng ngợp, vì vậy tôi không nghĩ đến nó.

"Tôi nhớ là em đang vẽ tranh ngay trước khi em vô bệnh viện," bác sĩ Tanaka cố gắng tìm cách giúp tôi thư giãn. "Từ khi về nhà, em có vẽ gì không?"

"Không. Ba má em cất hết đồ vẽ của em rồi. Chương trình hội họa mà em chuẩn bị mấy tuần trước cũng đã qua. Không có lý do gì để em vẽ nữa."

"Em không cần lý do để vẽ. Đó là cái đẹp của nghệ thuật. Đúng vậy, thực sự chẳng cần lý do gì hết, chỉ vì cái đẹp thôi."

"Dạ, bác sĩ nói đúng," tôi đồng ý. Tôi ngạc nhiên khi nghe bác sĩ nói về chuyện hoàn toàn không liên quan tới chứng rối loạn lưỡng cực hay thuốc men hay căn bệnh của tôi hay bệnh viện.

"Bác sĩ có vẽ không?"

"Không, tôi không phải là họa sĩ," bác sĩ Tanaka cười. "Nhưng tôi thích nghệ thuật. Hôm nào em cho tôi xem vài bức tranh nhé."

Tôi khẽ gật đầu, "Dạ được."

Lại một im lặng lúng túng khác.

"Em về được chưa?" sau cùng tôi hỏi. Bác sĩ Tanaka lại cười. "Tất nhiên, tôi sẽ gặp em tháng tới. Nhớ giữ sức khỏe."

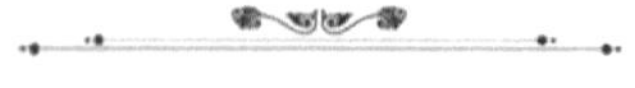

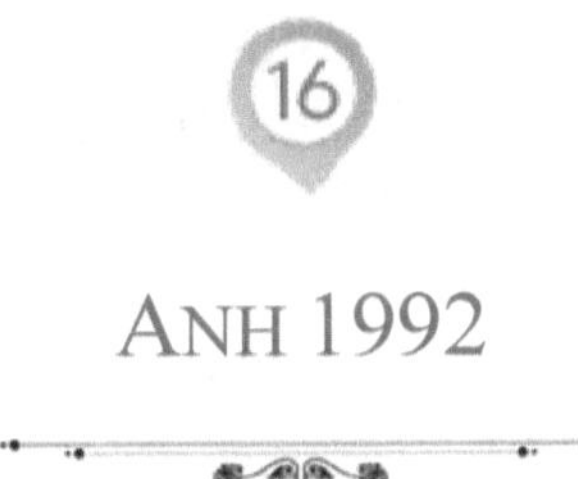

ANH 1992

Tôi bị căng thẳng tinh thần khi sắp phải đi học lại.

Còn hồi hộp hơn nữa khi lớp học đầu tiên của tôi sáng Thứ Hai cũng chính là lớp Anh văn mà tôi đã "đóng phim" hồi tháng trước. Jack mang cho tôi một đống bài tập ở nhà của tất cả các lớp để tôi có thể theo kịp chương trình, nhưng tôi không làm bài nào hết. Sau khi xuất viện, tôi dành phần lớn thời gian ở nhà, nằm nhìn lên trần nhà hoặc coi tivi, cố gắng tránh nghĩ về tất cả những trách nhiệm đang chờ đợi tôi khi đi học lại.

Đêm qua, tôi chỉ xem sơ một số bài vở cho các lớp học để có một số khái niệm về chủ đề mà lớp sẽ thảo luận.

Lớp Anh văn hôm nay có chủ đề là *Personal Essays* (bài luận cá nhân).

Tôi vô lớp sớm vài phút, hy vọng có thể lẻn vào phía sau để không bị chú ý. Nhưng khi chuông vào lớp vừa reo, thầy McLaren đã lớn tiếng thông báo: "Chào mừng trò Anh trở lại. Cả lớp ai cũng nhớ em."

Mọi người quay lại nhìn tôi và tôi cảm thấy bị phơi bày đến mức chỉ muốn thu nhỏ lại thành con kiến và chui vào kẽ nứt trên tường.

"Được rồi, cả lớp bắt đầu thôi. Tuần này chúng ta sẽ làm bài luận cá nhân. Các em đã nghiên cứu văn phong của nhiều nhà văn khác nhau và bây giờ tôi muốn tất cả các em thử nghiệm giọng văn của chính mình. Chúng ta sẽ nói về việc sáng tạo và quyết định mình muốn viết về cái gì và một số kỹ thuật khác nhau mà các em có thể sử dụng," thầy McLaren giải thích.

Đây là một đề tài bình thường tôi rất thích. Tôi thích được có cơ hội thể hiện bản thân một cách tự do hơn là cố gắng diễn giải tác phẩm của người khác, tạo ra những ý nghĩa và phép ẩn dụ thành một lập luận thuyết phục mà có lẽ bản thân các tác giả đó cũng không quan tâm.

Nhưng hôm nay, tôi cảm thấy hết sức lơ là với bài vở. Tôi cảm thấy tê liệt, gần như vô tri.

Mấy lớp sau đó cũng vậy thôi. Mỗi giáo viên trong mỗi lớp đều nhắc nhở mọi người rằng đây là ngày đầu tiên tôi đi học sau một tháng vắng mặt, và tôi co rúm lại trước sự chú ý.

Giờ nghỉ trưa, tôi đến phòng ăn, lấy một ít thức ăn và ngồi xuống khu vực mà tôi và bạn bè thường ngồi. Tôi là người đầu tiên đến đó.

Nhỏ Lauren cũng xuất hiện và ngồi xuống cạnh tôi. "Ê Anh. Gặp lại mày tao vui quá. Mày khỏe không?" nhỏ hỏi, quan tâm một cách chân thành. Tôi không thể giữ tâm trạng mình trong lòng nữa. Tôi bật khóc dù không muốn chút nào.

"Mình ra chỗ khác nói chuyện được không? Tao không muốn ở đây lúc này," tôi hỏi.

"Được chứ. Mình ra hồ Lily đi" Lauren gợi ý, cầm ba lô và khay lên.

Đây là một trong những đặc quyền của chúng tôi. Ai cũng có thể ăn trưa ở bất cứ đâu trong khuôn viên trường, không nhất thiết chỉ trong phòng ăn.

Hồ Lily là trung tâm cụ thể và tinh thần của trường *Punahou*. Hồ nước suối mát mẻ được những nhà truyền giáo tìm ra rồi thành lập trường vào năm 1841, và đó là nơi mà tất cả sự sống trong khuôn viên trường trở về và bắt nguồn từ đó.

Cái hồ sâu đến đầu gối, có những cánh hoa sen nở rộ che kín mặt hồ. Khi nhìn vào trong vùng nước đục, tôi có thể thấy những con nòng nọc, cá và thỉnh thoảng có rùa bơi xung quanh.

Giữa hồ là một hòn đảo nhỏ với một cây *hala,* biểu tượng của trường. Hòn đảo cách bờ vài bước chân và nếu ai lấy đà cẩn thận và có quyết tâm vững chắc thì có thể nhảy ra đó. Tất nhiên, nhảy vọt bị cấm theo nội quy của trường, điều này khiến nó trở thành một cám dỗ thường xuyên đối với mọi học sinh.

Cây *hala* có hình dáng hùng vĩ. Rễ của nó trồi lên khỏi mặt đất, như một lời nhắc nhở rằng con người luôn xuất phát và phụ thuộc vào gốc rễ của mình, ngay cả sau khi đã nở hoa thành một mẫu vật trưởng thành tuyệt đẹp.

Hồ Lily nằm cạnh nhà nguyện của trường, Thực ra, nhà nguyện được xây ngay cạnh hồ. Tôi thích cách mặt nước và nhà nguyện chạm vào nhau một cách tự nhiên, cái này mở rộng trực tiếp vào cái kia mà không bị gián đoạn khi tiếp xúc. Tôi thường đến hồ Lily, một nơi yên tĩnh để ăn trưa hoặc ngồi tắm nắng ấm áp.

Lauren là một trong những người bạn thân thiết của tôi.

"Tao điện thoại cho mày mà mày không trả lời làm tao lo lắm," Lauren nói.

"Xin lỗi tao không gọi lại mày. Mọi thứ còn rất mù mờ đối với tao mà đầu óc tao thì như một mớ bòng bong. Nói thiệt, tao không biết nói sao cho mày hiểu nữa," tôi giải thích. "Đi học lại, tao thấy rất là lạ. Tao chắc rằng mọi người đang nhìn tao và bàn tán chuyện tao phải vô *Kahi.*"

"Không có đâu. Ai cũng biết mày vô *Kahi,* nhưng chuyện đó xưa rồi, không ai muốn nhắc chuyện đó nữa đâu." Lauren trấn an tôi. "*Kahi* cử một người đến trường nói chuyện về bệnh tâm thần và tự tử. Họ nói là học trò tuổi mình thường bị trầm cảm."

"Tao không bị trầm cảm hay có ý định tự tử," tôi trả lời trong ngạc nhiên. Mọi người nghĩ chuyện là như vậy?

"Rồi sao?" Tôi thắc mắc. Tôi không chắc mình đã sẵn sàng nói về chuyện này hay chưa. Chính tôi còn không biết chuyện gì đã xảy ra. Chính tôi còn chưa thể giải thích chuyện này một cách mạch lạc cho mình, thì làm sao mà giải thích cho người khác.

"Tao còn chưa chắc lắm," cuối cùng tôi thành thật trả lời, và sau một lúc ngần ngừ, tôi mới dám hỏi, "Vậy mày nghĩ gì về diễn giả của *Kahi* ?"

Lauren nói, "Tao nghĩ về mày. Tao tự hỏi chuyện gì đã xảy ra và không biết tao phải làm gì để giúp mày."

Tôi cảm động trước những lời chân thành của nhỏ bạn. "Cảm ơn mày, nhưng tao không nghĩ là mày cần làm gì. Tao thậm chí còn không biết chuyện gì đã xảy ra. Bác sĩ nói tao bị rối loạn lưỡng cực. Nhưng tao không biết. Nghe nghiêm trọng quá. Làm sao bác sĩ dám chắc được?"

"Tao có một người anh họ mắc chứng rối loạn lưỡng cực. Gia đình tao không bao giờ nói tới chuyện này, nhưng anh ấy từng nói với tao rằng anh mắc bệnh này," Lauren kể.

"Rồi bây giờ anh đó ra sao?" Tôi hỏi.

"Tao không rõ. Ảnh lớn tuổi hơn tao nên bây giờ mất liên lạc rồi. Ảnh vô đại học. Tao chỉ biết vậy thôi."

Chúng tôi ngồi im lặng một lúc lâu.

Sau cùng Lauren lên tiếng, "Mày cần tao giúp gì để theo kịp bài vở không?"

Nước mắt lại trào ra và chảy dài trên má tôi. "Cảm ơn mày. Chỉ nói chuyện như vầy cũng giúp tao rất nhiều rồi," tôi trả lời khi vươn tay ra ôm nhỏ bạn.

ANH 1992

Nhìn vào gương, tôi nhăn mặt khi thấy chỗ phình ra khó coi đang lớn dần quanh bụng. Tôi quay lại nhìn mình trong hồ sơ, và không thích những gì tôi thấy. Quần tôi bắt đầu chật rồi. Sáng nay tôi không thể cài nút quần *jeans*, điều này làm tôi phát chán. Thuốc Tây đang biến tôi thành một người mập ục ịch. Bác sĩ Tanaka nói đúng: Tôi đã quen với việc uống *Lithium* hơn, nhưng tôi chưa thể quen với cơ thể mới của mình. Tôi từng tự hào về sự gầy gò của mình.

Như hầu hết con gái châu Á, tôi được trời phú cho một thân hình cân đối và không cần phải cố gắng giữ dáng. Tôi quen với việc ăn bao nhiêu tùy thích mà không lên ký. Bây giờ, hình như như tôi lên ký chỉ vì nhìn thức ăn. Nhiều khi tôi không ăn cả ngày mà bụng tôi vẫn đầy hơi và con số trên bàn cân cứ tiếp tục tăng mỗi lần tôi bước lên. Tôi đã tăng hơn 12 ký từ khi bắt đầu uống *Lithium*, con số quá lớn đối với thân hình nhỏ bé của tôi. Đủ rồi, tôi quyết định. Tôi sẽ ngừng *Lithium*.

Bị mập phì làm tôi chán nản hơn cả chứng rối loạn lưỡng cực mà bác sĩ nói tôi bị. Mẹ cho tôi uống thuốc hai lần một ngày suốt hai tháng, nhưng gần đây mẹ đã tin tưởng để tôi tự uống.

Thêm vào đó, tôi cảm thấy trở lại với con người bình thường của mình. Tôi đã đi học lại và hình như mọi người đã quên chuyện tôi nhập viện rồi.

Lần gặp bác sĩ Tanaka hồi tuần rồi, bà rất hài lòng với sự hồi phục của tôi. Tôi hỏi tôi ngừng uống thuốc được không, nhưng một lần nữa, bác sĩ Tanaka nhắc lại rằng làm vậy, tôi có nguy cơ tái phát. Tôi sẵn sàng chấp nhận rủi ro có thể xảy ra vì *Lithium* rõ ràng làm tôi cảm thấy chán chường cơ thể mình. Tôi là người mà một khi đã quyết định điều gì, tôi làm cho bằng được.

Tôi thay cái quần *jeans* quá chật và chọn cái khác rộng rãi hơn để mặc vào. Tôi đủ thông minh để biết rằng tôi sẽ phải làm bộ là tôi vẫn đang uống thuốc. Vì vậy, hàng ngày, mỗi sáng tối, tôi làm như cho viên *Lithium* vô miệng, làm bộ nuốt, rồi vô nhà tắm phun ra.

"Tạm biệt nhé, viên thuốc nhỏ màu trắng, tao hy vọng mày làm cho lũ cá vui vẻ," tôi nói khi vẫy tay với viên thuốc và nhìn nó xoáy tròn rồi chìm mất trong bồn cầu.

Sau khi ngừng uống Lithium, tôi nhận thấy đầu mình không nặng trĩu nữa và tôi bắt đầu có nhiều năng lượng hơn. Đây quả là một quyết định đúng đắn. Tôi có nhiều năng lượng đến nỗi tôi có thể làm tất cả bài tập nhà mà vẫn không cảm thấy mệt mỏi vào ban đêm.

Thêm vào đó, tôi bắt đầu viết lại. Ý tưởng và cảm hứng cứ tuôn ra. Tôi hí hoáy viết nguệch ngoạc vào nhật ký, để cho các từ ngữ tuôn ra như nước chảy. Mỗi lúc tôi mỗi thức khuya hơn, cho đến một hôm, trời bắt đầu hừng sáng, sắp tới giờ đi học mà tôi vẫn chưa ngủ được.

Jack đi ngang qua phòng tôi trên đường vào phòng tắm và ngạc nhiên khi thấy tôi đã mặc quần áo chỉnh tề và sẵn sàng đi học gần một giờ trước khi chúng tôi phải rời khỏi nhà.

"Chị nóng lòng đi học hả?" nó vô tình hỏi. Gần đây tôi đàng hoàng với nó hơn.

Gần đây tôi không cáu kỉnh nữa, vì vậy tôi đề nghị giúp nó vẽ một tấm áp phích khoa học mà nó đang làm. Tôi chưa kịp nhìn Jack thì nó đã vô hành lang. Bây giờ nó quen với những tâm trạng khó đoán của tôi, và đã học phớt lờ hoặc tránh mặt tôi. Tôi bồn chồn với năng lượng dư thừa của mình. Tôi đang ngồi ở bàn làm việc với ngọn đèn bật sáng. Bình thường tôi có nét chữ ngay ngắn, nhưng sáng nay những từ ngữ và suy nghĩ tuôn ra từ đầu tôi nhanh tới mức tôi phải viết tắt mới kịp. Cả đêm qua, tôi như nhận được thông điệp và hình ảnh về một đợt sóng khổng lồ đang vượt qua Thái Bình Dương từ Việt Nam đến *Hawaii*. Tôi đoán rằng nó sẽ tới bờ Nam của *Oahu* chừng mấy tiếng nữa. Tôi hoảng sợ và toát mồ hôi, tim đập thình thịch.

Tôi cần cảnh báo gia đình để cả nhà có thể sơ tán lên vùng đất cao hơn và không bị sóng thần nhấn chìm. Tôi lao vô hành lang thì thấy Jack trong phòng tắm.

"Thu dọn đồ đạc đi. Mình phải lên đỉnh núi. Có một cơn sóng thần lớn đang đến! Em nói với ba mẹ, chị nói bà nội."

"Khoan, khoan. Chuyện gì vậy? Chị nói cái gì vậy?" Jack hỏi tôi. Nó đang té nước trong bồn lên mặt cho tỉnh ngủ, và mặt nó còn nhỏ giọt.

"Chị tính hết rồi. Thấy không," tôi nói và chỉ vô những ghi chú trong nhật ký. "Một cơn sóng thần lớn đang tràn qua Thái Bình Dương với những con sóng cao 20, 25 thước. Nó sẽ cuốn trôi mọi thứ. Mình phải lên vùng đất cao hơn," tôi khẩn trương giải thích.

Jack đắn đo cân nhắc lời tuyên bố sống động của tôi. Sống trên một hòn đảo, cảnh báo sóng thần và sơ tán tuy không thường xuyên, nhưng cũng không phải là hoàn toàn không có. Trong một cảnh báo đặc biệt nghiêm trọng cách đây mấy năm, cả gia đình tôi đã sơ tán đến nhà của bác sĩ Trần trên đỉnh *Mariner's Ridge*. Trường học bị đóng cửa, và tất cả mọi gia đình Việt Nam mà chúng tôi biết đã tập trung lại để xem tin tức trên ti vi. Mọi người mang thức ăn, thức uống tới và cảnh báo khẩn cấp đã trở thành một cuộc tụ tập ngẫu hứng.

"Chị đã tính toán hết? Tin tức cũng đang nói về chuyện này?" Jack hỏi tôi. Nó vô phòng khách để bật ti vi coi chuyện gì đang xảy ra.

Nếu có một cuộc sơ tán sóng thần đang xảy ra, thì chắc chắn phải được phát sóng trên tất cả các đài truyền hình địa phương. Nhưng khi nó bật ti vi sang kênh 4, Kai Takahashi, người dẫn chương trình *KTV* 4 tại địa phương, đang đọc bản tin thời tiết, "Bầu trời quang đãng, hầu hết là nắng, với gió biển 5-15 dặm một giờ ở phía Đông Nam. Bây giờ là phần dự báo về lướt sóng," ông tiếp tục với giọng bình tĩnh. Tôi tự hỏi tại sao mọi người ở *Hawaii* lại quan tâm đến dự báo thời tiết như vậy trong khi ngày nào cũng vậy.

Jack chăm chú lắng nghe bản tin, không có đề cập đến bất kỳ loại bão nào gây ra sóng thần đang đến gần. Nó chuyển sang kênh 9 để bắt một đài địa phương khác cho chắc. Trên kênh này, họ đang bắt đầu một chương trình địa phương về một phụ nữ cao niên Nhật Bản sở hữu bộ sưu tập áo *kimono* bằng lụa của tư nhân lớn nhất bên ngoài Nhật Bản. Cũng không ai đề cập đến chuyện sóng thần đang tới gần. Có lẽ các đài không loan tin này để tránh kẹt xe để gia đình họ thoải mái tìm nơi an toàn.

Tôi ráng nhấn mạnh sự cấp bách của tình hình cho gia đình.

"Chị đã nói với bạn là mình phải lên đỉnh *Ko'olaus*, chỗ cao nhất trên đảo. Chị biết sóng đang tới. Đây là chuyện lớn. Chỗ nào cũng bị ngập, nhiều người sẽ chết. Loài người đang bị trừng phạt vì tội lỗi của mình. Chúa rất giận chúng ta. Chúa chỉ cứu những người chịu nghe Chúa. Em phải nghe chị trước khi trễ," tôi tiếp tục.

"Chị Anh, đừng nói nữa! Không có sóng thần gì hết," em tôi dứt khoát.

Ba mẹ tôi cũng đang ở phòng khách, xem tin tức trên ti vi để đánh giá tình hình. Ba tôi nhíu mày lắc đầu. Mẹ tôi có vẻ như bị một cơn sóng thần lo lắng ập xuống.

"Con ơi," mẹ nói và tiến lại gần tôi, nhưng tôi không xúc động. Tôi phải tập trung vào việc cảnh báo này. Gia đình tôi không hiểu sự nguy hiểm. Tôi bắt đầu đi đi lại lại điên cuồng như một con thú bị nhốt. "Tại sao không ai tin tôi? Mọi người đều sắp chết. Tôi đang cố gắng cứu loài người. Tôi sẽ không để chuyện này xảy ra đâu."

(18)

BÁC SĨ TANAKA 1992

Bác sĩ Tanaka lướt qua danh sách bệnh nhân mới nhập viện đêm hôm trước. Anh Nguyễn, 17 tuổi, phòng 8A. Bà tự hỏi chuyện gì đã xảy ra. Bà vừa gặp Anh ở phòng mạch cách đây không lâu, và Anh đã đỡ nhiều. Bà lật nhanh hồ sơ nhập viện để nắm bắt tình hình. *Ghi chú từ phòng cấp cứu cho biết, một thiếu nữ châu Á 17 tuổi được cảnh sát đưa từ nhà đến đây. Gia đình báo rằng bệnh nhân bị rối loạn lưỡng cực và đang dùng thuốc theo toa. Bệnh nhân có một giai đoạn hưng cảm với những lời nói dồn nén, kích động và ảo tưởng về một cơn sóng thần sắp xảy ra. Gia đình báo cáo bệnh nhân mất ngủ trong vài tuần. Độc tính nước tiểu âm tính. Tất cả các thử nghiệm khác bình thường. Mức liti < 0,3. Rõ ràng về mặt y tế đủ khỏe để xuất viện.*

Bác sĩ Tanaka lưu ý rằng mức độ *Lithium* của Anh thấp hơn cần thiết.

Chắc Anh ngưng thuốc nên bị tái phát. Bác sĩ Tanaka đã hy vọng rằng Anh tiếp tục uống thuốc, nhưng bà biết rằng việc ngừng dùng thuốc lưỡng cực khi một người bắt đầu cảm thấy khỏe hơn là điều thường xảy ra, nhất là ngay sau khi được chẩn bệnh.

Bà hiểu rằng có thể Anh đã cố gắng chứng minh chẩn đoán là sai bằng cách ngừng thuốc chỉ để xem chuyện gì sẽ xảy ra.

Việc này xảy ra thường xuyên đến mức bà gần như đợi nó như một điều tất nhiên. Vẫn còn rất nhiều sự kỳ thị, xấu hổ và hiểu lầm về bệnh tâm thần. Việc phải cho thuốc vào miệng là một lời nhắc nhở hàng ngày về sự sỉ nhục này và các bệnh nhân đã chống lại nó bằng mọi cách họ biết.

Bác sĩ Tanaka không có con. Bà tự hỏi làm cha mẹ sẽ như thế nào, không biết liệu bà có khả năng ứng xử các tình huống mà bệnh nhân của bà và cha mẹ họ phải đối mặt hàng ngày.

Có những gia đình tìm đến bà vì có những đứa trẻ nổi cơn thịnh nộ hàng giờ, hay những đứa trẻ vẫn tiếp tục tè dầm ở tuổi thiếu niên, hay những đứa trẻ bị trầm cảm hoặc đe dọa giết cả gia đình, và một số thậm chí làm như vậy thật, bắt đầu từ đứa em út.

Có những gia đình đến với bà trong tuyệt vọng và kiệt sức, bối rối trước những gì đang xảy ra, chỉ biết rằng có điều gì đó không ổn. Khi tìm được phòng khám của bà, họ đã trải qua hàng tháng, nếu không muốn nói là hàng năm mất ngủ và vô số căng thẳng, cảm giác tội lỗi, xấu hổ, kiệt sức và bối rối.

Đôi khi, chỉ cần vài phút yên lặng chú ý của bà là cha mẹ, thường là mẹ, bật khóc về mức độ căng thẳng và lo lắng mà họ đã phải chịu đựng cũng như cảm giác bất lực của họ trước tình huống đó.

Lithium là thuốc thích hợp.

Thuốc có tác dụng phụ, nhưng nó có hiệu lực. Vì bác sĩ Tanaka chưa bao giờ đích thân uống thuốc nên bà không biết việc nuốt nó hàng ngày như sao. Và nếu bà có con, bà mong rằng con bà sẽ không bao giờ phải uống thuốc cả. Vậy mà bà lại ở đây, chuẩn bị vào phòng Anh để thuyết phục cô rằng cô cần uống thuốc lại.

Vào phòng, bác sĩ Tanaka thấy Anh đi qua đi lại lại không ngừng trong căn phòng chật chội, như một con hổ trong chuồng.

Có một luồng năng lượng khó chịu toát ra từ Anh.

Bác sĩ Tanaka tự tập luyện để làm việc như một chiếc ống nghe đối với tình trạng bên trong cơ thể bệnh nhân. Chỉ quan sát nét mặt, cử chỉ và tương tác của họ với bà là bà có thể cảm nhận được liệu họ đang bình tĩnh, tức giận, buồn bã hay ngay cả đang thả hồn ở đâu đâu. Chưa cần hỏi, bà đã biết trong lòng Anh đang sôi sùng sục như một ngọn núi lửa sắp phun trào.

"Thả tôi ra!!" Anh gầm lên. "Tại sao bà nhốt tôi như là tù nhân? Tôi cần kiểm tra gia đình tôi để biết họ có an toàn không. Có một cơn sóng thần khổng lồ đang tới."

"Gia đình em vẫn an toàn. Ai cũng lo cho em và muốn em mau khỏe," bác sĩ Tanaka trả lời.

"Tôi sẽ khỏe hơn nhiều nếu bà để tôi ra khỏi đây!"

"Anh, em đã ngừng uống *Lithium* sau kỳ hẹn trước phải không?"

"Tất nhiên rồi, tôi không cần mấy thứ đó nữa. Nó chỉ làm tôi lừ đừ thôi."

"Từ khi nào vậy?"

"Có quan trọng không?" Anh chặn. "Tôi không cần thuốc, và tôi không muốn uống nữa."

"Anh, đêm qua em có ngủ không?" bác sĩ Tanaka hỏi, cố gắng tìm một cách an toàn để nói về đề tài đang cháy âm ỉ này.

"Tôi không thể ngủ trên cái giường cứng như gỗ này. Hãy cho tôi về nhà."

"Tôi cũng muốn em về chứ, nhưng trước hết, chúng tôi cần biết chắc rằng em ngủ ngon giấc và đầu óc tỉnh táo," bác sĩ Tanaka giải thích. Bà biết rằng nói thêm nữa cũng không ích lợi gì. Anh chưa bình tĩnh để lý luận.

"Tôi rất dễ hiểu. Bà mới là người là người khó khăn."

Bất thình lình, Anh lao vào bác sĩ Tanaka như muốn xô bà ngã.

Bác sĩ Tanaka đã để cửa mở vì lý do này. Bà luôn đề phòng trường hợp bị bệnh nhân hành hung. Theo bản năng, bà lùi nhanh ra khỏi phòng và kêu to, "NHÂN VIÊN!" Đây là khẩu hiệu để tất cả nhân viên chạy đến hỗ trợ bà. Ngay lập tức, một số nhân viên chụp Anh và khống chế cô xuống nền nhà. Anh vùng vẫy chống cự. Họ càng khống chế, cô càng chống trả, hét lên hết sức, "Buông tôi ra. Đau tôi!"

Y tá hỏi, "Bác sĩ có muốn cho em ấy uống thuốc gì không?"

Bác sĩ Tanaka không thích ép buộc bất kỳ ai phải để bà điều trị, nhất là trẻ vị thành niên, nhưng rõ ràng Anh rất dễ bị kích động và có thể gây nguy hiểm cho chính cô và những người chung quanh. "Hỏi em ấy có uống một ít *Haldol* không. Nếu không, chích cho em ấy một mũi."

Đây là một phần công việc mà bác sĩ Tanaka không thích.

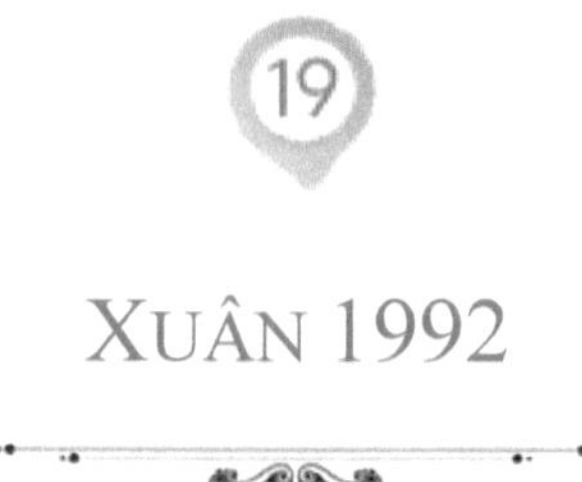

XUÂN 1992

Tôi đứng trên bãi *Ala Moana*, nhìn ra mặt nước. Trời sắp hoàng hôn. Những người chèo xuồng đang tiến vào bờ, những con tàu bóng mượt của họ lướt trên làn nước vàng lấp lánh. Trẻ em chơi đùa trong vùng nước nông, tát nước vào nhau và cười khúc khích thích thú. Tôi nhớ khi Anh và Jack còn nhỏ, tôi và Long thường đưa hai đứa đi dã ngoại nướng thịt ngoài bãi biển.

Bọn trẻ luôn nôn nóng chờ Long thổi xong những cái phao bảy sắc cầu vồng. Tôi không biết bơi, vì vậy tôi sợ nước, ngay cả khi nước đẹp như vậy. Mặc dù đôi khi biển có vẻ êm đềm và yên bình, nhưng tôi vẫn lo sóng có thể trở nên dữ dội. Lúc nào tôi cũng phải theo dõi sát bọn trẻ để chúng không bị gì khi xuống nước.

Khi nhìn ra biển, tôi tưởng tượng tổ tiên tôi đang nhìn lại tôi từ bờ biển Việt Nam xuyên qua Thái Bình Dương. Tôi cảm nhận nỗi buồn trong nước, và nỗi buồn trong trái tim mình.

Không biết bao giờ tôi mới được về lại Việt Nam, quê hương tôi, nơi tôi đã sinh ra và lớn lên. Gia đình chúng tôi may mắn rời khỏi Việt Nam an toàn, nhưng tôi không có cơ hội để nói lời tạm biệt. Tôi nghĩ về bao nhiêu đồng hương đã chết trên đường vượt biên, thân xác họ đã bị sóng biển Thái Bình Dương xô đẩy đến đâu. Họ chỉ là những người cố gắng thoát cảnh chiến tranh và nghèo đói để tìm một quê hương mới. Vùng nước đen tối của đại dương vẫn còn chứa đựng nỗi đau, tổn thương, nước mắt. Những câu chuyện về cuộc đời bất hạnh của họ vang vọng như những bóng ma dưới nước.

Và những người sống sót, giống như tôi, hiện đang sống cuộc sống tan vỡ trên đất liền, cố gắng ghép nối một cuộc sống mới mà không bao giờ cảm thấy trọn vẹn và hoàn toàn. Lúc nào cũng có những khoảng trống và vết nứt mà tôi không biết phải làm sao lấp đầy.

Chuyện gì đang xảy ra cho Anh, con gái tôi? Gia đình tôi có bị trừng phạt vì bỏ lại tổ tiên ở Việt Nam không? Đây có phải là nghiệp xấu từ kiếp trước không? Có một nỗi đau sâu sắc trong tim tôi về những thảm họa chiến tranh đã gây ra cho đất nước và gia đình tôi. Tôi cảm thấy sự nặng nề trong lồng ngực không bao giờ biến mất. Tôi nghĩ về những người ở lại Việt Nam sau khi chiến tranh kết thúc, những người không còn lựa chọn nào khác.

Tôi tự hỏi cuộc sống của họ ở bên kia Thái Bình Dương bây giờ ra sao. Tôi thấy tội lỗi vì mình được an toàn và thoải mái tại thiên đường *Hawaii*. Liệu tôi và những người ở lại có bao giờ gặp lại nhau không? Chúng tôi có thể tìm thấy một số điểm chung nào trên đại dương bao la này không? Hay tất cả cuộc sống, hy vọng và ước mơ của chúng tôi đã tan vỡ và sẽ vẫn nổi chìm trong vùng nước lớn trong xanh không có bến bờ chung để chúng tôi ôm nhau và vỗ về những giọt nước mắt của nhau?

Tôi đi dọc theo bãi cát, lắng nghe âm thanh nhịp nhàng của đại dương vỗ về, tới lui, ra vào bờ.

Tôi biết ơn trời vì được tị nạn ở *Hawaii* sau chiến tranh. Ở đây rất đẹp, thời tiết ôn hòa và con người thân thiện. Không dễ để trở thành một người tị nạn ở bất cứ nơi nào, nhưng trở thành một người tị nạn dạt vào bờ biển *Hawaii* cũng như trúng số tị nạn. *Hawaii* có rất nhiều người châu Á ở nên ít có sự phân biệt đối xử.

Tôi thường nghe những câu chuyện về những người Việt tị nạn định cư trên đất liền, những người ở xứ lạnh bị phân biệt đối xử hoặc coi thường tại nơi làm việc, hoặc con cái của họ bị bắt nạt ở trường. *Hawaii* đã đón nhận gia đình tôi với vòng tay chào đón và bảo vệ chúng tôi khỏi những cơn bão bạo lực và nghèo đói của chính đất nước chúng tôi.

Nhưng bây giờ có cái gì đó đang tấn công con gái tôi, và tôi không biết làm thế nào để bảo vệ Anh trước sự tấn công này. Mẹ tôi dạy tôi rằng ai cũng có số phận và định mệnh, nếu mình sống tốt thì số phận sẽ đưa mình đến một nơi tốt đẹp hơn nơi mình bắt đầu.

Căn bệnh của Anh xảy ra là có lý do. Có một bài học hay nghiệp chướng ở đây để chúng ta rút kinh nghiệm.

Nhưng nó là gì? Tôi phải làm gì bây giờ? Tôi có thể làm gì để Anh khỏe hơn? Con xin Đức Quan Thế Âm Bồ Tát từ bi gia hộ độ trì cho con. Con sẽ làm bất cứ điều gì Phật muốn con làm, miễn là Anh khỏi bệnh.

Tôi nhớ Việt Nam kinh khủng.

Tôi nhớ những nơi chốn và những kỷ niệm thời thơ ấu – mùi thơm của quán phở Bà Bình, ngọn gió ẩm ướt từ sông phả vào má tôi, và thói quen về nhà ăn cơm với cha mẹ. Tôi nhớ những tô phở buổi sáng.

Tôi không bao giờ hiểu được phong tục uống sữa lạnh và ăn ngũ cốc của người Mỹ trong lúc bụng trống rỗng vào buổi sáng. Tôi nhớ cái cảm giác dễ chịu ăn bát phở ấm nóng dịu êm với sợi bánh phở dai mềm, những miếng thịt bò mỏng mềm và mùi thơm của hành lá, ngò rí. Hớp nước dùng đậm đà ấm nóng đầu tiên đánh thức không chỉ cái bụng Việt mà cả tâm hồn Việt.

Tôi buồn vì các con tôi không biết quê hương tươi đẹp của chúng, cội nguồn Việt Nam và di sản của chúng.

Hai đứa là những người Việt chưa từng đặt chân lên đất Việt. Chúng nó sẽ biết gì về Việt Nam ngoài những gì tôi kể, những ký ức mờ nhạt và phiền muộn của chính tôi? Tôi cảm thấy bị giằng xé giữa việc giữ cho hai đứa là người Việt Nam và để cho chúng nó thành người Mỹ. Cái nào tốt hơn? Bổn phận và trách nhiệm của tôi trong cương vị làm mẹ, mối liên hệ giữa quá khứ và tương lai của chúng, cũ và mới, Việt Nam và Mỹ, chiến tranh và hòa bình? Tôi không có câu trả lời, và bản thân những câu hỏi khiến tôi bối rối đến mức tôi phải gạt ra khỏi đầu và tập trung vào công việc hàng ngày.

Đôi khi tôi cảm thấy lạc lõng, như bị chao đảo trong những con sóng và không thể phân biệt đâu là lên, đâu là xuống, tiến hay lùi. Tất cả những gì tôi biết chắc là mỗi sáng thức dậy và đi làm để kiếm đủ tiền lo cho gia đình và cho lũ trẻ đi học. Tôi có Long, nhưng tôi cảm thấy quá cô đơn khi chèo lái chuyến đi này. Chúng tôi không đến *Hawaii* với tư cách thuyền nhân, nhưng sống và nuôi dạy con cái ở Mỹ giống như sống trên một chiếc bè lênh đênh giữa biển khơi, không có gốc rễ, không có phương hướng để đưa chúng tôi về nhà.

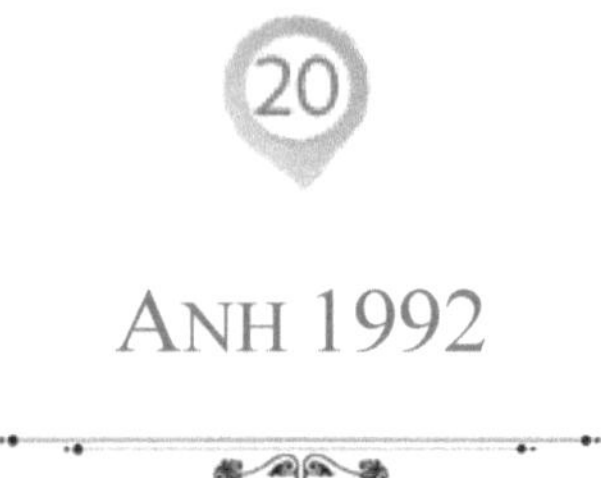

ANH 1992

"Ê, ma mới," một cô gái có mái tóc vàng ngả nâu nói về tôi với đám thanh niên trong nhóm đang tập trung trong phòng sinh hoạt.

Lần trước ở đây, tôi không nói chuyện với bất cứ ai trong nhóm, và đó cũng là kế hoạch của tôi lần này.

"Mày ở đây bao nhiêu lần rồi? Tao chưa gặp mày. Đây là lần thứ mười tao đến đây," cô gái tiếp tục. Tôi không biết có phải cô này muốn khoe khoang về việc được nhận vô *Kahi* mười lần hay không.

"Đây là lần thứ hai của tôi," tôi trả lời, tìm cách kết thúc cuộc trò chuyện mà không khiếm nhã.

Bị nhốt với 12 thanh thiếu niên khác, tốt nhất là không làm ai mích lòng. Tôi nhìn cô gái và thấy ngay vô số vết sẹo chằng chịt trên cánh tay cô. "Sao vậy?" Tôi buột miệng. Cô gái nhìn theo ánh mắt tôi.

"Ồ, cái này? Tao làm đó. Lần này không có gì, mấy cái này..." cô tiếp tục một cách thờ ơ, chỉ vô những vết sẹo có vẻ mới hơn so với những cái khác, "...Cái này là mấy tuần trước khi thằng bồ tao đá tao. Thằng khốn nạn, nó phản tao, có con khác. Đúng ra nó không xứng đáng được những vết sẹo này."

"Đau không?" tôi hỏi, thắc mắc tại sao cô tự rạch tay mình.

"Tất nhiên là đau, nhưng ngu ngốc mới là vấn đề. Để cho mọi người biết mình đang đau bên trong," cô cười đáp lại.

Tôi thích sự thầm lặng. Tôi không thích ai gọi mình là ngu ngốc. Cô gái này có vẻ như đáng vô *Kahi*. Tôi thấy như mình đang bị trừng phạt một cách oan uổng cho một cái lỗi mà tôi không hề phạm.

"Đừng làm như bị sốc, con châu Á. Mày chưa bao giờ rạch tay hả? Tao sẽ dạy mày nếu mày muốn. Tao làm đủ kiểu – bút mực, bút chì, lưỡi lam, dao, chìa khóa, bất cứ thứ gì bén nhọn."

"Ôi, không, cảm ơn," tôi trả lời.

"Cái gì, làn da còn trinh của mày quá tốt để rạch hả?" cô chế nhạo. "Mày học trường nào?"

Tôi ngần ngừ. Tôi không thích nói với người khác là tôi học *Punahou*. Tôi sợ bị nghĩ là con nhà giàu được nuông chiều. Tôi không trả lời.

"Mày thuộc loại học *Punahou*," cô gái thốt lên. "Đúng không?" Tôi không biết phải trả lời như thế nào, nhưng cuối cùng chỉ khẽ gật đầu, hơi ngượng ngùng. "Biết ngay. Tao biết loại mày. Tao học *Roosevelt*, trường công ở xóm dưới, mày có nghe tới chưa?" Tôi gật đầu. Cô gái này hình như không quan tâm đến việc nói chuyện, mà chỉ cần có người lắng nghe thôi.

"Okay, *Roosevelt* là trường tụi bây sẽ học khi tụi bây bị đuổi khỏi trường tư quý báu của tụi bây sau khi tụi bây phạm luật. 'Hãy gửi chúng đến *Roosevelt*, nơi mọi người đều được chào đón,'" cô tiếp tục một cách mỉa mai. "Tất cả mọi người trừ tao, tất nhiên. Họ đang cố đuổi tao ra khỏi *Roosevelt* vì tao nhập viện hoài. Hiệu trưởng, ông Brewer nói, 'Shelly có vẻ như không phù hợp với chương trình giáo dục của chúng ta ở đây vì em ấy nghỉ nhiều quá. Tôi khuyên em ấy nên thử tự học.' 'Tự học' là mật mã cho, 'Chúng tôi đầu hàng, đừng đến đây nữa. Tất nhiên, đời cô, cô làm gì thì làm, 'tự lo' đi.'"

"Được rồi, cả nhóm, bắt đầu thôi," trưởng nhóm gọi mọi người. "Hôm nay là Thứ Ba. Theo vòng, mỗi người tự giới thiệu bản thân và mục tiêu của mình hôm nay là gì..."

Tôi cảm thấy nhẹ nhõm vì sự gián đoạn.

"Ê, *Punahou*, muốn làm đồng đội với tao không?" Shelly hỏi tôi sau khi trưởng nhóm yêu cầu cả nhóm bắt cặp.

"Đó không phải tên tôi," tôi trả lời.

"Vậy mày tên gì?"

"Anh."

"Được rồi Anh. Mày chịu là đồng đội với tao không?" Shelly hỏi, khuỵu một chân xuống trong tư thế như đang cầu hôn.

Tôi bật cười, "Được rồi."

Trưởng nhóm nói chúng tôi rằng đây là một bài tập về lắng nghe. Chúng tôi sẽ thay phiên nhau lắng nghe người khác nói về bản thân họ trong năm phút, không ngắt lời hoặc xen vào, không lời khuyên hay đặt câu hỏi.

"Bắt đầu đi Anh. Tao nói quá nhiều rồi," Shelly nói.

Tôi sợ. Tôi không biết phải nói gì. Tôi không quen nói về mình cho người khác nghe. Tôi ngồi im lặng một lúc. Shelly mím môi, cố gắng hết sức để không nói gì. Nhưng rồi, cô buột miệng, "Cứ nói đi. Nói gì cũng được," rồi lập tức che miệng lại như là mắc cỡ.

"Được rồi, tôi có một đứa em trai 13 tuổi," tôi nói. "Ba mẹ tôi từ Việt Nam tới đây. Họ có một tiệm bán quần áo cho du khách ở *Waikiki*, và tôi làm việc ở đó mỗi cuối tuần hoặc vào mùa hè. Tôi chơi piano và tôi thích vẽ màu nước. Món ăn Việt Nam tôi thích là chả giò. Món Mỹ tôi thích là *pizza* thập cẩm. Tôi muốn học cách lướt sóng, nhưng ba mẹ tôi nói quá nguy hiểm."

Tôi ngạc nhiên vì khi không có ai ngắt lời. Tôi nói rất trôi chảy. Tôi thường cố gắng không nói về bản thân mình.

Đây là một trải nghiệm mới đối với tôi – nói về bản thân mà không bị ngắt lời hay bình luận.

Từ trước tới giờ, chưa ai làm vậy với tôi.

Năm phút trôi qua rất nhanh. Dường như Shelly đang thực sự lắng nghe chứ không cố giữ im lặng nữa.

"Hết giờ," trưởng nhóm thông báo. "Bây giờ đổi vai và để người kia nói về bản thân họ trong năm phút. Hãy nhớ rằng, nếu bạn là người nghe, không được nói hoặc ngắt lời. Chỉ lắng nghe."

Shelly nói,"Chà, thú vị quá. Tao chưa gặp một người Việt Nam nào hết. Tao còn không biết Việt Nam ở đâu. Gia đình tao ở *Hawaii* từ hồi nào đến giờ. Tao chỉ nghe má tao nói về ba tao là vậy. Tao không biết ba tao. Tao chưa bao giờ gặp ổng. Má tao nói ổng tên Mac và ổng đã biến khỏi cuộc đời má con tao còn nhanh hơn mày ăn cái *Big Mac*. Ổng là *haole*, đó là lý do mắt tao màu xanh lục. Má tao và gia đình bả nói rằng bọn *haole* cướp đất của tụi tao, và đó là lý do tại sao tụi tao trở thành người vô gia cư và phải cắm trại trên bãi biển. Nhưng không sao. Tao thích cắm trại ở bãi biển. Còn sạch hơn mấy căn nhà dơ bẩn mà tao từng ở, gián khổng lồ bay đầy nhà...

Lúc đó bạn trai má tao là Keoni ở chung nhà. Má tao chia tay Keoni hồi năm ngoái và từ đó đến giờ, má con tao vẫn chưa có chỗ ở ổn định. Má tao đang cố gắng tìm việc, nhưng bả nói rằng mọi người kỳ thị bả. Bả nộp đơn tại McDonalds và Burger King, nhưng chưa được. Bả nói rằng những người quản lý châu Á là tệ nhất. Họ chỉ thuê những người nhìn giống họ."

Tôi mừng vì không cần nói gì. Tôi cũng không biết phải nói gì. Tôi nhớ ba mẹ tôi đang kiếm một nhân viên mới và họ nói chỉ thích người châu Á.

Vì lý do nào đó, họ cảm thấy tin tưởng phụ nữ châu Á có làn da trắng. Mẹ tôi còn nói với tôi, "Mẹ không tin nhân viên *haole*. Cô Thanh nói là họ luôn ăn cắp đồ.”

Shelly tiếp tục câu chuyện của mình, "Tao học lớp 11. Nhưng, như tao mới nói, họ đang tìm cách đuổi tao. Tao chuyển trường nhiều đến nỗi tao không biết là tao có thực sự học hết một lớp học ở đâu không. Nhưng tao không quan tâm. Trường học chỉ là một trò đùa. Làm gì mà một miếng giấy giúp cho mình sống được? Tao nóng lòng đợi đủ 18 tuổi để có thể rời hòn đảo này và không bao giờ quay lại nữa."

Tôi tự hỏi liệu điều đó có nghĩa là Shelly sẽ không bao giờ quay lại gặp gia đình mình nữa không. Tôi cũng có kế hoạch vô đất liền để học đại học sau xong trung học, nhưng tôi chưa bao giờ tưởng tượng được việc bỏ đi luôn. Tôi không biết cảm giác khi rời khỏi một nơi tốt đẹp và không bao giờ quay trở lại sẽ ra sao.

"Được rồi, hết giờ rồi. Mọi người thấy thế nào?" trưởng nhóm hỏi. Shelly và tôi nhìn nhau và đồng thanh nói, "Rất thú vị."

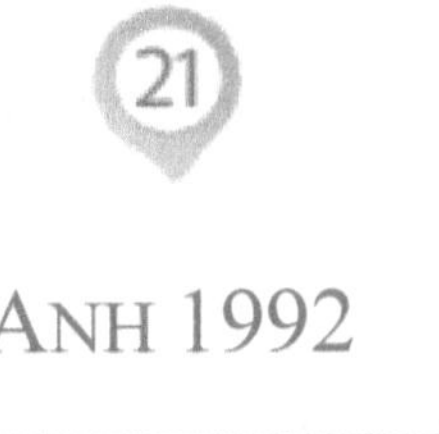

ANH 1992

Kỳ này đi học lại, tôi không dám nhìn ai hết – thầy cô, bạn cùng lớp, ngay cả bạn thân. Giờ ăn trưa, tôi chạy vô phòng vệ sinh, ăn trong phòng thay đồ nữ để lánh mặt mọi người. Tôi khóa cửa lại và ngồi xuống bồn cầu, vẫn mặc quần. Tôi không cần xài nhà vệ sinh. Tôi vô đây để ngồi một mình, tự nhiên thoải mái một mình, để không ai thấy sự xấu hổ và cô đơn của mình.

Tôi không muốn nói chuyện với bất cứ ai.

Tôi lấy bao bánh mì gà tây ra dù không thấy đói. Phải ăn trưa trong phòng vệ sinh chán thật. Còn gì tệ mạt hơn nữa!

Cửa mở ra và vài cô gái bước vào, họ chuyện trò vui vẻ, bàn tán kế hoạch đi chơi cuối tuần, đi đâu và gặp nhau ở nhà ai. Tiếng cười hồn nhiên của họ càng khiến tôi cảm thấy tủi thân hơn. Họ và tôi đang ở hai thế giới hoàn toàn khác nhau, hai thế giới không bao giờ giao nhau. Họ mở nước, rửa tay rồi quay ra, tiếp tục lao xao bàn chuyện.

Tôi ngồi lại một mình.

Tôi nghĩ về Shelly trong kỳ nhập viện vừa rồi. Kỳ này tôi chỉ ở một tuần, nhưng cũng đủ để thân cô, nhờ bị nhốt trong một khu tâm thần 24/7 với quá nhiều thời gian nhàm chán.

Sau khi là đồng đội để làm bài tập hôm đó, chúng tôi bắt đầu ăn chung với nhau và nói chuyện nhiều hơn. Shelly rời bệnh viện trước tôi, nhưng chúng tôi đã trao đổi số điện thoại để có thể gọi nhau.

Shelly khác những người bạn *Punahou* của tôi. Trước đây tôi chưa bao giờ gặp một người vô gia cư, một người cắm trại trên bãi biển và một người thường xuyên tự rạch tay chân mình. Nhưng không biết vì sao, tôi cảm thấy mình có nhiều điểm chung với Shelly hơn là một số bạn cùng lớp, những người không biết cảm giác bị nhốt trong bệnh viện tâm thần, bị buộc phải uống loại thuốc được cho là sẽ giúp hồi phục, để đưa mình về vùng đất của những người lành mạnh.

Trong bệnh viện, Shelly và tôi đều được bác sĩ Tanaka điều trị. Shelly nói rằng bác sĩ cho cô uống *Prozac* để chữa trầm cảm và lo lắng. Cô không thích thuốc này và thề sẽ ngừng dùng nó ngay khi xuất viện.

"Lúc nào người lớn cũng nghĩ họ biết cái gì là tốt cho mình. Xì, họ biết quái gì. Mình là biết mình nhất," Shelly nói.

Tôi nghe bà nội niệm kinh, "Nam Mô A Di Đà Phật. Nam Mô A Di Đà Phật." Bà mặc áo choàng niệm Phật màu nâu. Trên tay bà là một chuỗi tràng hạt. Bà lần từ từ lần bằng ngón tay trên 108 hạt tròn, mỗi câu niệm là một hạt. Bà từng dạy tôi vài câu trong bài kinh này, gọi tên các vị Phật. Mỗi vị có một khu vực bảo vệ cụ thể. Bà dạy tôi khi nguy nan thì cầu Phật Bà Quán Thế Âm Bồ Tát, khi bệnh thì cầu Phật Dược Sư Lưu Ly. Thỉnh thoảng bà bảo tôi ngồi tụng kinh với bà, nhưng tôi thường nhanh chán vì đọc những từ ngữ tôi không hiểu, và mông tôi bị tê do ngồi ở một chỗ quá lâu.

Nhưng tôi thích nghe bà tụng kinh. Cầu nguyện rất quan trọng đối với bà. Đó là cách bà kết nối với tổ tiên và thế giới tâm linh để cầu xin sự phù hộ và bảo vệ trong thế giới vật chất. Bà dạy tôi là đọc kinh, khấn vái bàn thờ là tỏ lòng thành kính với ông bà tổ tiên.

Bà nói, "Nếu con không nhớ cội nguồn và mối liên hệ với quá khứ, làm sao con sống cho đúng cách cho tương lai?"

"Quên đi quá khứ cũng giống như quên đi những bài học bổ ích. Người ta không thể tiến tới trong sự nghiệp nếu cứ lặp lại những lỗi lầm trong quá khứ vì bỏ qua những bài học mà cha mẹ và tổ tiên đã dạy," bà nói. "Phải nghe lời cha mẹ và người lớn."

Đây là một lời dạy bảo tôi nghe từ nhỏ, có thể nói là từ khi còn trong bụng mẹ không chừng. Tôi không chắc liệu mình có tin vào kiếp trước và nghiệp chướng hay không. Một phần cũng có lý, nhưng một phần cũng vô nghĩa, và tôi tự hỏi liệu đó có phải là một mẹo của cha mẹ Việt Nam để con cái nghe lời người lớn mà không thắc mắc gì hay không.

Đôi khi tôi cho rằng những gì cha mẹ dạy tôi làm hoàn toàn ngược lại với những gì tôi cho là sẽ mang hạnh phúc cho tôi. Ba mẹ tôi nói rằng con gái không nên chơi thể thao vì nguy hiểm. Họ nói với tôi nên tập trung vào bài vở, rằng gia đình quan trọng hơn bạn bè.

Ba mẹ nói tôi phải luôn nhường nhịn khi tranh cãi, nhất là với em tôi, bởi vì phụ nữ Việt Nam nên mềm mỏng và dễ tha thứ vì họ mềm dẻo hơn đàn ông.

Mẹ nói tôi nên kiên nhẫn, rằng nước sẽ làm đá mòn vì sự mềm mại cho phép người ta thích nghi với hoàn cảnh, và theo thời gian, nước sẽ luôn mở một con đường dẫn ra đại dương.

Đá không thể di chuyển, chúng chỉ có thể được định hình do đường đi của nước. Tổ tiên tôi dạy tôi điều gì? Những bài học tôi phải học ngay bây giờ? Tôi nghe mình lẩm nhẩm *Nam Mô Đại Bi Quán Thế Âm Bồ Tát* hết lần này đến lần khác.

Tôi như một vũ công nhào lộn Trung Quốc. Tôi mặc váy lụa đỏ rất đẹp với những dải lụa dài sặc sỡ tung bay phía sau. Tôi biểu diễn một điệu nhảy đẹp mắt với những vũ công khác. Chúng tôi giữ thăng bằng những chiếc bình sứ màu xanh và trắng lớn và cực kỳ nặng trên đầu trong khi di chuyển uyển chuyển trên các bước nhảy phức tạp. Chúng tôi phải cố gắng tập trung cao độ để giữ bình hoa thăng bằng trên đầu. Đến một lúc nào đó, cơ thể tôi không còn có thể vừa nhảy vừa nâng chiếc bình nặng cùng một lúc. Tôi cảm thấy chiếc bình tuột khỏi đầu rồi rơi xuống đất, vỡ tan thành hàng ngàn mảnh vụn.

Tôi choàng tỉnh giấc mơ đúng lúc cái bình rớt xuống đất kêu một tiếng lớn. Tim tôi đập thình thịch vì bàng hoàng khi để rớt vật quý giá. Nhưng khi tôi nằm trên giường, nghĩ lại khoảnh khắc chiếc bình vỡ tan, tôi cảm thấy rằng chiếc bình mà tôi đã rất cố gắng giữ thăng bằng trên đầu trong khi nhảy đẹp là một phép ẩn dụ cho gánh nặng. Về việc phải giữ mình cùng với ảo tưởng về sự kiểm soát và sự hoàn hảo.

Đôi khi mọi thứ cần phải được phá vỡ trước khi chúng có thể trở lại nguyên vẹn.

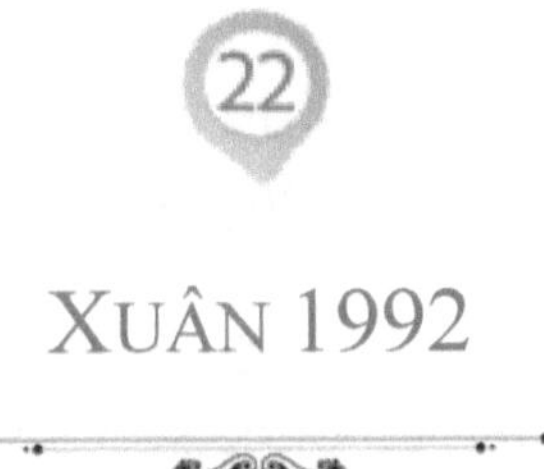

XUÂN 1992

Tôi cứ nhớ về chú tôi ở Việt Nam. Chú tự tử khi tôi mới 5 tuổi. Không ai trong gia đình tôi nhắc về chú nữa, nhưng tôi nhớ ngày tôi và mẹ bước ra sân và thấy chú ấy treo cổ trên cây xoài. Cổ chú vẹo một bên, và tôi tự hỏi tại sao chú lại làm vậy. Mẹ tôi phát ra một âm thanh mà tôi chưa từng nghe bao giờ.

Bố tôi từ trong nhà chạy ra và chụp đôi chân đang đung đưa của chú. Dì kéo tôi vào nhà. Tôi không hiểu chuyện gì xảy ra và không ai giải thích cho tôi.

Khi lớn hơn, tôi mới biết rằng chú tôi đã tự tử, nhưng tôi không dám hỏi bố mẹ về chuyện này. Tôi chắc chắn rằng họ sẽ làm lơ hoặc tát vào mặt tôi trong tức giận vì đã nói về chuyện mà không ai được nhắc tới.

Nhưng riêng tôi, tôi vẫn nghĩ hoài về chuyện này. Tại sao chú tôi lại tự tử? Tôi nghe người ta nói những người tự tử là những người "điên trong đầu". Có phải chú tôi bị điên trong đầu không? Con gái tôi bây giờ có bị "điên trong đầu" không? Liệu Anh có muốn tự tử không? Tôi không dám thốt ra những lời đó với Long. Tôi chưa bao giờ tưởng tượng rằng con gái mình lại mắc bệnh tâm thần. Thậm chí tôi còn không biết bệnh tâm thần là gì trước khi Anh vào bệnh viện.

"Rối loạn lưỡng cực" là tên căn bệnh mà Anh mắc phải. Đây quả là một thuật ngữ xa lạ.

Ở Việt Nam, những người có vấn đề về tâm thần chỉ bị gọi là "khùng" hoặc "điên". Không có sự phân biệt giữa các loại hay mức độ khác nhau của "khùng". Người ta chỉ có điên hay không mà thôi. Vì vậy, tôi không hiểu bác sĩ Tanaka nói gì khi cho chúng tôi hay rằng Anh bị rối loạn lưỡng cực, và điều này không có nghĩa là con tôi bị điên hay bất thường và nếu uống thuốc thì Anh vẫn có thể có cuộc sống bình thường.

Nuôi một đứa con là một công việc khó khăn nhưng tôi lớn lên trong khi chứng kiến mẹ và các dì chăm sóc từng đám trẻ em trong xóm. Tôi hiểu nhiệm vụ chăm sóc một đứa trẻ - phải cho chúng ăn no, cho mặc sạch và dạy phải biết nghe người lớn. Tôi không biết phải làm sao để chăm sóc một đứa con mắc bệnh tâm thần ở Mỹ. Tôi hoàn toàn mù tịt. Tôi không biết làm gì cho đúng. Tôi bất lực trước bệnh tật, bất lực trước thuốc men, bất lực trước tất cả. Liệu Anh có bao giờ khỏe hơn không? Tương lai con tôi sẽ ra sao?

Liệu Anh có còn đạt được hoài bão của Long và tôi không? Tất cả những người điên mà tôi biết ở Việt Nam đều có cuộc sống đáng thương lang thang trên đường phố, ăn xin hoặc mãi mãi là gánh nặng cho gia đình. Điều làm tôi càng lúng túng hơn là bệnh tình của Anh lẩn khuất bên trong. Nó không bị gãy xương hay nóng sốt để tôi có thể theo dõi mà chữa lành. Tôi không thể nhìn thấy hay hiểu được điều gì đang diễn ra trong tâm trí nó.

Đôi khi tôi tự hỏi có phải Anh chỉ hư quá và hành động như vậy để Long và tôi đau khổ hay không. Nhưng tôi không tin vậy. Tôi biết con gái tôi cũng đang rất đau khổ và không cố tình gây ra chuyện này. Đôi khi nhìn con, tôi thoáng thấy nỗi đau đớn của bệnh tật. Khi bạn bè ở chùa hỏi thăm con tôi dạo này thế nào, tôi không dám kể cho họ nghe về bệnh tình của Anh. Tôi sợ bạn bè sẽ đổ lỗi cho tôi là người mẹ, hoặc gia đình chúng tôi đã gây ra bệnh tật cho con bé. Tệ hơn nữa, họ sẽ đồn đãi chuyện này ra và chẳng mấy chốc mọi người sẽ nghĩ rằng cả gia đình tôi bị điên. Tôi không kể cho ai nghe về những đêm tôi mất ngủ, lòng lo lắng về tương lai của bé Anh. Tôi không thể nói với ai rằng Anh đang uống loại thuốc Tây cực mạnh làm nó mập hẳn lên.

Tôi không thể nói ra rằng đôi khi tôi cảm thấy như mình đang mất trí và không biết có đủ nghị lực để vượt qua chuyện này hay không. Không biết bệnh của Anh có phải là nghiệp xấu của tôi không. Tôi tự hỏi kiếp trước tôi đã làm gì mà phải chịu hình phạt này và liệu Đức Phật có ban cho tôi sức mạnh để chịu đựng hay không.

Đôi khi tôi nghĩ đến việc nhắm mắt và không bao giờ thức dậy...cứ trôi đi... đầu hàng trước cơn ác mộng đã trở thành cuộc sống của gia đình tôi.

Tôi và Long hầu như không nói chuyện với nhau nữa vì không biết phải nói gì. Tôi thức dậy mỗi sáng, mặc quần áo và đi làm, tôi chuyển động như một bóng ma. Tâm trí của tôi luôn ở đâu đâu, như thể suy nghĩ của tôi đã bị ai lấy đi mất rồi. Tôi hoàn toàn bế tắc. Tôi không thấy hy vọng nào trong bóng tối. Tôi không thấy gì để bám víu, không có ánh sáng soi đường, không chắc liệu có lối ra vào đường hầm tối tăm này hay không. Tôi cảm thấy chính mình đang trôi đi. Tôi không biết liệu mình có thể tiếp tục làm việc này hay không. Nhưng tôi phải tiếp tục đi. Tôi là mẹ, tôi không thể bỏ cuộc. Anh sẽ làm gì nếu tôi bỏ cuộc? Ai sẽ là trụ cột cho con tôi?

Hơn bao giờ hết, tôi muốn bỏ mặc tất cả để trôi đi bềnh bồng... trôi đi, trôi đi với con sóng lao xao hiền hòa... Con sóng... Con sóng...

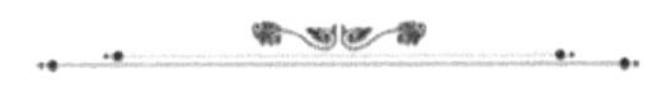

(23)

BÁC SĨ TANAKA 1992

Khi bác sĩ Tanaka gặp lại Anh và cha mẹ cô tại phòng mạch để theo dõi bệnh tình sau lần nhập viện mới đây, một cái gì đó đã thay đổi. Bà chưa thể xác định là gì, nhưng bà rất để tâm sự thay đổi này.

Anh có vẻ cô đơn và chán chường hơn trước. Bác sĩ Tanaka nhận ra vẻ bất lực đó khi bệnh nhân không còn sức chống trả. Và bà cảm thấy một làn sóng yêu thương và dịu dàng dành cho cô gái trẻ trước mặt mình.

Bà cảm thấy Anh như một em bé cần được quấn trong khăn và vỗ về.

Bác sĩ Tanaka gặp đa số bệnh nhân chỉ để cho thuốc, nhưng bà vẫn có một số bệnh nhân cần trị liệu thường xuyên.

Bà thích sự thân mật của liệu pháp trị liệu, của sự tìm hiểu ai đó và sự tin tưởng mà hai bên cùng dành cho nhau trong khoảng thời gian đầy thử thách này. Sự quen thuộc mà bà xây dựng với một bệnh nhân, gặp họ hàng tuần, khác với mối quan hệ với những bệnh nhân bà gặp mỗi tháng một lần để điều chỉnh thuốc cho họ.

"Tôi rất tiếc là Anh lại phải nhập viện. Tôi khuyên Anh nên thử trị liệu tâm lý để có thể hỗ trợ em nhiều hơn trong trải nghiệm khó khăn này", bác sĩ Tanaka đề nghị.

Anh và cha mẹ cô đã từ chối việc trị liệu sau lần nhập viện đầu. Họ cho rằng uống thuốc là đủ và không cần thiết phải điều trị. Bà không chắc họ có biết trị liệu tâm lý là gì hay không. Nhiều bác sĩ thắc mắc làm thế nào để giải thích rõ một căn bệnh cho bệnh nhân và gia đình.

Bác sĩ Tanaka cảm thấy nên điều trị Anh bằng trị liệu tâm lý. Ngay từ lần gặp đầu tiên, bà đã cảm thấy gắn bó với cô gái này.

"Có lẽ nếu tôi gặp Anh thường xuyên hơn thì ông bà có thể hiểu trị liệu tâm lý là gì," bác sĩ Tanaka đề nghị.

"Thường xuyên là bao lâu một lần?" Long hỏi.

"Chà, hiện tại tôi muốn gặp em mỗi tháng một lần, nhưng có lẽ chúng ta có thể thử bắt đầu hai tuần một lần. Được không?"

"Hai tuần một lần?" Xuân hoảng hốt kêu lên. "Chắc con tôi bệnh nặng lắm nên bác sĩ mới phải khám thường xuyên như vậy."

"Không, gặp em thường xuyên hơn không có nghĩa là em bị nặng. Chẳng qua là tôi muốn hỗ trợ em nhiều hơn trong thời gian khó khăn này thôi."

Bác sĩ Tanaka nhìn Anh để đoán cô có hiểu được sự bàn cãi này không, nhưng Anh vẫn tỏ ra chán nản, tuyệt vọng, như thể đã quen với việc ba mẹ quyết định cho mình.

"Chúng tôi có phải trả thêm tiền không?" Long hỏi.

"Không, bảo hiểm sẽ chi trả cho việc trị liệu. Và trị liệu cũng sẽ giúp tôi điều chỉnh thuốc cho Anh chặt chẽ hơn. Anh, em nghĩ sao?"

Anh và bác sĩ Tanaka chạm mắt nhau, và trong ánh mắt đó, bác sĩ Tanaka thấy một tia hy vọng lóe lên, Anh gật đầu đồng ý.

Lần hẹn tới với Anh, bác sĩ Tanaka sẽ dặn cha mẹ cô rằng bà muốn dành toàn bộ thời gian điều trị một mình với Anh.

Khi bác sĩ Tanaka bước vào phòng đợi để gọi Anh, bà nhận thấy Anh có vẻ lo lắng. Việc bắt đầu một mối quan hệ trị liệu có thể gây lo lắng cho cả bệnh nhân lẫn bác sĩ, cũng như cuộc hẹn hò với đối tượng tình cảm và cố gắng tìm hiểu xem chuyện gì sẽ xảy ra trong khoảng một giờ tới.

Đối với bà, bà biết liệu pháp trị liệu nghiêm ngặt như thế nào và đòi hỏi những gì để thành công. Bệnh nhân phải chấp nhận có thể bị tổn thương, có can đảm để thực sự cởi mở và bộc lộ tâm tư sâu kín, để thể hiện con người thực mà họ thường cố gắng hết sức che giấu, kể cả với chính mình, thường là do xấu hổ và tội lỗi.

Với tư cách là một nhà trị liệu, bà cần phải có rất nhiều kiên nhẫn và niềm tin rằng những nỗ lực nhất quán, ý định tốt cũng như lòng yêu thương và sự quan tâm chân thành dành cho bệnh nhân sẽ đủ để giúp họ tìm ra con đường cho mình. Nhưng hiện tại, họ chỉ mới bắt đầu.

"Hôm nay em thế nào?" Bác sĩ Tanaka hỏi.

"Cũng được," Anh trả lời, có vẻ không thoải mái.

"Việc học ở trường của em ra sao?"

"Tốt."

Bác sĩ Tanaka im lặng mỉm cười với Anh, cố gắng xoa dịu sự căng thẳng trong phòng.

Khi không ai nói gì, sự im lặng và lo lắng lại dày đặc hơn bao giờ hết, bác sĩ Tanaka quyết định đi vào vấn đề.

"Tôi đoán chắc là tôi và em khá lúng túng và không thoải mái khi ngồi đây nhìn chằm chằm vào nhau, phải không?"

Anh không khỏi nhếch mép cười nhẹ: "Dạ."

"Ừ, khi mới bắt đầu thì lo lắng là điều bình thường. Nhưng tôi mong em sẽ thoải mái dần trong thời gian tới và chúng ta hiểu nhau hơn."

Anh khẽ gật.

Bà nghiệm ra rằng khi làm việc với trẻ em và thanh thiếu niên, đôi lúc bà phải hướng dẫn cho chúng cách dùng lời để diễn tả tâm trạng. Sự im lặng quá mức cần thiết trong trị liệu dành cho người lớn thường không có lợi cho những người tuổi trẻ hơn, những người vốn đã ít được bảo vệ như người lớn. Trẻ em nhanh chóng bắt chước những người xung quanh. Nếu bà có thể cư xử thoải mái và chân thật với họ thì rất có thể họ sẽ làm như vậy.

"Tôi không thể tưởng tượng được mấy tháng qua đối với em ra sao," bác Sĩ Tanaka cẩn thận lựa lời.

Mặc dù bà đã làm việc với hàng trăm trẻ em và gia đình trong những giai đoạn đầu tương tự, nhập viện, tái phát và cũng từng làm việc tại khu điều trị tâm thần, bà biết rằng mình chưa bao giờ bị nhốt và bị tạm giữ trái với ý muốn của mình, bị ép uống thuốc, hoặc là cha mẹ của một đứa trẻ trải qua những trải nghiệm đó.

Dù muốn truyền tải sự đồng cảm và hiểu biết về trải nghiệm của bệnh nhân, bà biết sẽ luôn có một khoảng cách giữa trải nghiệm của họ và sự hiểu biết của bà. Nhưng bà muốn bệnh nhân biết bà thực sự muốn hiểu họ đến mức nào để giúp họ cảm thấy được yêu thương và hỗ trợ.

"Chán thật. Cuộc sống em bị trật bánh rồi. Em không bao giờ được như trước nữa," câu nói thốt ra từ miệng Anh một cách đầy ngạc nhiên.

Bác sĩ Tanaka chờ xem Anh có muốn thêm gì không. Bà biết đôi khi dừng lại còn hiệu quả hơn là cứ dồn dập hỏi để tránh sự im lặng.

Anh chưa nói thêm gì thì bác sĩ Tanaka nhắc lại: "Cái gì khó nhất đối với em?"

"Em không biết, chỉ thấy là mọi thứ đã thay đổi và sẽ không còn như lúc trước."

Bác sĩ Tanaka rất có ấn tượng trước sự hiểu biết sâu sắc trong phản ứng của Anh, sự thừa nhận tầm quan trọng của việc chẩn bệnh và nhập viện gần đây của cô. "Và điều đó thật đáng sợ," bà gợi ý. Anh gật đầu tán thành.

"Em sợ em sẽ không bao giờ trở lại bình thường, sợ em sẽ không bao giờ hết bệnh và sẽ phải uống thuốc khủng khiếp này suốt đời."

"Ừ, dễ sợ thật. Nhưng tôi thấy em rất can đảm vượt qua rất nhiều rồi."

"Em làm bộ vậy thôi. Em không can đảm chút nào", Anh chia sẻ.

"Can đảm không phải là lúc nào em cũng thấy mình can đảm."

"Bác sĩ muốn nói gì? Chứ không phải can đảm là không sợ hãi sao?"

"Định nghĩa của tôi về sự can đảm là em có thể cảm thấy sợ hãi, nhưng em vẫn có đủ nghị lực để vượt qua," Bác sĩ Tanaka nói.

"Mà thực sự là em đâu có quyền lựa chọn gì đâu," Anh trả lời, một lần nữa hạ thấp sức mạnh của chính mình.

"Hôm nay em đến đây và chuyện này có nghĩa gì chứ," vị bác sĩ thẩm định.

"Có gì đâu. Ba mẹ em không biết chiều nay em nghỉ học để gặp bác sĩ," Anh thừa nhận, hơi lo lắng sẽ gặp rắc rối.

"Sao vậy?"

"Em thấy trong người không khỏe thôi. Em ăn trưa trong phòng vệ sinh một mình và không thể quay lại lớp học," khuôn mặt Anh nhìn mắc cỡ vì đã để người khác biết mình đã tệ mạt như vậy.

Bác sĩ Tanaka không tỏ ra sốc hay phán xét mà, thay vào đó, làm Anh ngạc nhiên bằng một lời khen: "Vậy là hôm nay em phải mất rất nhiều công sức để đến gặp tôi."

Anh gật đầu: "Em nói rồi, em không có lựa chọn nào khác. Ba mẹ đang đợi đón em ở trường để chở em tới đây."

"Em không nghĩ là mình giỏi sao?" Bác sĩ Tanaka tinh nghịch quan sát. Bà lưu ý rằng những nỗ lực khen ngợi Anh của mình thường bị giảm xuống. Bà tự hỏi điều này có bao nhiêu phần mang tính văn hóa, hay phản ánh lòng tự trọng của Anh, hay liệu có phân biệt được hai vấn đề này không.

Cha mẹ châu Á, trong đó có cha mẹ bà, thường dạy con cái phải khiêm tốn và không chấp nhận lời khen ngợi vì sợ bị coi là kiêu ngạo. Anh không trả lời bình luận vừa rồi của bác sĩ Tanaka. Có thể Anh cho lời nhận xét vô tư của bà là một sự chỉ trích ngầm.

Bác sĩ Tanaka ghi nhớ rằng phải cẩn thận hơn trong việc nói đùa cho đến khi hai người hiểu nhau hơn. "Cảm ơn em đã đến đây hôm nay. Tôi rất mong sẽ gặp lại em lần sau," bác sĩ Tanaka chấm dứt cuộc nói chuyện.

Anh lặng thinh đứng dậy ra cửa.

ANH 1992

"Hẹn với bác sĩ sao rồi con?" Mẹ hỏi tôi ngay khi tôi bước vô tiền sảnh.

"Con không muốn nói về chuyện này.".

"Hai người nói chuyện gì vậy?" Mẹ tôi không chịu thua, làm như không nghe câu trả lời của tôi.

"Con đã nói là con không muốn nói về chuyện này mà."

Tôi cảm thấy sự khó chịu quen thuộc dâng lên trong giọng nói của mình.

"Sao con lại tức giận như vậy? Mẹ chỉ hỏi vì lo lắng cho con thôi," mẹ tôi tiếp, điều này chỉ khiến tôi càng bực bội hơn.

Tôi cố lờ đi thói quen tọc mạch, lo lắng và sau đó là sự nóng giận tự cho mình là đúng của mẹ tôi.

"Các con thật thiếu tôn trọng. Mẹ hỏi chuyện con thì con phải trả lời. Nước Mỹ làm con hư quá."

Và sau đó, mẹ tôi lại bắt đầu những điệp khúc quen thuộc về việc nước Mỹ đã làm hư hỏng gia đình chúng tôi như thế nào, lặp lại những lời cầu xin trời đất cho mẹ biết bà đã làm gì sai để bây giờ phải chịu đựng sự đau khổ này.

Tôi thường khó chịu với mẹ khi bà trở nên như vậy. Không thể nói chuyện lý lẽ với mẹ một cách bình thường. Tôi có một mối quan hệ phức tạp với ba mẹ tôi. Phần lớn, tôi biết rằng mặc dù họ không hoàn hảo nhưng họ cũng không phải là những bậc cha mẹ tồi tệ nhất. Họ làm việc chăm chỉ và cho chúng tôi nhà cửa, thức ăn và giáo dục. Đôi khi họ giận dữ và la mắng tôi, đặc biệt là ba tôi, nhưng họ không đánh hay hành hạ tôi. Nhưng giữa chúng tôi luôn có một khoảng cách mà tôi không thể diễn tả rõ ràng. Tôi thấy cách một số bạn bè của tôi và ba mẹ họ, họ tương tác với nhau và nó rất khác với mối quan hệ của tôi với ba mẹ tôi. Với chúng tôi, không có chuyện đùa giỡn hay châm chọc nhau.

Ngay cả khi tôi cố gắng đưa ra một câu hỏi nghiêm túc để thảo luận với họ, họ thường trả lời cộc lốc và không gợi cho tôi nói chuyện thêm. Tôi biết chuyện gì nên và không nên nói với ba mẹ tôi. Tôi có thể xin tiền để trả cho trường hoặc đi *shopping*, tôi có thể yêu cầu họ ký vào phiếu cho phép đi đâu với trường, nhưng bất cứ điều gì mang tính cá nhân hoặc tôi cần giúp đỡ, tôi sẽ tự giải quyết hoặc tìm người khác giúp đỡ.

Tôi nhớ khi tôi gặp khó khăn trong việc hội nhập vào *Punahou* năm lớp sáu, tôi đã cố gắng nói với mẹ về điều này.

"Mẹ ơi, con không quen ai ở trường mới hết. Con muốn quay lại trường cũ."

"Tất nhiên là con không biết ai ở đó. Con mới vô học mà. Con không thể quay lại trường cũ. Trường mới tốt hơn."

"Nhưng con không có bạn nào để ăn trưa chung mà cũng không có học sinh mới nào trong lớp. Mọi người đều đã có bạn bè hết rồi."

"Học hành quan trọng hơn bạn bè. Con phải tập trung vào việc học."

Cố gắng nói cho mẹ tôi hiểu cũng bằng thừa. Và điều này cũng không giúp ích gì cho nỗi cô đơn của tôi ở trường. Lâu dần tôi cũng quen. Cuối cùng tôi đã kết bạn được, nhưng luôn có cảm giác rằng tôi không thuộc về nơi đó, rằng tôi là một người ngoài cuộc đang cố gắng giành được quyền tham gia vào một thứ gì đó đã bắt đầu từ rất lâu trước khi tôi tới đây.

Bây giờ, tôi có thói quen đến phòng mạch bác sĩ Tanaka vào mỗi chiều Thứ Ba sau giờ học.

Tôi nộp giấy hẹn rồi đợi ở hành lang thưa thớt cho đến khi bác sĩ Tanaka ra đón tôi. Bác sĩ Tanaka luôn bước ra khỏi văn phòng lúc 4 giờ, và tôi tự hỏi liệu bà có đang ngồi trong văn phòng nhìn kim giây trên đồng hồ của mình điểm đúng 4 giờ trước khi ra đón tôi hay không.

Cả hai chúng tôi đều ổn định chỗ ngồi.

"Hôm nay em thế nào, Anh?" bác sĩ Tanaka luôn yêu cầu tôi nói trước.

"Dạ cũng được," tôi đáp, mặc dù không thấy khỏe lắm.

"Ở trường thì sao?" Tôi đã quen với cách bà hỏi chuyện.

"Hôm nay thật khó khăn. Em không khỏe lắm. Em không muốn đi học."

"Có điều gì đặc biệt khiến ngày hôm nay trở nên khó khăn không?"

"Không, đó chỉ là một ngày học bình thường thôi. Em chỉ cảm thấy không bình thường thôi."

"Em thấy thế nào?"

"Em không biết. Thật khó để diễn tả. Em chỉ cảm thấy lừ đừ cả ngày."

"Lừ đừ là sao?" Bác sĩ Tanaka thường trả lời câu trả lời của tôi bằng một câu hỏi khác. Lúc đầu, tôi rất khó chịu, nhưng giờ tôi nhận ra rằng bà đang cố gắng giúp tôi mô tả những gì tôi đang cảm thấy rõ ràng hơn.

"Em thấy nặng nề, như có vật gì đó đè nặng lên ngực và cổ họng, làm em không muốn nói chuyện với ai cả."

"Em thậm chí không thể gượng cười hay làm bộ như mọi thứ đều ổn."

"Thật khó để làm bộ cảm nhận điều gì mình không cảm được." Bác sĩ Tanaka đồng ý.

"Nhưng em đã từng làm được," tôi nói. "Em từng làm như mình ổn và không ai có thể biết được em cảm thấy gì trong lòng. Bây giờ bên trong em tệ đến mức em không giấu được nữa.”

“Có lẽ đây là điều tốt.”

“Làm sao có thể là điều tốt khi để người khác nhìn em và biết em bị tâm thần?!” Tôi kêu lên trong hoài nghi. “Em nhìn những đứa trẻ khác ở trường, tất cả chúng đều đang đi lại mỉm cười, cười lớn và đùa giỡn về những điều vớ vẩn, và em thấy như mình đang ở một thế giới khác. Em đang ở trong thế giới buồn tẻ nhỏ bé của riêng mình, cảm giác thật chán chường,” tôi cố giải thích. “Em muốn được bình thường như mọi người nhưng không được. Bây giờ em không thể làm như mình giống họ. Có bức tường ngăn cách. Em đã bước vào một thế giới mới và em không bao giờ có thể quay lại thế giới của họ nữa.”

“Điều này chắc hẳn rất khó khăn với em,” Bác sĩ Tanaka nói với vẻ mặt thông cảm. “Em có thể nói chuyện với bất kỳ người bạn nào về chuyện này không?”

Tôi lắc đầu: “Chắc không. Em có một người bạn tên Lauren. Em có chia sẻ một vài chuyện khi em xuất viện lần đầu tiên, nhưng hết rồi.”

Người ta có thể nghe về vấn đề tâm thần của người khác đến một mức độ thôi. Đây không là một đề tài hấp dẫn.

“À, ở trường em có ai cùng hoàn cảnh như em không?”

“Không. Chưa có ai chia sẻ điều đó với em hết. Nhưng em có gặp một cô gái ở bệnh viện. Em cảm thấy rất vui khi được nói chuyện với người khác đang trải qua một hoàn cảnh.”

“Tôi rất vui em đã nói chuyện với người khác trong bệnh viện. Thật hữu ích khi biết rằng em không phải là người duy nhất cảm thấy như vậy. Điều quan trọng là em phải biết rằng rất nhiều đứa trẻ khác ở trường cũng có thể gặp khó khăn về mặt cảm xúc. Có một nhóm thanh thiếu niên ở phòng khám này mỗi tuần một lần nếu em muốn tham gia,” bác sĩ Tanaka đề nghị.

"Dạ thôi, thôi," tôi trả lời ngay. "Em không muốn gặp những thanh thiếu niên điên khùng khác rồi để họ biết chuyện của em."

"Hầu hết họ đều dần dần thích tham gia."

"Không, em không hứng thú. Hơn nữa em đã đến gặp bác sĩ mỗi tuần một lần. Nếu tham gia nhóm thì một tuần em phải đến đây hai lần sao? Nhiều quá."

"Ừ, nhiều thật. Trị liệu thực sự là một việc khó khăn và tôi mừng vì em đã đến đây gặp tôi hàng tuần. Thật không dễ dàng để thành thật với chính mình, càng không dễ để chia sẻ cảm xúc với người khác. Ở tuổi thiếu niên là đủ khó rồi. Trở thành một thiếu niên đối mặt với các vấn đề sức khỏe tâm thần là một chuyện hoàn toàn khác."

"Tại sao em phải trải qua chuyện này? Tại sao em không thể giống như người khác?"

"Tôi biết nói sao đây. Tại sao một người lại bị trầm cảm, lo lắng, rối loạn lưỡng cực hoặc tâm thần phân liệt là kết quả của nhiều yếu tố. Nhưng chúng ta biết rằng sinh học và di truyền có liên quan rất nhiều đến chuyện này. Vì vậy, một phần vấn đề chỉ là em sinh ra với *gen* gì mà thôi."

"Ý bác sĩ là chuyện này có tính di truyền? Giống như ba mẹ em đã truyền lại bệnh này cho em hả?"

"Một phần là vậy. Nhưng *gen* rất phức tạp. Cha mẹ em chắc chắn đã truyền cho em sự di truyền của họ, nhưng cũng có rất nhiều yếu tố quyết định rằng những *gen* đó có được biểu hiện hay không."

"Bác sĩ muốn nói là em có thể ngăn chuyện này?" Tôi hỏi.

"Không, ý tôi không phải vậy. Em và cha mẹ em không thể ngăn cản điều này xảy ra và đó không phải lỗi của ai cả. Chuyện rất khó giải thích."

"Chà, vậy chỉ là sự may rủi thôi," tôi thở dài.

"Em không có bất kỳ sự kiểm soát nào khi lên cơn. Nhưng bây giờ em đang điều trị và chăm sóc bệnh, em đang làm mọi việc để kiểm soát bệnh và điều này thật đáng hoan nghênh. Nhiều gia đình không đến điều trị dù họ đang đau khổ."

"'Đáng hoan nghênh' là gì?" Tôi hỏi.

"Là một điều gì đó đáng được khen ngợi. Một cái gì đó để hãnh diện."

"Chà, thực ra em cũng không có quyền lựa chọn gì về việc này. Ba mẹ bắt em tới đây hàng tuần và ép em uống thuốc."

"Có thể em có cảm giác là mình không có quyền lựa chọn. Nhưng em có quyền và em chọn điều đúng. Em có thể không uống thuốc, hoặc không đến đây, hoặc đến đây mà không nói chuyện với tôi. Nhưng em không làm như vậy. Em lựa chọn tin tưởng vào quá trình điều trị này."

"Em không biết chắc là em có thực sự tin tưởng gì. Em không còn sức nữa," tôi trả lời khi cảm thấy một sự kiệt sức tràn qua người. "Em quá mệt mỏi với mọi chuyện."

"Ồ, tôi mừng vì em không chống đối. Và tôi hy vọng tôi sẽ làm em tin rằng tôi có thể giúp em vượt qua điều này. Tất cả những điều này là quá sức chịu đựng của một người hoặc một gia đình. Tôi sẽ giúp em và gia đình vượt qua tất cả". Tôi không nói gì mà chỉ gật đầu nhẹ.

Rồi cuộc nói chuyện kết thúc.

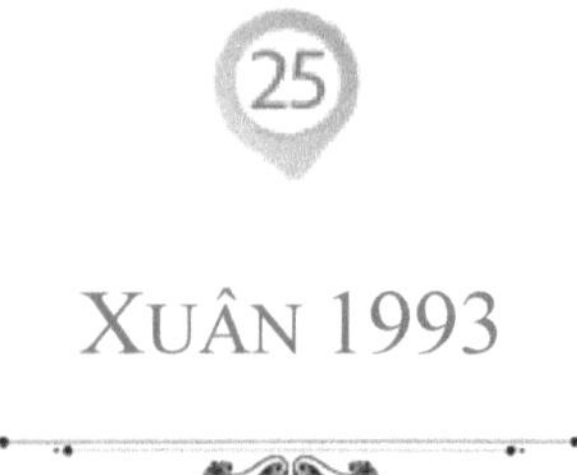

XUÂN 1993

Tôi cảm thấy ngực và người nặng trĩu kể từ khi Anh bị bệnh. Có lẽ trạng thái này đã có từ lâu nhưng bây giờ tôi mới để ý đến. Cảm giác như một nỗi buồn vô tận. Cuộc đời tôi có quá nhiều nỗi buồn đến nỗi tôi phải cất giấu vào đâu đó sâu thẳm trong lòng. Mặt khác, nó quá nặng, quá nặng để mang theo trên bề mặt mà có thể sinh hoạt hàng ngày. Khi tôi còn là thiếu niên, cha tôi kể rằng đất nước Việt Nam luôn có chiến tranh từ hàng ngàn năm nay.

Dù là người Trung Quốc, người Pháp, người Nhật, người Mỹ hay cả những người Việt Nam bên kia giới tuyến, mảnh đất quê hương chúng tôi vẫn không ngừng đẫm máu và nước mắt. Tôi không thể không tin rằng một dòng sông đau thương sinh ra trong mỗi gia đình Việt Nam như một phần di sản văn hóa của người Việt. Tôi đã hy vọng rằng việc sinh ra ở Mỹ sẽ giúp các con tôi bớt đi phần nào nỗi buồn này.

Hình như việc xuất ngoại đã giúp gia đình tôi tránh được một số đổ máu, nhưng không phải tránh khỏi nỗi đau Việt Nam mà chúng tôi đã chia sẻ, vốn là một phần di sản của đất nước chúng tôi.

Trong tiếng Việt, chữ nước là nước. Trong tiếng Việt, chữ quê hương cũng là nước.

Giống như một số người Việt Nam được sinh ra từ vùng biển Việt Nam, nhưng tất cả chúng ta cũng được sinh ra từ quê hương.

Nước cho ta sự sống, quê hương cũng cho ta sự sống.

Rời quê hương cũng như mất người mẹ, nỗi đau này vẫn sống mãi trong chúng tôi.

Nhưng nước không có quê hương, nước thuộc về mọi nơi, của mọi người. Nước kết nối *Việt Nam* với *Hawaii*, quá khứ và hiện tại của tôi.

Kể từ khi Anh bị bệnh, tôi cảm thấy như mình đang thụt lùi vào vùng đất đau thương, buồn bã này, vùng đất của chiến tranh và máu đổ đã chia cắt bao nhiêu gia đình Việt Nam hàng thế kỷ. Đó là một đại dương không đáy của nỗi đau và nước mắt.

Tôi khóc không ngừng mỗi đêm và ngạc nhiên khi cơ thể tôi có thể có lại lượng nước mắt tuôn ra như vậy vào ngày hôm sau. Nguồn đau thương và nước mắt của tôi dường như vô tận, trải dài suốt chặng đường vượt đại dương về đến Việt Nam. Tôi khóc cho con gái tôi. Tôi khóc cho những đứa con chưa chào đời của nó. Tôi khóc cho gia đình, cho tổ tiên đã khuất, cho những bóng ma vẫn còn ám ảnh quê hương.

Bác sĩ Tanaka đã hẹn Long và tôi đến gặp bà.

"Tại sao bác sĩ lại muốn gặp mình?" Long lo lắng hỏi tôi khi chúng tôi ngồi ở hành lang. "Không biết có chuyện gì?"

"Em cũng không biết," tôi đáp. "Hôm qua lúc em đón Anh, bác sĩ rằng hôm nay muốn nói chuyện với mình."

Bác sĩ Tanaka bước vô phòng đợi, ra hiệu cho chúng tôi vô phòng bà.

"Cảm ơn ông bà đã đến hôm nay. Ông bà nghĩ sao về Anh?" bác sĩ Tanaka hỏi chúng tôi.

"Tốt, con tôi tốt lắm," Long trả lời cho cả hai chúng tôi.

"Có vấn đề gì về thuốc không?"

"Không, không có vấn đề gì cả," Long vui vẻ trả lời.

"Anh sẽ phải uống thuốc trong bao lâu?" tôi bất chợt hỏi. Tôi thấy bác sĩ ngập ngừng trước khi trả lời.

"Tôi muốn thấy bệnh nhân tiếp tục dùng thuốc và có kết quả tốt trong ít nhất một năm trước khi chúng tôi quyết định sẽ phải làm gì. Tôi đồng ý rằng sức khỏe của Anh đã tốt hơn nhiều và trọng lượng của em ấy khi dùng *Lithium* đã ổn định nên tôi khuyên em ấy nên tiếp tục uống thuốc trong thời gian này."

"Liệu cháu có phải uống thuốc suốt đời không?" tôi hỏi lại, tuyệt vọng không biết khi nào căn bệnh này mới lành.

"Tôi không thể trả lời bà ngay bây giờ. Có người ngừng thuốc và bệnh tình quay lại ngay. Vì mỗi người mỗi khác nên chúng ta sẽ phải chờ xem," bác sĩ nói."Ông bà đã giúp Anh điều trị rất tốt. Chúng ta đã sớm biết căn bệnh này và cả hai người đều làm rất tốt trong việc để ý thuốc men và trị liệu của Anh. Ông bà thực sự đang làm tất cả để giúp em ấy."

Long và tôi gật đầu một cách khó khăn. Tại sao bác sĩ này lại nói rằng chúng tôi đang làm tốt khi con gái tôi vẫn đang bị bệnh? Không có nghĩa lý gì cả.

"Hai người thế nào rồi?" Bác sĩ hỏi chúng tôi. Tôi không hiểu bác sĩ đang muốn hỏi gì, câu trả lời chính xác cho câu hỏi này là gì. Tôi muốn khóc và nói với bác sĩ rằng điều đó thật khó khăn nhưng miệng tôi không thốt ra được lời nào.

Bác sĩ lại nói: "Đôi khi cha mẹ cũng rất khó giải quyết được tất cả những điều này."

Tôi và Long tiếp tục ngồi im lặng.

"Ồ, xin cảm ơn ông bà đã đến hôm nay. Có ai có bất kỳ câu hỏi hoặc sự quan tâm nào khác không?"

Cả hai chúng tôi cùng lắc đầu rồi ra về.

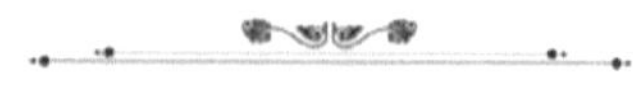

ANH 1993

Lâu lắm rồi tôi mới cầm cọ lên vẽ. Đây là một trong những việc đã trôi ra khỏi thói quen của tôi. Nhưng hôm nay ngồi ở nhà tự nhiên chán quá, tôi bật TV, liên tiếp đổi đài qua những chương trình buổi chiều ngày thường trong tuần gồm các *show* trò chuyện vớ vẩn, phim hoạt hình và quảng cáo máy ép trái cây và dụng cụ thể dục tại nhà.

Tôi tắt TV, đeo *headphones* và cố nghe đĩa *CD*. Nhưng tôi thấy mình lại liên tục nhấn nút nhảy bài vì âm thanh lọt vào tai tôi không khớp với nhạc nền mà tôi đang cảm thấy trong đầu. Bồn chồn và mệt mỏi, tôi nhìn quanh phòng thì mắt tôi rơi vào những bức tranh dang dở mà tôi đang vẽ khi mọi chuyện bắt đầu.

Bước tới chỗ những bức tranh chất đống ở góc phòng, tôi nhặt bức tôi vẽ đêm trước khi nhập viện lần đầu. Tôi ngắm nghía họa phẩm của chính mình. Trong một khoảnh khắc quyết tâm, tôi quyết định rằng tôi sẽ hoàn thành những gì tôi đã bắt đầu. Tôi lôi giá vẽ và lấy cọ, bảng màu và ống màu ra.

Tác phẩm tôi đang thực hiện là Vịnh *Waimea*, một dải cát rộng hình lưỡi liềm tuyệt đẹp nằm ở bờ Bắc. Tôi bị mê hoặc Vịnh *Waimea* và cách vùng nước đặc biệt này thay đổi đặc tính một cách đáng kể tùy theo mùa. Mùa hè, trời trong xanh, tĩnh lặng và mời gọi. Mùa đông, sóng mang theo những đợt sóng khổng lồ, nặng nề và đặc quánh.

Bây giờ tôi chợt nhận ra rằng Vịnh *Waimea* thuộc loại rối loạn lưỡng cực, với những thay đổi thất thường theo mùa, xen kẽ giữa yên tĩnh và giông bão. Tôi đã chọn mô tả khuôn mặt giông bão của *Waimea* cho bức tranh của mình và đang ngẫm nghĩ việc pha màu để thể hiện độ sâu và kết cấu của dòng nước nặng mùa đông.

Các phân tử nước luôn được tạo thành từ hai nguyên tử *hydro* và một *oxy* đơn lẻ, nhưng tùy vào màu sắc bầu trời, gió và sự chuyển động của nước, nó có vẻ nhẹ hoặc nặng. *Waimea* vào mùa đông chắc chắn là nặng nề. Khi tôi vẽ, tâm trí tôi rõ ràng. Tất cả sự tĩnh lặng thường hay tấn công suy nghĩ của tôi trở nên yên tĩnh hơn và cuối cùng tất cả im lặng khi tôi cầm cọ lên, nhúng màu và chạm vào bề mặt giấy vẽ.

Cả thế giới trở nên tĩnh lặng, cây cọ trở thành một phần mở rộng của cơ thể tôi và tôi cảm thấy mình đang nhảy múa trên mặt giấy mà tôi đang vẽ. Màu sắc chuyển động dưới nét vẽ của tôi như dấu chân trên đường đi. Với màu nước, nước chiếm lĩnh và lan truyền theo những cách mà tôi không mong đợi hoặc dự định. Tôi thích thú với những khoảnh khắc bất ngờ này. Bức tranh có ý chí riêng của nó, và tôi để nó trò chuyện với tôi. Màu nước cho tôi sự tự do thể hiện sự tinh tế trong mọi điều tôi muốn thể hiện.

Màu sắc và nét vẽ phù hợp chính xác có thể diễn đạt nhiều điều về cảm giác bên trong của tôi hơn những gì ngôn từ có thể diễn tả được. Tôi có thể hiện cả thế giới bằng màu sắc. Khi tôi nhúng cọ vào hộp nước để rửa sạch trước khi chấm màu khác, tôi thấy mình bị cuốn vào một thế giới mà trong một khoảnh khắc, tôi quên mất mình mắc chứng rối loạn lưỡng cực.

Chỉ một khoảnh khắc, khoảnh khắc đầu tiên kể từ khi bị chẩn đoán, tôi cảm thấy hoàn toàn trở lại là chính mình. Khi sức nặng đó tạm thời được gỡ bỏ, tôi nhận ra gánh nặng của việc chẩn đoán đã đè nặng lên tôi trong từng khoảnh khắc cả thức lẫn ngủ trong cơ thể, giống như một căn bệnh ung thư không thể loại bỏ.

Tôi ghét tâm trí lưỡng cực của tôi.

Thế nhưng ở đây, trong khoảnh khắc khám phá bất ngờ này, tôi nhận ra rằng khi vẽ, tôi không còn cảm thấy mình bị bệnh tâm thần nữa. Tôi không cảm thấy mình là người Việt hay người Mỹ. Tôi cảm thấy như mình tự tại. Tôi cảm thấy trung thực. Tôi cảm thấy bình thường. Đó là cảm giác tôi cần phải ghi nhớ và tìm lại.

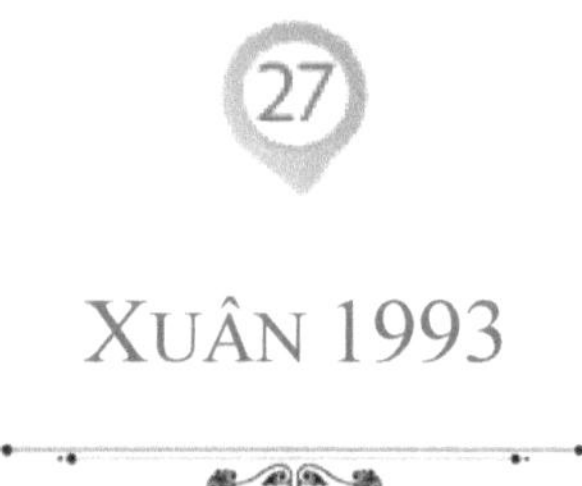

XUÂN 1993

Tôi đưa Anh đi gặp bác sĩ Tanaka hàng tuần. Nhưng hôm nay Long được nghỉ nên anh đi cùng. Ngồi ở phòng đợi, tôi hỏi Long: "Anh có nghĩ con sẽ phải uống thuốc suốt đời không?"

"Bác sĩ nói còn quá sớm để biết," Long trả lời. "Anh hy vọng là không."

"Anh thấy con mập hẳn lên cỡ nào khi uống thuốc không? Anh nghĩ nó có vô đại học nổi không?" Tôi lo lắng hỏi.

"Anh nghĩ vậy. Bác sĩ nói là chứng rối loạn lưỡng cực thường không ngăn cản con mình làm những gì nó muốn làm."

"Ai sẽ muốn cưới con mình? Mình có phải nói với gia đình đàng trai là nó mắc bệnh này không?"

Tôi không thể không lo lắng về những thắc mắc chưa được giải đáp về tương lai của con gái chúng tôi. Điều tệ hại nhất là tôi tự hỏi liệu điều này có xảy ra với Anh nếu chúng tôi ở lại Việt Nam hay không. Có lẽ đó là sự trừng phạt dành cho chúng tôi vì đã từ bỏ đất nước. Tôi cảm thấy có lỗi vì chính mình là người đã thuyết phục Long đi Mỹ. Long không muốn rời Việt Nam. Anh một lòng trung thành với quê hương điêu tàn của mình. Anh không thấy vinh dự khi rời bỏ một tình huống tồi tệ. Tôi là người thuyết phục anh đi dù cha mẹ tôi không đồng ý đi với chúng tôi. Tôi cảm thấy có trách nhiệm với những đứa con tương lai của mình là phải cho chúng cơ hội tốt nhất để có một cuộc sống hạnh phúc và thành công. Và bây giờ hãy nhìn xem điều gì đã xảy ra cho Anh. Chắc hẳn tất cả đều là lỗi của tôi.

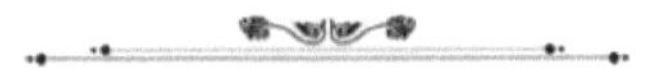

(28)

ANH 1993

Tôi ngồi lo lắng ngoài văn phòng giáo viên hướng dẫn. Tôi có lịch họp vào chiều hôm đó để nói về việc nộp đơn vào đại học. Bởi vì tôi đã phải nhập viện hai lần trong học kỳ trước nên tôi vẫn chưa hoàn thành đơn ghi danh vào đại học như hầu hết các bạn cùng lớp.

Bây giờ đã là tháng Giêng và đã quá thời hạn nộp đơn. Mục đích của cuộc họp hôm nay là để giáo viên hướng dẫn của tôi, thầy Hoshino, giới thiệu những đại học mà tôi vẫn có cơ hội được nhận, và cách giải thích việc tôi vắng mặt trong học kỳ đầu, dẫn đến một số môn không đầy đủ trong học bạ.

Thầy Hoshino mảnh khảnh, cao ráo theo tiêu chuẩn châu Á. Ông từng là cố vấn đại học tại *Punahou* trong hơn 20 năm và tự hào vì đã giúp trường duy trì tỷ lệ trúng tuyển vào đại học ở mức hoàn hảo. Ông mặc áo vest màu xanh nước biển gọn gàng, quần *kaki* và cà vạt sọc, như thể ông luôn sẵn sàng đón tiếp một phụ huynh hoặc học sinh tương lai hoặc đến thăm cố vấn tuyển sinh đại học trong chuyến tham quan khuôn viên xinh đẹp của chúng tôi.

Cửa văn phòng mở, một học sinh bước ra.

"Chào Anh, vào đây, ngồi đợi một chút để thầy làm xong đống hồ sơ này," thầy Hoshino nói, mắt không rời đống giấy tờ trên bàn.

Tôi ngồi xuống cái ghế gỗ màu nâu đặt trước bàn làm việc của ông. Trong khi chờ đợi, tôi nhìn quanh các bằng cấp, ảnh và tác phẩm nghệ thuật mà ông đóng khung trên tường. Tôi thấy ông học đại học tại một ngôi trường mà tôi chưa từng nghe đến – *Carnegie Mellon*. Đúng là một cái tên buồn cười.

Một bức ảnh phía sau bàn làm việc là của ông, và tôi đoán, vợ ông và hai đứa con đang tuổi *teen*, một trai một gái. Họ đang ở *luau*, tất cả đều mặc trang phục *aloha* phù hợp. Trước khi tôi kịp đoán ra bức ảnh tiếp theo có nội dung gì, ông Hoshino hắng giọng và bắt đầu.

Ông rút ra một phong bì màu *vanila* có tên tôi. "Đây, Anh, hồ sơ của em đây rồi. Hình như chúng ta chưa nộp đơn vào cao đẳng hay đại học nào, phải không?"

"Không. Ý em là dạ, dạ đúng rồi, em chưa nộp đơn ở đâu cả," tôi lo lắng trả lời.

"Em vẫn có ý định vào đại học vào mùa thu chứ?" ông hỏi, giọng đều đều, nhìn thẳng vào mắt tôi.

Theo bản năng, tôi tránh ánh nhìn trực tiếp của ông. "Dạ, dĩ nhiên. Em luôn muốn vào đại học."

"Tốt, tôi rất vui khi nghe vậy. Tôi chỉ muốn chắc chắn rằng chúng ta biết mình đang ở đâu. Đôi khi nhiều học sinh gặp một học kỳ khó khăn rồi quyết định là cần nghỉ ngơi một thời gian trước khi vào đại học," ông nói tỉnh bơ như thể những gì tôi đã trải qua trong học kỳ trước là một trận cúm hay tai nạn gãy chân.

"Dạ không, em nghỉ đủ rồi. Em muốn vô đại học theo kế hoạch. Nhưng có quá trễ để nộp đơn không thầy?"

Tôi nghe lỏm được các trò cùng lớp nói chuyện về những trường họ đã nộp đơn, những trường nào họ đã nhận được đơn ghi danh đợt hai, những cuộc phỏng vấn nào họ đã lên lịch và thậm chí một số người đã ghi danh *Early Action* (Khóa Sớm) và đã nhận được thư chấp nhận của các trường.

"Chà, thời hạn nộp đơn của một số trường đã qua rồi, nhưng vẫn còn một số trường tốt có đợt tuyển sinh luân phiên, nghĩa là em có thể nộp đơn miễn là còn chỗ trống. Nhưng tốt hơn hết là chúng ta nên bắt đầu ngay," ông nói khi bắt đầu lập danh sách các trường mà ông nghĩ rằng tôi sẽ có cơ hội được nhận.

"Điều tốt là điểm số của em khá cao từ trước đến giờ. Em có một số lớp chưa hoàn thành trong hồ sơ, vì vậy tôi nghĩ tốt nhất em nên giải quyết vấn đề đó trực tiếp trong câu trả lời bài luận của mình. Các trường đã hiểu rõ hơn nhiều về các vấn đề sức khỏe tâm thần, không giống như khi tôi nộp đơn vào đại học 30 năm trước. Lúc đó người ta sẽ không dám nhắc tới những chuyện như vậy."

"Ý thầy là em phải giải thích mọi chuyện trong học kỳ trước? Rằng em đã nhập viện ở *Kahi Mohala*?"

Tôi sợ hãi khi nghĩ đến việc tiết lộ tất cả những điều đó. Tôi chưa bao giờ nói chuyện trực tiếp với một người lớn ở trường về những gì đã xảy ra trong học kỳ trước, chẩn đoán của tôi là gì và việc tôi đang dùng thuốc.

"Để coi. Anh, em không cần phải nói cho bất cứ ai biết điều gì em không muốn. Đó là chuyện riêng tư của em. Nhưng tôi nghĩ tốt nhất là mình nên thành thật trong đơn."

"Nhưng phải nói gì đây," tôi tự nghĩ. Và tôi cảm thấy không muốn nói chuyện chi tiết với thầy Hoshino ngay bây giờ.

"Được rồi, đây là danh sách tám trường mà tôi nghĩ sẽ phù hợp cho em và vẫn đang nhận đơn. Về nhà coi qua đi rồi quay lại để chúng ta nói chuyện sau." Ông đưa cho tôi một tờ giấy có ghi tên các trường đại học rồi đứng lên, đưa tay ra bắt tay như thể muốn dẫn tôi ra khỏi phòng.

"Chúc may mắn, hẹn gặp lại em lần sau."

Ông chào bạn cùng lớp tôi đang đợi bên ngoài, "Joel, vào và ngồi đi. Thầy cần làm một số giấy tờ."

Cánh cửa văn phòng thầy Hoshino đóng sầm. Tôi đứng đó ngơ ngác, không biết phải làm gì.

Đột nhiên tôi hoảng sợ. Tôi cảm thấy buồn nôn và choáng váng, như thể tôi sẽ ngất đi nếu không ngồi xuống hoặc hít thở không khí trong lành hoặc uống nước. Tim tôi bắt đầu đập thình thịch và không khí chợt rất nóng và ngột ngạt. Tôi thấy những đốm trắng trôi trước mắt. Tôi ngồi xuống cái ghế trước văn phòng và nhắm mắt lại, chờ đợi và cầu nguyện cho cảm giác đó qua đi.

Xui cho tôi, hôm nay là thứ Ba, ngày tôi thường xuyên có hẹn với bác sĩ Tanaka. Tôi không muốn đi, nhưng tôi không muốn giải thích với mẹ là tại sao. Tôi suy tính là tôi sẽ yêu cầu mẹ tôi thả tôi bên ngoài rồi không vô. Nhưng mẹ tôi nhất quyết đòi vô trong đợi tôi nên tôi không thể trốn hẹn.

"Chào Anh, vào đây," bác sĩ Tanaka chào tôi lúc 4 giờ chiều như thường lệ.

Tôi vô phòng và ngồi xuống.

"Hôm nay em khỏe không?" bác sĩ Tanaka bắt đầu như mọi khi.

"Hôm nay em không muốn nói chuyện."

"Mọi việc ổn chứ? Có chuyện gì sao?"

Vài tháng qua, tôi thấy thoải mái hơn khi nói chuyện với bà về cảm giác của tôi. Có lẽ bà cảm thấy có điều gì làm tôi khó chịu.

"Em đã nói là hôm nay em không muốn nói chuyện mà," tôi nói lại, không thể kiềm chế được sự bực tức trong giọng nói của mình.

"Được rồi, vậy mình sẽ ngồi im lặng. Mình không cần nói chuyện nếu em không thích," Bác sĩ Tanaka nói.

"Vậy em về được không?" Tôi hỏi.

"Ồ, đây là thời gian của em và tôi không muốn mình lãng phí. Em đã tới đây và chúng ta có thể ngồi đây và chờ xem em có đổi ý không."

Tôi đảo mắt. Bác sĩ Tanaka không phải là người xấu, nhưng đôi khi bà quá bình tĩnh khiến tôi phát điên. Loại người lập dị nào lại có thể ngồi im lặng nhìn chằm chằm vào ai đó trong 45 phút?

Rồi chúng tôi ngồi đó trong im lặng. Thời gian như bất tận. Tôi không thể chịu đựng được nữa.

"Em vừa có cuộc gặp với ông thầy cố vấn đại học và ông đưa em danh sách tám trường mà ổng nghĩ em nên nộp đơn," cuối cùng tôi thốt ra.

"Ồ, rồi em cảm thấy thế nào về điều đó?" bác sĩ Tanaka nhỏ nhẹ hỏi.

"Choáng ngợp muốn chết. Ồ, và thầy còn muốn em viết vào bài luận tuyển sinh những gì đã xảy ra trong học kỳ trước, để giải thích những lớp chưa hoàn thành trong học bạ của em. Em vẫn không hiểu chuyện gì đã xảy ra.Vì cái quỷ quái gì mà em phải giải thích điều đó với người xa lạ trong đơn đại học?"

"Quá nhiều thứ dồn dập cho em. Tôi hiểu tại sao em lại cảm thấy choáng ngợp. Có lẽ tôi có thể giúp em sắp xếp mọi chuyện."

"Ai cũng làm như dễ lắm, làm như em cứ tiếp tục mọi việc như không có chuyện gì xảy ra. Ngay cả em còn không biết chuyện gì đã xảy ra với em nữa. Em biết bây giờ em đã khác rồi. Em không còn là Anh ngày xưa nữa."

"Đây là một quá trình cần có thời gian và nếu em chưa biết mọi thứ thì và cũng không sao. Nhưng hình như các quyết định ở trung học về đại học của em hoàn toàn bị ảnh hưởng bởi dòng thời gian khác với tiến trình nội tại của riêng em."

"Tiến trình nội tại là gì, bác sĩ?" tôi thực sự bối rối. Đôi khi tôi không hiểu bác sĩ Tanaka đang nói về điều gì và biết rằng tốt hơn là nên yêu cầu bà giải thích thay vì làm bộ hiểu. Nếu không, bà có xu hướng tiếp tục về một số chủ đề nhất định.

"Tiến trình nội tại có nghĩa là những gì đang diễn ra bên trong em, trong thế giới nội tâm của em."

Còn nhiều khái niệm nữa tôi không hiểu.

"Thế giới nội tâm?" tôi hỏi lại với vẻ mặt bối rối. Bà bác sĩ này đang nổi điên sao?

"Đúng, em có một thế giới phong phú bên trong. Suy nghĩ, cảm xúc của em, ước mơ, hy vọng, lo lắng, tưởng tượng. Đây là tất cả những trải nghiệm mà em có bên trong. Không phải lúc nào em cũng có thể biết thế giới nội tâm của người khác bằng cách nhìn vào hành động và vẻ bề ngoài của họ," bác sĩ Tanaka giải thích.

Toàn bộ ý tưởng về thế giới nội tâm này là một khái niệm hoàn toàn xa lạ đối với tôi. Tôi chưa bao giờ nghe ai đề cập đến điều này. Cha mẹ tôi có thế giới nội tâm không?

"Có phải ai cũng có thế giới nội tâm không?" Tôi thắc mắc.

"Đúng vậy, mọi người đều có thể tiếp cận thế giới nội tâm của mình, nhưng một số người để ý đến nó nhiều hơn người khác. Và đôi khi người ta quên, hoặc chưa bao giờ nhận ra rằng họ có thế giới nội tâm này ngay bên trong mình."

"Thế giới nội tâm của mình để làm gì? Chả lẽ chỉ để cho vui, giống như trí tưởng tượng?"

"Chà, đây là một câu hỏi thực sự thú vị và mỗi người có câu trả lời khác nhau. Nhưng riêng tôi, tôi tin rằng nếu em càng biết và chú ý đến thế giới nội tâm của mình thì em sẽ càng có khả năng định hướng cuộc sống bên ngoài của em theo cách em tôn vinh con người thật của mình."

"Làm vậy để thế giới bên trong và thế giới bên ngoài của mình hòa hợp với nhau, đồng bộ hóa?"

"Chính xác!" Bác sĩ Tanaka reo lên, như thể tôi vừa tìm ra giải đáp cho bài toán hóc búa.

"Vậy điều này có liên quan gì đến đơn ghi danh đại học của em?"

Một lần nữa, cảm giác như tôi cần phải đưa bác sĩ trở lại đúng hướng.

"Chà, em vừa có một sự kiện lớn lao xảy ra vào học kỳ trước, và việc em cảm thấy như mình vẫn đang cố gắng tìm hiểu là điều hoàn toàn bình thường. Thế giới nội tâm của em có lẽ đang rất bối rối trước những gì đã xảy ra. Và ý nghĩ về việc tốt nghiệp trung học và nộp đơn vào đại học, bản thân việc này là những sự kiện lớn, có lẽ cũng tương tự như sự kiện học kỳ trước, có rất nhiều thứ để giải quyết."

"Nhưng em phải vô đại học. Em không có lựa chọn."

"Tôi đâu có nói là đừng vô đại học. Tôi chỉ nói điều đó có thể làm em choáng ngợp. Và thừa nhận trải nghiệm choáng ngợp sẽ giúp em phát triển lòng trắc ẩn hơn đối với bản thân mình."

Tôi lại không hiểu nữa rồi. Tại sao tôi cần lòng trắc ẩn cho chính mình? Tôi chỉ muốn bình thường. Ngay lúc đó, vì lý do nào đó tôi cảm thấy lồng ngực mình như thắt lại, nóng lên và nước mắt dâng lên trong mắt tôi. Tôi chưa bao giờ khóc trước mặt ai. Tôi cảm thấy xấu hổ và sợ hãi, nhưng tôi không thể ngăn mình lại.

"Tôi có thể thấy em đang sợ hãi về điều này, và tôi muốn em biết rằng em không đơn độc. Em không cần phải làm tất cả điều này một mình. Gia đình em và tôi sẽ giúp em vượt qua chuyện này."

Tôi nhắm mắt lại và cảm nhận những giọt nước mắt nóng hổi chảy xuống má.

Bác sĩ Tanaka im lặng ngồi đó, để tôi khóc mà không vội vã cản tôi lại hoặc xoa dịu tôi. Sau một khoảng thời gian có vẻ như rất lâu, tôi chộp lấy một khăn giấy từ hộp *Kleenex* trên bàn và lau khô mắt. Những giọt nước mắt ngừng rơi, như thể chúng đã chạy hết chặng đường của mình.

"Bây giờ em cảm thấy thế nào?" Bác sĩ Tanaka nhẹ nhàng hỏi.

"Thật ngạc nhiên là em thấy đỡ hơn một chút. Em chưa bao giờ cho phép mình khóc trước đây," tôi thừa nhận.

"Em có cảm giác gì khi khóc?"

"Em không biết, chắc là sợ hãi và buồn bã."

"Có lần nào khác trong đời em cảm thấy như vậy không?"

Đột nhiên, không biết vì lý do gì, tôi nhớ lại rất rõ lúc tôi ngồi ở ghế sau xe, ba tôi lái tới trường mầm non.

"À, hồi còn nhỏ, em hay bị say xe lúc đi học. Ba mẹ em ráng làm em quên đi bằng cách chỉ về các tòa nhà ở xa nhưng chỉ được vài phút. Em luôn nôn ói trước khi tới trường. Xe luôn có mùi em nôn mửa nên làm em dễ ói hơn. Ba em hay tức giận khi em nôn mửa làm dơ xe. Em phải lấy cái bao bịt miệng mỗi sáng. Trước khi tới trường có đèn xanh đèn đỏ. Em nhớ mỗi sáng niệm Phật Bà Quán Thế Âm cho đèn đỏ hoài để em không phải tới trường."

"Vậy là em đã cảm thấy rất lo lắng và sợ hãi về trường học từ khi còn nhỏ."

"Em chưa bao giờ nghĩ vậy. Em thích học, nhưng có lúc em thấy có rất nhiều áp lực."

"Và em giải quyết áp lực đó như thế nào?"

"Ý bác sĩ là sao?" tôi bối rối.

"Em làm gì khi cảm thấy sợ hãi hoặc lo lắng?"

"Em không biết. Em chỉ... giải quyết nó thôi."

"Em có nói với ai về chuyện đó không?"

"Không."

"Em có tìm cách nào đó để thư giãn tâm trí và cơ thể khi chưa cảm thấy như vậy?"

"Không."

"Vậy là em đang cố gắng tự mình giải quyết tất cả à?"

"Chắc vậy."

"Chà, chúng ta hãy cùng nhau tìm ra một số cách giúp em giải quyết sự lo lắng để em không phải cảm thấy cô đơn."

"Dạ cũng được," tôi vẫn không chắc bà muốn gì.

Tôi rất mong chờ những cuộc hẹn hàng tuần với bác sĩ Tanaka. Tôi thường xuyên ngạc nhiên về kết quả các buổi nói chuyện. Lúc đầu tôi rất lo lắng, và vô cùng bực bội gần như chịu không nổi khi có ai đó quan tâm đến tôi nhiều đến vậy. Nhưng bây giờ tôi biết trân trọng nó. Không ai chú ý đến suy nghĩ và cảm xúc của tôi nhiều như bác sĩ Tanaka.

Tôi cảm thấy khó chịu với ba mẹ khi họ không hiểu cảm xúc của tôi mặc dù tôi đã cố giải thích.

Mẹ tôi không còn hỏi là tôi và bác sĩ Tanaka nói gì trong các buổi trị liệu.

Tôi đi học lại và đã trở lại với thói quen thường ngày, điều đó rõ ràng là đủ cho ba mẹ tôi. Họ đã bước qua rồi, như thể bất cứ điều gì đã xảy ra cho tôi ba tháng trước là một cái gì đó trong quá khứ không cần nhắc tới nữa. Đây có phải là cách họ giải quyết mọi thứ trong cuộc sống?

Chiến tranh? Bỏ lại đất nước và gia đình sau lưng.

Tôi bắt đầu chú ý đến cảm xúc của mình hơn và nhận ra rằng tôi có hoạt động giúp tôi thư giãn – chơi đùa dưới biển và vẽ tranh. Tôi không chiến đấu với bản thân hoặc ghét mình khi ở dưới biển hoặc khi vẽ tranh. Tôi không phải là kẻ thù của mình khi đứng trước giá vẽ hoặc nằm trên tấm *boogie*.

Tôi làm việc với bản thân hơn là chống lại chính mình. Tôi thực sự tận hưởng mình.

Có lẽ đó là lý do tại sao tôi lại thích vẽ đại dương đến vậy – đó là sự kết hợp giữa hai bức tranh yêu thích của tôi. Từ khi nhập viện, tôi thử nghiệm sơn *acrylic* nhiều hơn màu nước. Tôi cần một sắc tố nặng hơn để thể hiện những gì tôi đang cảm thấy bên trong, tôi cần thứ gì đó tối hơn và nặng hơn để nghiền nát tôi hơn là ánh sáng tinh tế của màu nước.

Giáo viên mỹ thuật đầu tiên của tôi, cô Rose, thích màu nước nên cô đã giới thiệu cho tôi và tôi đã thích màu nước. Nhưng bây giờ, khi tôi thử nghiệm trọng lượng dày hơn và nặng hơn của *acrylic*, tôi lại thích hơn.

Tôi bớt ngập ngừng hơn và mạnh dạn hơn với những nét vẽ.

Tôi thích cách mình có thể phạm sai lầm rồi che đậy lại như một bí mật, bí mật chỉ có bức tranh và tôi biết với nhau. Chỉ có chúng tôi mới biết những gì nằm bên dưới và cần làm gì để có được sản phẩm cuối cùng.

Tôi hoàn thành loạt tranh đại dương màu nước và bắt đầu với loạt tranh bầu trời bằng acrylic ghi lại những màu sắc và tâm trạng khác nhau của bầu trời vào những thời điểm khác nhau trong ngày – sự dịu dàng nhẹ nhàng của buổi sáng, sự chói chang của buổi trưa, sự kết thúc ấm áp, đôi khi rực lửa của hoàng hôn cũng như sự mát mẻ rực rỡ của hoàng hôn.

Tôi ngạc nhiên trước quang phổ vô tận của ánh sáng, mây, bóng tối và màu sắc suốt cả ngày.

Tôi không thể không nghĩ rằng Chúa, hay bất cứ ai tạo ra thế giới này, là một nghệ sĩ thích vẽ bầu trời mỗi ngày.

Tôi ngồi xuống, bắt đầu viết bài luận ghi danh vào đại học. Nhưng tôi không thể tìm ra cách bắt đầu phù hợp. Làm sao tôi có thể giải thích bằng lời những gì tôi đã trải qua suốt năm qua mà không có vẻ giống một người điên? *Lần đầu nhập viện, tôi đã mất điểm lớp Anh văn. Lần thứ hai là vì tôi đã ảo tưởng về một cơn sóng thần.* Không ai muốn nhận người như vậy vào trường mình.

Tôi nhìn chằm chằm vào màn hình máy tính trống không và tôi không nói nên lời. Tôi ước gì mình có thể gửi danh mục các tác phẩm nghệ thuật của tôi thay vì một bài luận văn. Tôi có thể vẽ cho họ một bức tranh để họ thấy năm gần đây, tôi cảm thấy thế nào. Tôi thoáng có ý định nộp đơn vào một trường nghệ thuật để học đại học, nhưng tôi gạt bỏ ý định đó ngay khi tưởng tượng cuộc trò chuyện với ba mẹ tôi sẽ diễn ra như thế nào...

"Ba mẹ ơi, con đã quyết định sẽ vào trường nghệ thuật để học đại học."

"Là sao?" mẹ tôi lo lắng. *"Ý con là học các lớp nghệ thuật ở đại học?"*

"Không. Học trường chuyên về nghệ thuật để học về nghệ thuật."

"Hả? Để làm gì?"

"Con không biết, thì để trở thành họa sĩ."

Lúc đó, ba tôi sẽ bắt đầu cao giọng để chấm dứt cuộc trò chuyện lố bịch, "Ý tưởng ngu ngốc! Nghệ thuật là để giải trí. Không phải để học. Họa sĩ thì làm sao mà con kiếm tiền? Xuân, anh đã nói rồi mà, mình đã để nó bỏ quá nhiều tiền mua đồ vẽ vời. Bây giờ hãy nhìn đi, tại sao nó lại ngu ngốc đến thế. Con nghĩ rằng con có thể tiếp tục mua dụng cụ vẽ tranh và bán tranh để nuôi sống gia đình?"

Tôi biết mình không thể nghĩ ra một lý lẽ nào để làm hài lòng cha mẹ hoặc thậm chí cả bản thân tôi về tính *logic* của việc theo học trường nghệ thuật.

Tôi chỉ biết là khi tôi vẽ, tôi cảm thấy mình là chính mình nhất. Tôi thường nghe ba mẹ tôi tranh cãi về tôi trong phòng ngủ. Họ có đủ căng thẳng rồi và không nghe thêm ý tưởng điên rồ của tôi về việc học nghệ thuật hoặc muốn trở thành họa sĩ. Tôi sẽ phải tìm cách để làm điều đó bên lề như bây giờ.

ANH 1993

"Em cảm thấy có gì đè nặng trong ngực. Em không biết là gì nhưng nó rất nặng ở đó," tôi chia sẻ với bác sĩ Tanaka.

"Tôi cũng nghĩ vậy khi em nói chuyện."

"Cảm giác như một nỗi buồn nặng nề."

Nhưng tôi đã cảm thấy như vậy từ khi còn nhỏ.

"Em buồn chuyện gì vậy, bác sĩ?"

"Đây là điều đáng để mình tìm hiểu. Và đôi khi nỗi buồn được truyền từ thế hệ này sang thế hệ khác. Nó thậm chí có thể không phải là tất cả nỗi buồn của riêng em."

"Một phần nào đó có thể không phải của em?

"Đúng rồi."

"Vậy thì của ai? Cha mẹ em? Ông bà em?"

"Rất có thể."

"Nhưng làm sao nó lại truyền sang em? Em chưa bao giờ gặp ông bà hết."

"Cuộc sống vận hành một cách bí ẩn."

"Đó có phải là nghiệp chướng của em không? Mẹ em hay nói rằng những điều tốt hay xấu xảy ra với chúng ta là do nghiệp chướng mà ra, từ những gì chúng ta đã làm trong kiếp trước," tôi tự hỏi liệu bác sĩ Tanaka có tin vào tiền kiếp hay không.

"Cho dù đó là nghiệp báo hay di truyền hay môi trường, trẻ em và cha mẹ, ông bà đều có chung một mối liên hệ sâu sắc được truyền từ bào thai sang bào thai."

Tôi ngạc nhiên khi bác sĩ Tanaka nói về nghiệp báo và tổ tiên tôi. Đó không phải là điều tôi mong đợi ở một bác sĩ, nhưng khi tôi hiểu bà nhiều hơn, tôi biết rằng bà không giống những bác sĩ khác tôi từng gặp.

Bác sĩ Tanaka khuyến khích tôi chia sẻ ước mơ của mình. Đột nhiên tôi nhớ lại giấc mơ đêm qua.

"Đêm qua, em có một giấc mơ kỳ lạ. Rất nhiều chiếc lá dính trên tóc em, nhiều đến nỗi phải mất rất nhiều thời gian để gỡ. Em mặc một chiếc áo khoác màu đỏ, khi thò tay vào túi thì thấy còn nhiều lá khô nhưng dễ rũ ra chứ không như những chiếc lá trên tóc. "

"Em đã làm gì với những chiếc lá chết?"

"Em không biết."

"Em nghĩ gì về giấc mơ này?"

"Em ráng gỡ hết lá khô, nhưng nó dính chặt vào tóc em đến mức em không biết liệu mình có gỡ hết không."

"Trong giấc mơ, em cảm thấy thế nào?"

"Ngớ ngẩn lắm. Em không sợ hãi hay hoảng loạn, chỉ hơi bối rối khi bị lá khô dính đầy tóc và tìm cách gỡ hết ra."

Khi tôi không thể chia sẻ gì thêm về giấc mơ, bác sĩ Tanaka giải thích, "Chà, việc những chiếc lá đã chết khiến tôi nghĩ rằng chúng có thể tượng trưng cho nỗi buồn và sự nặng nề trong lòng em. Nỗi buồn và những chiếc lá khô đều vướng trên tóc em, nhưng chúng không thực sự là một phần của em mà em đã nhặt chúng ở đâu đó, có thể từ tổ tiên em và nỗi buồn của họ. Việc này có thể khó khăn nhưng em có thể gội sạch chúng khỏi tóc."

Tôi không biết phải nói gì. Tất cả những gì tôi có thể cảm nhận được là sự nặng nề sâu thẳm trong ngực và cổ. Nó giống như một năng lượng trì trệ không có chỗ thoát ra nên phải đọng lại.

"Làm sao em gỡ hết lá được?" tôi hỏi một cách tuyệt vọng. "Chắc em phải tắm lâu lắm."

"Chà, cần có thời gian để gỡ rối. Cơ thể của em quá thông minh để em loại bỏ những thứ này mà không cần phân loại trước. Em có thể ngạc nhiên vì có những viên ngọc lẫn lộn trong những chiếc lá đau buồn đã chết này," bác sĩ Tanaka giải thích. "Những thứ ở trong lòng chúng ta có lý do của nó. Chúng ta nên tìm hiểu và học hỏi từ chúng trước khi loại bỏ chúng."

"Bác sĩ nói là tổ tiên em đã truyền lại cho em những thứ này và em không nên vứt nó đi trước khi trải qua nó?"

"Nghĩ như vậy là một cách rất hay để xem xét vấn đề."

Tôi biết bà nội và cha mẹ tôi rất coi trọng việc tưởng nhớ tổ tiên. Họ làm mọi thứ có thể để không làm mất danh dự tổ tiên.

Tôi nhớ bà nội nói về việc học từ quá khứ và cội nguồn gia đình. Tôi muốn học những bài học mà tổ tiên đang cố dạy tôi, nhưng tôi không muốn lá khô vướng trên tóc mãi. Có cách nào để tôi gội đầu và để nước làm sạch bài học cho tôi không, hay tôi phải cạo sạch tóc và bắt đầu lại từ đầu?

Xuân 1993

Năm đó Tết con Gà.

Trong gia đình Việt Nam, việc tưởng nhớ tổ tiên vào ngày giỗ là ngày quan trọng nhất. Nếu một người không làm tròn bổn phận với tổ tiên thì sẽ gặp rủi ro.

Mặt khác, Tết là thời gian để ăn mừng.

Ở Việt Nam, gia đình tôi bỏ ra vài tuần trước Tết để dọn dẹp nhà cửa, mua sắm quần áo và thực phẩm nấu ăn, mua hoa trang trí nhà cửa và hoạch định kế hoạch chúc Tết bạn bè và gia đình.

Tết là thời điểm để ăn mừng sự qua đi của một năm nữa. Chia sẻ đồ ăn, hoa quả, âm nhạc và pháo là cách ghi nhận những vất vả và hy sinh của năm trước, với hy vọng tiếp tục có sức khỏe, thịnh vượng và may mắn trong năm tới.

Ở *Hawaii*, tôi nhận thấy hầu hết mọi người gọi Tết ta là "Tết Trung Quốc" và *"Kung Hei Fat Choy"* theo cách nói của người Trung Quốc thay vì "Chúc mừng Năm Mới" của Việt Nam.

Thay vì các tiệm và cơ sở kinh doanh đóng cửa cả tuần như ở Việt Nam, Tết Nguyên Đán không phải là một ngày lễ ở Hoa Kỳ. Nó được đánh dấu trên lịch Mỹ giống như cách chỉ định *Flag Day (*Ngày Cờ*)* hoặc *Groundhog Day* (Ngày Chuột Chũi) - có ghi chú nhưng không đủ quan trọng để mọi người được nghỉ làm. Vì vậy, nếu Tết rơi vào một ngày trong tuần, người mình thường ăn mừng vào cuối tuần trước hoặc sau ngày Tết thực.

Chùa, tổ chức lễ hội quy củ, kỹ lưỡng và trang trọng hơn.

Mọi người xúm nhau lại lau chùi chính điện cho đến khi bóng lưỡng và cắm hoa, bày trái cây đầy ắp trên bàn thờ. Các thầy tụng khóa kinh đặc biệt, sau đó là múa lân và đãi bữa tiệc chay.

Con nít được được phát phong bì lì xì màu đỏ có nhét vài đồng xu hoặc tờ đô la lấy hên.

Anh và Jack phàn nàn về việc phải đi chùa. "Đi chùa chán quá," Jack than vãn. "Có làm gì đâu, toàn là ngồi đọc những chữ không ai hiểu gì. Thà ở nhà coi tivi sướng hơn."

"Chính vì vậy mà con phải đi chùa đó Jack. Coi tivi Mỹ cả ngày hư hết đầu óc và mù mắt luôn đó," tôi nói. "Cả năm con đi học với bạn Mỹ. Đây là lần duy nhất con có cơ hội học hỏi văn hóa Việt Nam."

Tôi cảm thấy năm nay là một năm đặc biệt quan trọng để gia đình tôi bày tỏ lòng biết ơn đối với sự bình phục bệnh tật của Anh, đồng thời cầu nguyện cho gia đình tôi tiếp tục được sức khỏe và bình an trong năm tới nên tôi kéo Jack và Anh cùng đi, làm lơ những lời lải nhải của Jack.

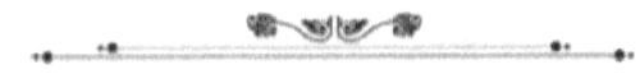

ANH 1993

Đêm nay tôi tốt nghiệp trung học. Ánh đèn rực rỡ chiếu xuống từ trên trần phòng thi đấu *Neil Blaisdell Arena* nóng rực và chói chang nên tôi không thể nhìn thấy phụ huynh trong vùng tối mà chỉ nhìn thấy các bạn cùng lớp trên sân khấu với tôi, lần cuối cùng chúng tôi tụ tập và được cùng chiếu sáng. Các bạn nữ mặc váy trắng xinh đẹp và đội vòng hoa *haku* trên đầu, trong khi các bạn nam mặc trang phục lịch sự với áo khoác *blazer* màu xanh nước biển và quần *kaki*.

Ai nhìn cũng rất đẹp. Thầy hiệu trưởng đọc diễn văn chia tay.

Thầy có thói quen đặt tên mỗi lớp tốt nghiệp bằng một tính từ. Tôi thắc mắc không biết thầy sẽ chọn từ ngữ gì cho lớp tôi. Đó là một trong số ít điều khiến cả lớp chúng tôi ngạc nhiên về buổi tối hôm nay sau khi chúng tôi đã dành vài tuần qua ở phòng tập thể dục của trường để luyện tập các bài hát và điệu nhảy mà chúng tôi sẽ biểu diễn tối nay. Tôi không biết tối nay tôi sẽ tốt nghiệp ở *Punahou* như thế nào. Tôi vừa mừng và nhẹ nhõm vì đã xong trung học. Có những lúc tôi không chắc mình đã thực sự tốt nghiệp hay chưa, chứ đừng nói đến việc vào đại học vào mùa thu.

Thầy Hoshino đã giúp tôi làm thủ tục nộp đơn vào đại học và tôi được nhận vào *UC Davis* vào mùa thu.

Đây là một khởi đầu mới.

Sẽ không ai biết năm ngoái tôi đã trải qua những gì. Ở đâu đó, tôi thấy mình có vẻ giả tạo, như đang diễn một vai trò, rằng tôi không thực sự ở đây, rằng điều này không thực sự xảy ra với tôi, rằng tôi đang theo dõi cuộc sống của người khác. Tôi vừa buồn vừa luyến tiếc cái khoảnh khắc này trong đời mình, nhận ra rằng một chương của cuộc đời tôi sắp kết thúc vào đêm nay trong khi tôi không chắc mình đã sẵn sàng bước qua chương mới chưa. Tôi sợ phải lớn lên và phải một mình đối mặt với thế giới.

Tôi cảm thấy choáng ngợp vì những cảm xúc mâu thuẫn này. Tôi cố nhớ lại những gì bác sĩ Tanaka nói về việc cho phép bản thân cảm nhận được cảm xúc của mình mà không cần phải thay đổi hay kiểm soát chúng. Bác sĩ Tanaka đang ở đâu đó trong hàng ghế khán giả cùng với gia đình tôi. Tôi mời và bà đã chấp nhận.

Thầy hiệu trưởng tiếp tục bài diễn văn: "Tôi đã chứng kiến lòng tốt và sự chu đáo mà lớp các em đã thể hiện với nhau trong những lúc khó khăn. Lớp của các em biết quan tâm cho nhau. Lớp các em có tính cộng đồng.'"

Có tiếng xì xào bàn tán lan tỏa giữa các bạn học của tôi. Cộng đồng? Là sao? Giống như một phòng tắm chung? Giống như Cộng Sản? Tôi không biết nên làm gì với từ này. Đó chắc chắn không phải là một từ hào nhoáng. Nó có tất cả vẻ lấp lánh của cái bao tải màu nâu. Thật là một sự thất vọng. Tôi có thể nói rằng các bạn tôi cũng không mấy ấn tượng. Có lẽ mọi người chúng tôi cùng thất vọng.

Thầy hiệu trưởng kết thúc bài diễn văn và quay trở lại ghế trong khi nhạc trưởng quay lại sân khấu. Ông quay lưng lại phía chúng tôi và giơ cây đũa điều khiển lên không trung trước khi thả tay ra hiệu cho dàn nhạc bắt đầu chơi bài hát cuối cùng của buổi tối: *Aloha Oe*.

Khi chúng tôi bài hát chia tay này, tự nhiên da gà nổi lên khắp tay tôi và cảm giác ngứa ran lan khắp người tôi. Nước mắt dâng lên mắt tôi và tôi cố gắng hết sức kiềm chế để *mascara* của tôi không bị nhòe. Một làn sóng cảm xúc ấm áp khó tả lan khắp cơ thể tôi. Tôi tự hỏi liệu đây có phải là cảm giác của một đứa bé trước khi ra khỏi bụng mẹ hay không.

Không có đường cho tôi quay lại nữa rồi.

ANH 1993

Những quả bóng bay lớn và biểu ngữ màu xanh và màu đồng của đại học *UC Davis* chào mừng sinh viên mới. Tôi cầm mảnh giấy chỉ định tôi đến ký túc xá *Bixby Hall* và bạn cùng phòng của tôi tên Jessica đến từ *Petaluma, California.* Khuôn viên trường rộng lớn và tôi tự hỏi làm thế nào tôi có thể tìm được lớp. *Davis* là một thị trấn toàn xe đạp và hầu hết mọi người đi lại trong và ngoài khuôn viên trường đều bằng xe đạp. Thật tuyệt, nhưng tôi không biết đi xe đạp.

Đây là kỹ năng mà ba mẹ tôi cho là không cần thiết ở Mỹ vì ai cũng có xe hơi. Ba mẹ tôi đi với tôi từ *Hawaii* đến *Davis* để đưa tôi vào ký túc xá. Cuối cùng chúng tôi cũng tìm được đường đến phía Bắc của khuôn viên trường.

Tôi đến bàn làm thủ tục nhận phòng ở phía trước ký túc xá. "*Hi!* Chào mừng bạn đến *Bixby Hall!*" một sinh viên nhiệt tình quá trớn nói như thét vào mặt chúng tôi. "Bạn tên gì? Tôi là Scott và tôi sẽ là một trong những trợ lý thường trú ở đây."

"Tôi là Anh Nguyễn. "

"Bạn đánh vần họ của bạn như thế nào?"

"N-G-U-Y-E-N," tôi đã quá quen với việc đánh vần họ của mình cho mọi người đến nỗi nó gần như trở thành một giai điệu quen thuộc với tai tôi, như A-B-C.

"Đây rồi," Scott nói khi tìm thấy tên tôi trong hàng hồ sơ trong hộp.

"Từ *Honolulu*, Hawaii hả? Hay quá. Tôi nghĩ có một người khác ở *Bixby* cũng ở Hawaii."

"Thật hả?" tôi không ngờ mình sẽ cảm thấy hào hứng khi gặp một người khác ở *Hawaii*, nhưng tôi chợt cảm thấy nhớ nhà. Ngày mai ba mẹ tôi sẽ bay về, bỏ tôi lại đây. Ba mẹ và tôi chưa bao giờ bộc lộ tình cảm với nhau, nhưng chợt tôi muốn nắm lấy tay mẹ và nói mẹ đừng bỏ tôi lại đây. Nhưng tay mẹ đã ôm đầy túi ny lông đựng bút, sổ ghi chú, nhãn dán và nước suối mà bà thu thập quanh khuôn viên trường vào sáng nay.

"Mình lên coi phòng đi con," mẹ bảo tôi.

Phòng tôi số 210 trên tầng hai. Tôi bước lên những bậc thang lát gạch dẫn lên tầng hai với ba mẹ. Ký túc xá sạch sẽ nhưng toát ra cảm giác lạnh lẽo vô cùng, làm cho ký túc xá, khách sạn và bệnh viện khác với ở nhà. Lên tầng hai, tôi đi dọc hành lang dài để tìm phòng.

Đi được nửa hành lang, tôi thấy phòng mình ở phía bên trái. Bạn cùng phòng của tôi đã đến và đặt túi xách lên giường, chiếm lấy phía trái căn phòng. Căn phòng nhỏ, chỉ vừa đủ chỗ cho hai giường đôi, hai cái bàn và hai ngăn kéo được sắp xếp đối xứng ở giữa phòng, mỗi bên là một bản sao y hệt của bên kia. Tôi sẽ chia sẻ không gian nhỏ bé này với một người lạ trong năm tới.

Bất chợt, căn phòng gợi lên ký ức về bệnh viện tâm thần ở *Kahi Mohala* nhưng còn nhỏ hơn nữa. Ba tôi im lặng, đút tay vào túi và nhìn căn phòng nhỏ. Ông mở miệng như thể định nói gì đó, nhưng sau đó ngậm miệng lại. Mẹ tôi không ngại ngùng: "Phòng tuy chật chội, con phải giữ sạch sẽ."

"Không có chỗ cho con xả bừa như ở nhà," mẹ tôi nói. Và sau đó, với giọng điệu nhẹ nhàng hơn, "Bây giờ mình tìm chỗ mua ga trải giường và chăn."

Ngay sau đó, một cô gái có khuôn mặt nhợt nhạt với mái tóc nâu dài và cặp kính gọng dây bước vào phòng cùng cha mẹ và đứa em trai. "Xin chào, chắc bạn là Anh. Tôi là Jessica. Tôi hy vọng bạn bằng lòng cho tôi chọn phía này của căn phòng," cô nói bằng giọng nhẹ nhàng.

Tôi lập tức cảm thấy nhẹ nhõm. Tôi đã lo lắng không biết bạn cùng phòng của mình sẽ là ai, và cô gái này trông có vẻ vô hại.

"Xin chào. Được mà, bên nào cũng vậy thôi," tôi nói và cả hai chúng tôi cùng cười. Cha Jessica cao gầy với mái tóc cắt ngắn và cặp kính gọng kim loại khiến ông trông giống như một giáo sư.

"Chỗ này xa nhà nhỉ?" cha Jessica nói, không nhắm đến một ai cụ thể. Mẹ tôi gật đầu đồng ý.

"Đúng vậy, các trường đại học ở lục địa rất tốt, tốt hơn *Hawaii*." Mẹ của Jessica cũng là một người phụ nữ gầy gò với mái tóc ngắn bồng bềnh và khuôn mặt hiền hậu.

"Anh chị sẽ ở lại thị trấn bao lâu?" bà hỏi ba mẹ tôi.

"Ngày mai chúng tôi quay lại *Hawaii*," ba tôi trả lời.

"Sao sớm vậy?" Mẹ Jessica tỏ vẻ quan tâm. "Ô, chúng tôi ở cách đây một giờ lái xe thôi, nên đừng lo lắng, chúng tôi sẽ giúp Anh nếu em ấy cần gì," bà trấn an.

"Cảm ơn chị rất nhiều," mẹ tôi nắm tay mẹ Jessica để tỏ lòng biết ơn.

Khi ổn định cuộc sống ở ký túc xá, tôi ngạc nhiên khi thấy cha mẹ của một số bạn cùng ký túc xá đến thăm hoặc liên lạc với họ quá thường xuyên. Ngay cả những gia đình ở xa cũng gửi quà hoặc gọi điện liên tục.

Ngay cả khi tôi sống ở nhà, tôi hầu như không trò chuyện với ba mẹ về bất cứ điều gì ngoài những bình luận ngắn gọn về việc sắp đến giờ ăn tối. Tôi không thấy gì lạ khi ba mẹ tôi coi nhiệm vụ chính của họ trong việc hỗ trợ tôi vào đại học là thanh toán học phí cho tôi mỗi kỳ. Điều khiến tôi thấy lạ lẫm hơn cả là khi chứng kiến những bậc cha mẹ khác lại can thiệp và gắn bó sâu sắc đến vậy với những đứa con đã bước vào đại học.

Một đêm, Jessica và tôi ở trong phòng.

Jessica bắt đầu dán áp phích các ban nhạc cô yêu thích lên tường, *U2*, *The Beatles* và tôi cảm thấy xấu hổ vì không mang theo bất cứ thứ gì để dán lên tường. Tôi thậm chí còn chưa nghĩ đến việc trang trí tường. Ở nhà, tường phòng tôi trần rụi. Ba mẹ tôi không coi trọng việc trang trí nội thất mà để ý đến những thứ khác mà họ cho là quan trọng hơn, như tiền bạc và công việc kinh doanh. Bây giờ tôi như bị vạch trần và mọi người cùng thấy tôi quá vô dụng. Tôi không có bất cứ thứ gì có giá trị để thêm vào ký túc xá này hay ngôi trường này. Chắc hẳn họ đã sai lầm khi nhận tôi và họ sẽ sớm phát hiện ra điều này.

"Bạn có biết sẽ học lớp nào chưa?" Jessica hỏi khi cô tình cờ lật qua danh mục khóa học.

"Bạn có tin được là họ có mở một lớp về tình dục không?" cô nói, bán tín bán nghi.

Danh mục khóa học là một ấn phẩm dày cộm như cuốn niên giám, liệt kê hàng ngàn lớp học đủ mọi bộ môn.

UC Davis cung cấp cho mỗi sinh viên năm thứ nhất một danh sách các lớp và đơn vị học trình bắt buộc mà họ dự kiến sẽ theo học vào một thời điểm nào đó trong bốn năm học tại đây. Chúng tôi có quyền quyết định nên tham gia lớp nào trước và trong bao nhiêu khóa.

Tại một trong những bàn hướng dẫn học thuật, tôi lấy một tờ tài liệu liệt kê các lớp cần thiết để ghi danh vào trường y. Tôi không chắc có muốn trở thành bác sĩ hay không, nhưng ba mẹ tôi đã nói về vấn đề này từ rất lâu nên tôi cũng muốn biết cần những gì để thành bác sĩ. Danh sách các lớp bắt buộc bắt đầu ngay từ học kỳ đầu tiên của đại học và bao gồm các lớp như hóa hữu cơ và toán. Tôi xem qua kế hoạch bốn năm mẫu của một sinh viên dự bị y khoa và thấy rằng hầu như mỗi kỳ đều có các lớp giảng và phòng thí nghiệm về sinh học và hóa học, nên có rất ít chỗ để tìm hiểu những sở thích khác.

Tôi thích các lớp nghệ thuật và lịch sử nghệ thuật, nhưng yêu cầu dự bị y khoa không cho nhiều cơ hội để tìm hiểu những môn khác.

Tôi ghen tị với cách tiếp cận ngẫu nhiên của Jessica trong việc chọn lớp học, như thể chọn món tráng miệng trong một tiệm bánh ngọt để dùng thử và bỏ đi nếu thấy không ngon. Với tôi, chọn lớp giống như chọn hướng đi cho cả đời mình, và quyết định đó sẽ dẫn đến thành công hay thất bại, sự tán thành và tự hào của ba mẹ, hay không tán thành và bác bỏ.

"Mình vẫn chưa chắc chắn. Còn bạn thì sao?"

Tôi mới biết rằng mình rất dễ chuyển sự chú ý sang người khác bằng cách hỏi về họ. Ai cũng muốn nói về bản thân mình.

"Ô, mình muốn thành một nhà văn," Jessica ngượng ngùng chia sẻ. "Vì vậy mình muốn học một số lớp viết sáng tạo. Nhưng mình cũng chưa chắc nữa."

"Thật tuyệt khi bạn muốn trở thành một nhà văn. Cha mẹ bạn nói gì?" tôi hỏi, thực sự muốn biết cha mẹ Jessica nghĩ gì về lựa chọn nghề viết văn.

"Họ ủng hộ mình thôi. Họ muốn mình làm bất cứ điều gì mình vui." Cách Jessica nói về mối quan hệ của cô ấy với cha mẹ như là một vũ trụ xa lạ đối với tôi.

Được khuyến khích vì cách chọn ngành của Jessica, tôi lật qua phần Nghệ Thuật và xem qua các lớp học.

Một lần nữa, lại thêm một loạt lựa chọn chóng mặt, từ gốm sứ, điêu khắc, thổi thủy tinh đến điện ảnh. Các khóa học vẽ tranh được liệt kê theo phương tiện, thể loại và khoảng thời kỳ, đồng thời dành cho từ người mới bắt đầu đến chuyên nghiệp. Một tiêu đề khóa học cụ thể thu hút sự chú ý của tôi: "Chữa Lành Bằng Nghệ Thuật."

Tôi đọc mô tả về khóa học do một bác sĩ giảng dạy, người sử dụng nhiều phương tiện nghệ thuật khác nhau để chữa lành "tâm trí, cơ thể và tinh thần".

Tôi nhớ lại một bài tập trị liệu bằng nghệ thuật mà tôi đã tham gia khi còn ở *Kahi Mohala* trong lần nhập viện thứ hai. Một nhà trị liệu nghệ thuật đã đến bệnh viện và hướng dẫn chúng tôi thực hiện một bài tập tạo ra "cảnh quan của cảm xúc". Giáo viên khuyến khích mọi người khám phá những màu sắc và hình ảnh khác nhau để tạo ra sự miêu tả trực quan về cảm giác của chúng tôi. Tôi rất thích bài tập này và luôn biết rằng vẽ tranh có tác dụng trị liệu đối với tôi như thế nào.

Tôi khoanh tròn số khóa học bằng bút chì và lưu ý rằng có lớp vào các tối Thứ Tư và Thứ Sáu từ 6-8 giờ tối tại *Crawley Hall*. Khóa học là Đạt/Không Đạt và được tính ba *units* (tín chỉ) theo yêu cầu khóa học tự chọn. Đây có vẻ như là một lớp an toàn để bắt đầu.

Tôi cũng có thể nói với ba mẹ tôi rằng một bác sĩ dạy khóa học này.

UC Davis nằm trong đất liền, cách xa biển. Đất bằng phẳng, chủ yếu là đất nông nghiệp.

Tôi nhớ biển. Bãi biển gần tôi nhất bây giờ cách chỗ tôi ở ít nhất 90 phút lái xe và tôi không có xe hơi. Tôi không thể đạp xe quanh khuôn viên trường mà không đâm vào cột điện và lề đường. "Mình thực sự nhớ biển," tôi than thở với Jessica vào một buổi sáng Thứ Bảy.

Hôm đó là một ngày hiếm hoi vì cả hai chúng tôi đều cùng rảnh, ngồi trên giường và suy nghĩ xem nên làm gì.

"Vậy thì đi thôi," Jessica nói với đôi mắt lấp lánh. "Mình có xe và *Davis* cách *San Francisco* không xa lắm. Mình biết một bãi biển," cô nhảy ra khỏi giường và bắt đầu hào hứng tính kế hoạch đi biển. "Mình lái xe qua cầu *Golden Gate*, đến bãi biển *Baker* rồi mua đồ ăn ở đâu đó trong thành phố. Vui lắm!"

Tôi cũng thấy thú vị.

Tôi nhớ lại khung cảnh đẹp như tranh vẽ của *San Francisco* trong những cảnh mở đầu của chương trình truyền hình *Full House* và tưởng tượng rằng thành phố này là một sân chơi thú vị với các tòa nhà, quán xá, người ta và thắng cảnh. Không hề giống *Hawaii*. Nhưng rồi một làn sóng lo lắng ập đến trong tôi. Xa quá, tôi không có thời gian để đi, tôi cần phải học, mặc dù lớp học chỉ mới bắt đầu. Tôi không quen với những quyết định tự phát và bốc đồng.

"Ý bạn là đi hôm nay à?"

"Không được đâu, mình phải học," tôi trả lời, nhận ra lý do của mình không vững.

"Hôm nay là Thứ Bảy, ngày mai bạn có thể học. Đây chính là mục đích của việc vô đại học. Bạn không cần phải xin phép hay trình báo cha mẹ kế hoạch của mình, mình chỉ cần quyết định lên xe và đi thôi!" Jessica khuyến khích.

Tôi thề là tôi cảm thấy mình như dự án giải trí của cô ấy. Cô ấy nghĩ tôi là một con mọt sách tẻ nhạt và cần có nhiều niềm vui hơn. Nếu tôi không đi, cô ấy sẽ lải nhải suốt cuối tuần.

"Được rồi, được rồi, đi thì đi, nhưng phải về sớm nhé," tôi nói, cảm thấy vừa phiêu lưu vừa lo lắng.

Đến *San Francisco* trong ngày nghe có vẻ thú vị và tôi sẽ lại được nhìn lại biển.

Jessica mở đĩa *CD* nhạc trên chiếc *Honda Civic*, và chúng tôi bắt đầu lái xe xuống "Vùng Vịnh" (*Bay Area*) như tôi thường nghe những người bạn cùng phòng của mình gọi *San Francisco*. Khi chúng tôi đến gần *Golden Gate*, giao thông chậm lại gần như bò, nhưng tôi không bận tâm vì tôi mải ngưỡng mộ công trình kiến trúc ngoạn mục này. Cây cầu đỏ như máu trải dài trước mắt tôi.

Xe từ từ nhích từng tấc đất. Tôi không thể rời mắt khỏi cây cầu, ngạc nhiên trước những sợi dây kim loại cuộn dày cùng những đinh bù loong và ốc vít lớn đang giữ công trình khổng lồ này lại với nhau.

Quang cảnh giống hệt trong phim. Rất đông người đi bộ và đi xe đạp qua cầu ở hai bên.

"Bạn có muốn đi bộ qua cầu không?" Jessica hỏi tôi. "Khó tìm được chỗ đậu xe trong đám đông này," cô nói. Tôi thực sự muốn đi bộ qua cầu, nhưng tôi không muốn làm phiền người bạn đã đưa tôi tới đây.

"Không sao đâu, xe đủ chậm rồi, gần giống như mình đang đi bộ," tôi trả lời. "Có lẽ lần sau khi có ít người hơn."

Jessica cười: "Ở đây lúc nào cũng vậy, nhưng không sao. Bây giờ mình ra thẳng bãi biển *Baker* nhé."

Hôm ấy trời nhiều mây và tôi thất vọng vì sự ảm đạm của đại dương. Đại dương không có màu sắc, chỉ xám đục vì trộn quá nhiều màu sắc vào nhau. Tôi nhớ màu ngọc lam trong trẻo và màu xanh lục đậm của biển *Hawaii*. Tôi mặc quần đùi, áo thun và đi dép lê, không khí rất lạnh. Tôi không mang theo áo khoác và bây giờ tôi bị nổi da gà. Tôi thèm được mặt trời sưởi ấm làn da của tôi.

Tôi nhìn quanh và ngạc nhiên khi thấy có bao nhiêu người đi đến bãi biển mà mặc đầy đủ quần *jeans*, áo sơ mi và ngay cả giày kín. Tôi thấy là lạ khi đi biển mà mặc quá nhiều quần áo. Nhưng rồi, cuối cùng tôi cũng ra tới bãi biển. Tôi cởi dép và chạy đến mép nước, để nước dâng lên và quấn quanh mắt cá chân. Tôi giật mình trước nhiệt độ đóng băng của nước, hèn chi không có ai xuống nước.

"Nước lạnh như đá!" Tôi hét lên với Jessica.

"Chứ bạn muốn gì?" cô cười.

"Đây không phải là *Hawaii!*" Tôi không chắc mình đang mong đợi điều gì. Tôi chỉ biết là mình cần được nhìn thấy lại biển, ngay cả khi nó khác đi. Tôi nhắm mắt, lắng nghe tiếng sóng vỗ nhịp nhàng vào bờ.

Không khí lạnh trên má tôi, và nước mặn có mùi khác nhau, nhưng âm thanh của đại dương ở mọi nơi đều giống nhau. Sau khi chúng tôi đi quanh bãi biển và chụp vài tấm hình, Jessica rủ tôi đi Phố Tàu ăn *dim sum*.

Phố Tàu *San Francisco* lớn hơn Phố Tàu *Hawaii* rất nhiều, chỉ dài vài dãy nhà. Mọi thứ trên đất liền đều lớn hơn và khác biệt hơn, và tôi luôn cảm thấy mình không thuộc về bất cứ đâu. Tôi nhớ mình đã không mang theo hộp cơm trưa hồi mẫu giáo, hay chuyển đến *Punahou* vào năm lớp năm, hay làm như bình thường ở trường sau khi nhập viện. Và bây giờ tôi cảm thấy mình cũng không phù hợp lắm với nơi này. Tại sao những người khác nhìn rất thoải mái trong khi tôi luôn cảm thấy mình là người bên ngoài?

Liệu tôi có thể phù hợp với bất cứ nơi nào không?

Khi chúng tôi quay lại *Davis* tối hôm đó, tôi mệt mỏi sau một ngày dài ở thành phố, nhưng Jessica đã có chương trình đi chơi.

"Này Anh, tối nay ở nhà *Sig Ep* có tiệc. Bạn trai mình đang trên đường tới. Bạn đi chơi cho vui nhé?" Jessica hỏi.

Ấn tượng đầu tiên của tôi về Jessica là cô ấy là một cô gái mọt sách. Tôi tưởng tượng cô dành nhiều đêm cuộn tròn trên giường với một cuốn sách. Vậy mà Jessica lại là cô gái thích tiệc tùng hơn tôi tưởng. Jessica đi chơi mỗi tối Thứ Sáu và Thứ Bảy và thường trở về phòng sau nửa đêm, khi tôi ngủ từ lâu.

"Thôi. Mình không đi đâu."

"Thôi cái gì, Anh! Tối Thứ Bảy mà. Bạn ở nhà hoài. Đi chơi một chút cho vui mà."

"Thôi để lần sau nha."

"Còn sớm trong mùa học mà. Trước sau gì mình cũng phải bắt đầu học thôi," Jessica cười, vừa kẻ mắt trước tấm gương trên cửa tủ quần áo.

"Mình hứa lần sau, mình không quen quyết định tùy hứng. Mình phải chuẩn bị tinh thần và thể chất rồi quần áo trước khi dự một bữa tiệc mà mình không quen ai."

"Được rồi, lần sau nhé," Jessica vui vẻ trả lời, coi lại dung nhan trong gương lần cuối rồi bước ra.

Còn lại mình tôi trong phòng.

Tối Thứ Bảy. Tôi nghe thấy tiếng trò chuyện hào hứng của đám sinh viên ngoài hành lang bàn tán kế hoạch cho buổi tối. Tôi hồi tưởng lại cảnh ngồi trong phòng tắm nữ ở *Punahou,* nghe những cô gái nổi bật trong trường cười đùa về kế hoạch cuối tuần của họ.

Có phải tôi luôn ở bên ngoài mọi vòng kết nối xã hội? Đại học được cho là một khởi đầu mới mà tôi vẫn lặp lại khuôn mẫu xã hội như thời trung học. Tôi thật là một đứa cù lần. Tôi sẽ không bao giờ kết bạn.

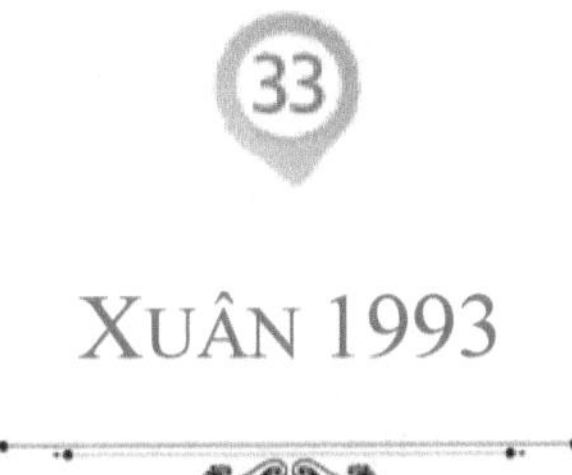

XUÂN 1993

Căn nhà yên tĩnh hẳn khi Anh vào nội trú đại học. Jack không ở trong phòng thì cũng đi chơi với bạn bè nên chúng tôi chỉ gặp nó vào giờ ăn.

Đêm Anh tốt nghiệp *Punahou*, mẹ một người bạn cùng lớp của Anh nói với tôi rằng bà sẽ nhớ con gái lắm khi nó vào đại học.

"Chị nghĩ tôi sẽ làm gì?" bà hỏi tôi, không biết ý bà muốn nói gì và tôi phải trả lời câu hỏi ra sao. Người Mỹ dường như rất coi trọng cảm xúc và hay nói về cảm xúc của họ. Người Việt Nam làm những gì chúng ta phải làm và cuộc sống vẫn tiếp diễn.

Tất nhiên là tôi sẽ phải hụt hẫng.

Anh vào đại học chứ có phải nhập ngũ đâu. Tôi nhìn bức ảnh đám cưới tôi và Long treo trên tủ đầu giường. Tôi mặc cái áo dài đỏ, ngồi ở mép giường, hơi quay lưng lại phía máy chụp hình. Long mặc một bộ vest đen đặt may và đeo cà vạt sọc. Anh kẹp điếu thuốc dở dang giữa hai ngón tay.

Ngày đó tưởng như đã xa xôi lắm. Long theo một đám rước truyền thống đến nhà tôi, mang theo những món quà và lễ vật. Hôm ấy, tương lai như thật tươi sáng. Tôi sắp kết hôn với một người đàn ông đẹp trai, xuất thân từ một gia đình danh giá. Long là người tốt bụng và chu đáo, chúng tôi sẽ có một cuộc sống hạnh phúc bên nhau. Tôi cảm thấy thật xinh đẹp trong áo cưới và hạnh phúc vào đêm hôm đó khi ăn mừng cùng bạn bè và gia đình. Tôi hứa rằng tôi sẽ là một người vợ tốt, một đứa con gái ngoan và tôi sẽ làm bất cứ điều gì để gia đình tôi hãnh diện.

Nghĩ lại, tôi cảm thấy mình đã làm bố mẹ thất vọng.

Tôi quyết định rời Việt Nam, bỏ cha mẹ lại để các con tôi có một tương lai tốt đẹp hơn, và bây giờ tôi không chắc Anh có ổn không, liệu tôi có nuôi dạy nó đủ tốt không, liệu tôi có làm điều gì không đúng với tư cách một người mẹ hay không mà con gái trong tình trạng hỗn loạn này.

Hàng xóm của chúng tôi, Frank và Mary, mới nghỉ hưu ở *Michigan*, mời tôi và Long đến nhà họ ăn tối. Tôi luôn tò mò về cách các gia đình Mỹ trang trí nhà cửa và nó khác với gia đình chúng tôi như thế nào.

Tôi ngạc nhiên trước bao nhiêu thứ mà họ dùng để trang trí. Đó hẳn là dấu hiệu của sự sang trọng thực sự, những thứ không phục vụ bất kỳ chức năng nào ngoài vẻ đẹp mắt.

Tôi tò mò về một bức tranh bị cắt thành nhiều mảnh nằm giữa bàn phòng khách. Khó mà đoán được chuyện gì đã xảy ra. Bức tranh là một con gấu nâu lớn và đàn con đang đi qua một cánh đồng cỏ, nhưng có một cái lỗ lớn ở đó. Bức tranh mà các mảnh ghép vẫn chưa khớp với nhau.

Tôi hỏi ông Frank: "Cái gì vậy anh?"

Frank cười trước vẻ mặt bối rối của tôi và giải thích: "Đây là một trò chơi ghép hình. Chị thử ghép các mảnh lại với nhau để tạo thành bức tranh này," anh nói và giơ một cái hộp có bức tranh hoàn chỉnh trên đó cho tôi xem. "Chị thử đi," Frank đẩy cả tôi và Long về phía bàn. Long lặng lẽ đứng cạnh tôi, lịch sự lắc đầu rồi cáo lỗi vào nhà vệ sinh.

Tôi ngồi trước cái bàn lớn và bắt đầu mân mê các cạnh của những mảnh bóng loáng trên tay. Tôi vừa tò mò vừa bối rối trước công việc này. Tại sao lại có người cắt vụn một bức tranh chỉ để ghép lại với nhau? Người Mỹ chắc hẳn là những người rất giàu có để có thời gian chơi những trò chơi như thế này. Hầu hết gia đình ở Việt Nam sẽ không có chỗ để chơi trò này.

Cái bàn xếp mà người ta dùng làm bàn ăn thường được nhanh chóng gấp lại sau mỗi bữa để lấy chỗ trải chiếu ngủ. Hơn nữa, làm sao để không mất những mảnh nhỏ này? Tôi thử ghép hai mảnh màu xanh lá cây lại với nhau. Hình dạng của chúng trông có vẻ vừa vặn nhưng thực tế thì không. Tất cả các mảnh trông rất giống nhau. Làm cách nào tôi có thể tìm thấy mảnh ghép chính xác phù hợp với những mảnh chung quanh? Tôi thấy rằng bất cứ ai đang giải câu đố đều bắt đầu bằng việc ghép các mảnh có cạnh thẳng để tạo khung cho bức tranh. Các mảnh còn lại được sắp xếp theo màu sắc, nhưng vì hầu hết bức tranh chỉ có hai màu, xanh lá cây và nâu, nên không giúp ích gì nhiều. Gấu con nhỏ hơn nhiều và lông của nó có màu nâu nhạt hơn gấu mẹ nên những mảnh đó là dễ tìm nhất.

Khi sắp xếp các mảnh, tôi thấy mắt mình dần quen với các sắc thái tinh tế của màu xanh lá cây và màu nâu. Có rất nhiều sắc thái khác nhau, không chỉ có hai màu. Tôi thử ghép nhiều mảnh khác lại với nhau và cuối cùng tìm được hai mảnh khớp chính xác với nhau. Thật thoả mãn khi tìm thấy hai mảnh ghép đã từng là một và xếp chúng lại với nhau. Tôi muốn xếp lại nhiều mảnh đã xa rời chốn cũ, những mảnh đã thất lạc trong biển màu này, chờ ngày được quay lại nơi duy nhất mà chúng thuộc về.

Giá như cuộc sống chỉ đơn giản như thế này, biết rằng có một cách mà tất cả các mảnh ghép lại với nhau để tạo nên một bức tranh hoàn chỉnh, nơi khi đến cuối bức tranh, mình có thể nhìn lại đời mình và nói, "Thế thôi. Mọi mảnh đều ăn khớp với nhau một cách hợp lý."

Hầu hết thời gian, cuộc đời tôi, như hàng ngàn mảnh ghép bị phân tán, mỗi mảnh không bao giờ tìm thấy nơi nó thuộc về.

Ngay cả khi các phần nhỏ kết hợp với nhau thì vẫn còn lâu mới có được cảm giác trọn vẹn.

Có quá nhiều chỗ bức tranh bị vỡ và vải bị rách đến mức tưởng như không thể ráp lại thành một mảnh.

"Vui không chị?" Ông Frank hỏi tôi bằng giọng thân thiện. Tôi giật mình và đột nhiên vô cùng xấu hổ, như thể tôi vừa bị bắt gặp khi đang làm cái gì đó riêng tư. Tôi nhanh chóng đứng dậy nhưng máu vẫn đang dồn lên làm mặt tôi đỏ bừng vì xấu hổ.

"Tôi xin lỗi," tôi trả lời theo bản năng, dù không biết mình xin lỗi vì điều gì.

"Lỗi gì đâu chị. Tôi cần giúp đỡ xếp lại bức tranh mà. Những mảnh xanh chết tiệt đó, sau một thời gian đều trông giống nhau."

Tôi vẫn cảm thấy tê cứng vì ngượng ngập. "Để tôi coi chị Martha có cần giúp gì không," cuối cùng tôi mới nói được và xin phép vào bếp.

Sau bữa tối, chúng tôi cảm ơn những người hàng xóm hiếu khách và đi bộ trở về nhà ngay sát bên cạnh. "Hai người này thật tử tế," tôi nói với Long lúc anh mở tủ lạnh tìm thức ăn Việt Nam.

Sống ở *Hawaii* gần 20 năm, Long đã quen ăn đồ ăn địa phương, nhưng đôi lúc, món ăn Việt Nam vẫn hấp dẫn hơn. Tôi cảm thấy có lỗi vì nấu ăn không ngon, lại không có nồi thịt kho hay cá kho trên bếp cho anh.

Không tìm thấy thứ gì ăn được, anh đóng cửa tủ lạnh và quay qua nhánh quả vải trên bàn. Anh bẻ một quả chín đỏ có gai. Tôi nhìn anh cầm quả vải xù xì trong lòng bàn tay, vỏ cứng màu hồng đậm khiến tôi nhớ đến thịt sống hơn là trái cây. Dùng đầu móng tay nhọn, Long bấm ngón tay cái vào mép vỏ quả vải để bóc.

Ngược lại với màu hồng đậm của lớp vỏ, phần thịt bên trong trắng mịn, có những đường vân mờ như nếp nhăn của con người. Khi lột vỏ hoàn toàn, quả trần sẽ lấp lánh như viên ngọc trai khổng lồ.

Long đưa trái vải lên môi và cắn vào phần thịt ngọt ngào. Tôi tưởng tượng hương thơm nồng tan lên mũi anh khi vị ngọt ngào nhấn chìm vị giác của anh, rửa sạch vị giác còn sót lại của món *meatloaf (*chả thịt) và khoai tây nghiền còn sót trong miệng anh.

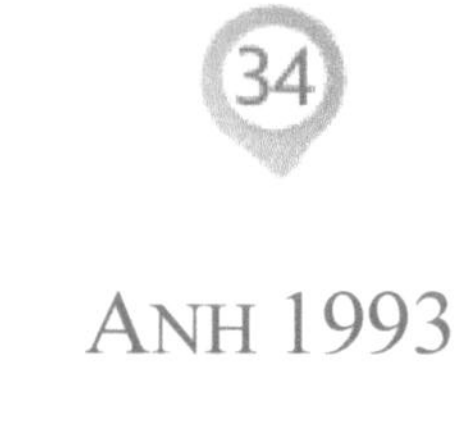

ANH 1993

Chiều Thứ Sáu. Tôi phân vân xem có nên lấy lớp Chữa Bệnh Nghệ Thuật hay không. Đây là lớp học đầu tiên mà tôi thực sự hứng thú nên tôi quyết định đứng lên, ra khỏi phòng trước khi đổi ý. Tôi mở khóa xe đạp và phóng đến phòng nghệ thuật. Phía trước là khoảng sân có một tác phẩm điêu khắc đương đại lớn gồm bốn hình học bằng kim loại rỉ sét xếp thành một hàng. Tấm bảng trước tác phẩm điêu khắc ghi rằng đây là món quà của lớp cựu sinh viên năm 1954.

Tôi bước lên những bậc đá, đi qua những tác phẩm điêu khắc để đến cửa trước của tòa nhà.

Danh mục liệt kê địa điểm của lớp là hội trường *Crawley*, phòng 201. Tôi bước vào tòa nhà trần cao, mát mẻ với sàn gỗ màu tối sáng bóng và một cầu thang xoắn ốc lớn ở giữa phòng. Tôi liếc nhìn cuốn danh bạ đen trắng trên tường và nhận thấy có ba tầng và phòng 201 nằm ở tầng hai.

Tòa nhà yên tĩnh, không có nhân viên tiếp tân ngồi ở quầy. Bây giờ là 6 giờ chiều. Tôi tự hỏi liệu đây có phải là một ý tưởng ngu ngốc khi vào lớp này hay không. Ai ghi danh lớp học Chữa Bệnh Nghệ Thuật vào tối thứ sáu chứ?

Chắc chỉ có đứa cù lần như tôi thôi. Tôi đang cân nhắc xem có nên về không thì một người đàn ông đứng tuổi với mái tóc xoăn màu trắng xám bước vào, một tay xách cái hộp lớn chứa nhiều đồ nghệ thuật khác nhau và một chồng sách bên cánh tay kia.

Thấy vẻ mặt ngơ ngác của tôi, ông hỏi, "Em cần giúp đỡ không? Em đang tìm gì?"

Tôi sững người một lúc rồi cố gắng nói: "Em tìm lớp Chữa Lành Bằng Nghệ Thuật."

"Ồ, tốt, tôi là Donald," ông mỉm cười. "Tôi muốn giúp em, nhưng hiện tại tôi đang bận tay," ông nói. "Tôi dạy lớp này, vậy là chúng ta sẽ đến cùng một chỗ."

Ông bước lên cầu thang, hai tay đầy ắp. "Em cầm bớt cho thầy nha?" Tôi hỏi, theo ông lên cầu thang.

"Cảm ơn, nhưng tôi sợ nếu tôi chuyển bớt cho em là rớt hết. Đừng bận tâm, tôi quen rồi."

Tôi theo giáo sư Donald lên cầu thang xoắn ốc lên tầng hai dẫn đến một tiền sảnh lớn hướng ra phía trước tòa nhà. Tường có nhiều cửa sổ lớn từ trần đến sàn với khung màu đen. Ánh sáng tự nhiên tràn vào từ các cửa sổ lớn tương phản với tầng dưới, chỉ lờ mờ sáng. Giáo sư Donald đi đến cuối phòng, đặt hộp và sách xuống, lấy chìa khóa ra để mở khóa cửa lớp.

"Hình như chúng ta là những người đầu tiên đến đây," ông vui vẻ nhận xét.

Tôi lo lắng liệu mình có phải là sinh viên duy nhất hay không. Trong hàng ngàn sinh viên tại *UC Davis*, làm sao tôi có thể là người duy nhất chọn khóa học đặc biệt này?

Tôi ngập ngừng hỏi: "Thông thường thì bao nhiêu người học lớp này?"

"Mỗi lúc mỗi khác. Có năm có 15 học sinh, có năm ít hơn. Yên tâm đi, chưa bao giờ chỉ có một học sinh hết. Nhưng chuyện gì cũng có thể xảy ra!"

Hóa ra có sáu người khác xuất hiện vào tối hôm đó để tham gia khóa học Chữa Bệnh Bằng Nghệ Thuật. Giáo sư Donald sắp xếp lại bàn ghế trong lớp thành một vòng tròn đối diện nhau ở giữa phòng. Khi ông biết rằng không có ai khác đến vào tối hôm đó, ông đứng dậy và dọn những chiếc ghế trống khỏi vòng tròn và yêu cầu mọi người kéo ghế lại thành một vòng tròn nhỏ hơn.

"Tôi rất vui vì dù bất cứ lý do gì, chúng ta gặp nhau ở đây vào buổi tối mùa thu đáng yêu này," giáo sư Donald bắt đầu. "Tôi sẽ bắt đầu bằng cách thắp một ít cây *sage* (xô thơm) để giải thoát năng lượng trong phòng và mời các linh hồn độ trì chúng ta phù hộ cho sự chữa lành và sự hiện diện của họ vào tối nay."

Thầy đứng dậy và đi quanh vòng tròn học sinh, tay cầm bó lá khô bốc khói và đọc một câu thần chú.

Một cô gái ngồi đối diện tôi nhắm mắt lại và lắc lư theo nhịp tụng kinh của thầy. Tôi không biết mình sẽ về đâu.

Tôi nhìn các học sinh khác trong vòng tròn và chạm ánh mắt với một chàng trai châu Á, và chúng tôi nhanh chóng trao cho nhau một cái nhìn thể hiện sự bối rối. Anh chàng này khá dễ thương, theo phong cách châu Á lục địa.

Khi thầy Donald nhẩm kinh xong, ông bước vào giữa vòng tròn và rung một chiếc chuông lớn giống như chiếc chuông bà tôi thường dùng để cầu nguyện.

Rồi thầy ngồi xuống và tham gia vào vòng tròn của chúng tôi. "Chào mừng lần nữa. Tôi luôn muốn bắt đầu lớp học của mình bằng một nghi thức mời gọi điều thiêng liêng vào cuộc sống bình thường của chúng ta, tạo không gian để chúng ta lắng nghe những thông điệp mà cơ thể và tinh thần của chúng ta đang cố gắng gửi đến chúng ta và thông qua chúng ta. Là một bác sĩ gia đình hành nghề trong 30 năm qua, tôi có vinh dự được chứng kiến vô số cách mà tâm hồn chúng ta giao tiếp với chúng ta thông qua bệnh tật và thử thách."

"Tâm linh tồn tại trong chúng ta, trên cả thể chất lẫn cảm xúc. Khi thực sự chú ý đến các triệu chứng và khó khăn của mình, chúng ta có thể hiểu rõ hơn về những điều mà cuộc sống đang cố gắng nhắc nhở chúng ta. Khi điều trị bệnh nhân, chúng ta không chỉ tập trung vào việc chăm sóc bệnh tật cho họ mà phải tìm ra ý nghĩa của căn bệnh đó."

"Tôi cho các em một ví dụ: Khi tôi bị chẩn đoán ung thư mười năm trước, tâm hồn tôi đang cố nói với tôi rằng tôi không chăm sóc bản thân đúng mức cần thiết," thầy kể.

"Và vì không chăm sóc bản thân, tôi cũng không tôn trọng lời cam kết của mình với bệnh nhân là đem lại cho họ sức khỏe và hạnh phúc. Chính nhờ nghệ thuật mà tôi thực sự bắt đầu tiếp xúc được với những gì tâm hồn tôi muốn báo cho tôi. Đó là một phương pháp chữa bệnh hiệu quả đến mức tôi cảm thấy buộc phải chia sẻ cùng với phương pháp chữa bệnh truyền thống khoa học."

"Điều tôi muốn bắt đầu hôm nay là các em trở nên làm quen với trí tuệ bên trong mà tất cả chúng ta đều mang trong mình, cho dù chúng ta gọi nó là trực giác, tâm linh, tâm hồn hay con người thật của chúng ta, thì đó cũng là một phần trong chúng ta biết chúng ta cần gì và liên tục nhắc nhở chúng ta phải lắng nghe thông điệp của nó. Là một bác sĩ, tôi đã nghiên cứu cách thức hoạt động của tâm trí và cơ thể chúng ta. Tôi tin rằng trí tuệ hay trực giác này là thứ mà tất cả chúng ta có trong người."

"Chúng ta có người nhạy cảm với tâm linh, gọi là có linh cảm, có người luyện tập lắng nghe nó, nhưng đây là một kỹ năng mà mọi người đều có thể phát triển giống như người ta tập tạ để cơ bắp nảy nở. Cách thức củng cố kỹ năng này là luyện tập sự chú ý có chánh niệm. Vì vậy, chúng ta sẽ thực hiện một bài tập để phát triển bản năng nảy một cách ý thức. Tôi sẽ bày nhiều đồ vật khác nhau lên bàn và tôi muốn các em chọn một món, vì một lý do nào đó, thu hút sự chú ý của các em."

"Nó có thể đẹp hoặc xấu hoặc đầy màu sắc, hoặc có thể nó gợi lên một cảm giác nào đó cho các em. Dù là gì đi nữa, hãy chọn một món," giáo sư Donald đặt một đống đồ vật lên bàn giữa vòng tròn.

Tôi nhìn lướt qua để lựa chọn. Có rất nhiều hình tượng thú vật và những kho báu nhỏ, cá heo, cú, chó, đồ chơi nhựa thu nhỏ của các siêu anh hùng và búp bê *Barbie*, lông chim, tổ, đá, cành khô và một cái vạc tối màu có nắp và tay cầm bằng kim loại. Tôi chăm chú nhìn cái vạc nhỏ. Tôi chọn món này rồi mang về chỗ ngồi. Các học sinh khác cũng làm vậy. Có người chọn lâu hơn người khác.

Khi tất cả trở lại chỗ ngồi, thầy Donald nói: "Bây giờ mỗi em đã có một món. Tôi muốn các em quan sát kỹ và mô tả nó."

"Sử dụng tất cả mọi giác quan. Cái này nhìn ra sao? Cảm giác? Mùi? Âm thanh? Hương vị? Nó có mang lại cảm giác hay cảm xúc gì cho các em? Nó có nhắc nhở điều gì không? Nó đang cố gửi tin nhắn gì?"

Tôi cầm cái vạc nhỏ trong tay, hài lòng với trọng lượng đáng kể của nó so với kích thước nhỏ bé; nó không mỏng manh hay dễ vỡ. Bề mặt của nó màu xám đen và mịn, ngoại trừ một phù hiệu nổi lên ở một bên trông giống như hai vòng dây thừng đan vào nhau tạo thành biểu tượng *Celtic*. Tôi mở nắp và nhìn vào bên trong, bên trong rỗng, tối tăm.

Cái vạc nằm trên cái kiềng ba chân với sự đối xứng hoàn hảo và vững chãi.

Cái vạc làm tôi nhớ đến món đồ mụ phù thủy dùng để pha chế những thứ thuốc ma thuật. Tôi tưởng tượng việc ném những nguyên liệu lạ vào nồi, như mắt sa giông và đuôi kỳ nhông, cùng với căn bệnh lưỡng cực của tôi và một chút *Lithium*. Tôi nghĩ đến việc đổ máu của mình, nước mắt của ba mẹ, màu nước, sơn *acrylic* của tôi và trộn tất cả lại với nhau. Chuyện gì sẽ xảy ra? Liệu một cái gì quý giá sẽ xuất hiện? Biết đâu sẽ là một bức tranh đẹp?

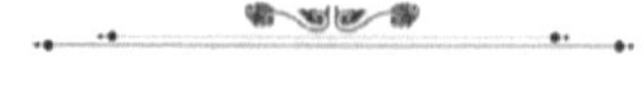

XUÂN 1993

"Em chưa bao giờ nói với anh là cậu em tự tử," tôi thú nhận với Long một đêm lúc chúng tôi nằm trên giường. Đây là một bí mật gia đình mà tôi đã giữ cho riêng mình suốt ngần ấy năm, và tôi không muốn giữ gánh nặng này một mình nữa.

"Chuyện sao hả em?"

"Thì cậu em treo cổ tự tử trên cây xoài ở sân sau nhà. Em chỉ khoảng năm tuổi, nhưng em đã thấy cậu. Em vẫn thấy hình ảnh đó trong đầu."

"Sao bây giờ mới kể chuyện này cho anh nghe?"

"Em sợ anh nghĩ gia đình em có máu điên rồi không muốn cưới em hay có con với em."

Khi nói ra điều này, tôi nhận thấy rằng mình đã chất chứa bao nhiêu năm xấu hổ và đau buồn vì cậu. "Mẹ em không còn như trước sau khi cậu qua đời. Trong mắt mẹ em luôn có một vẻ chết chóc mà thời gian không thể xóa bớt."

Tôi nghĩ về mẹ và cảm thấy một nút thắt nặng trĩu trong cổ. Nó từ từ di chuyển từ cổ tôi và xuyên qua phía trước ngực tôi để đến nơi thường trú trong xương ức của tôi. Sức nặng của nó đè nặng lên ngực tôi, khiến từng hơi thở trở nên khó khăn. Tôi ngạc nhiên trước sự xuất hiện bất ngờ của nó, giống như một làn sóng bất chợt ập đến.

Trong khoảnh khắc dịu dàng hiếm hoi, Long cảm nhận được sự tổn thương của tôi và lăn sang một bên để ôm tôi. Tôi vùi đầu vào ngực anh và để nước mắt lăn dài như những đợt sóng.

"Anh nghĩ bé Anh có nhớ uống thuốc không?" Tôi lo lắng hỏi Long.

"Chắc chắn là có. Nó rất thông minh."

"Anh có nghĩ rằng đó là lỗi của mình khi nó mắc bệnh này?"

"Anh không biết," Long thở dài.

Bác sĩ Tanaka nói rằng chúng tôi không thể làm gì để ngăn chặn chuyện này.

ANH 1993

Hôm ấy tôi có lớp hóa hữu cơ đầu tiên. Tôi vào giảng đường, căn phòng lớn với chỗ ngồi ở cuối phòng, đối diện bục giảng. Một máy chiếu hiển thị tên lớp và tên giáo sư lên hai màn hình lớn phía sau ông. Có hàng trăm sinh viên trong phòng. Tôi tìm một chỗ ở gần cuối phòng, choáng ngợp trước độ rộng của giảng đường và số lượng người trong phòng.

Một số trợ giảng đi lên xuống các lối đi để phát giáo trình và lịch trình khóa học, gồm cả thời điểm đến hạn nộp bài và ngày thi, bài kiểm tra giữa kỳ và cuối kỳ, cũng như địa điểm và thời gian trực của các trợ giảng và giờ hành chính. Lượng thông tin tôi phải tiếp nhận thật chóng mặt.

Tôi thấy tim đập nhanh hơn và nút thắt quen thuộc trong bụng tôi như thắt chặt hơn. Đột nhiên căn phòng trở nên nóng bức khó chịu, tôi thấy váng đầu và chóng mặt. Tôi mở chai nước, uống vài ngụm xem có dễ chịu hơn không. Tôi sợ mình sẽ xỉu và không muốn chuyện này xảy ra trước mặt mọi người.

Tôi phải ra khỏi phòng trước khi ngất đi. Tôi nhanh tay thu dọn tập vở, sổ ghi chép và bút vào ba lô rồi lê bước qua một số học sinh đang ngồi để đến lối đi. Tôi ghi nhớ trong đầu là luôn ngồi ở mép lối đi trong những buổi giảng sau này để dễ trốn ra. Tôi vẫn choáng váng ngay cả khi đã ra ngoài tòa nhà và cảm nhận ánh nắng chiếu vào cơ thể. Tôi ngồi xuống cái ghế dài để xem có bớt không. Làm sao tôi có thể vượt qua khóa học này nếu tôi không thể chịu nổi được một bài giảng?

Tôi không học dự bị y khoa được. Tôi là một kẻ thất bại, một *loser*. Tôi nhìn các sinh viên đi bộ và đạp xe trước mắt. Họ bình tĩnh và tự tin. Những người khác thì đang ngồi vui vẻ dưới bóng cây cười đùa cùng bạn bè. Tôi tưởng tượng rằng tôi là người duy nhất cảm thấy lạc lõng và bối rối. Tôi cảm thấy tê liệt không biết phải làm gì nữa.

Tôi có nên cố quay trở lại giảng đường không? Hay quay lại phòng ký túc xá? Tôi không biết phải làm gì, và sự phân vân khiến đầu óc tôi càng quay cuồng hơn. Tôi không biết phải làm gì. Tôi không biết phải làm gì. Tôi không thể làm gì được. Tôi không biết mình ngồi trên băng ghế bao lâu, đầu óc quay cuồng, cố gắng tìm một quyết định đúng, sợ đưa ra quyết định sai, nhưng tất cả đều có vẻ sai. Tôi không thể nhớ sáng nay tôi đã uống *Lithium* hay chưa. Tôi ghét uống thuốc. Đó là lời nhắc nhở liên tục rằng tôi không bình thường.

Ở nhà, tôi không thích chuyện ba mẹ coi chừng tôi uống thuốc như thể tôi là con điên.

Bác sĩ Tanaka nói với họ rằng điều quan trọng là phải biết chắc rằng tôi uống thuốc mỗi sáng và tối. Tôi ghét uống thuốc nhưng tôi đã hứa là sẽ tiếp tục uống. Tôi chưa bao giờ nghĩ mình sẽ ngưng thuốc. Tôi sợ rằng tôi có thể lên cơn như ở *Hawaii* nếu tôi ngừng thuốc. Nhưng bây giờ tôi có thể đã quên một liều, ý tưởng bỏ liều khác có vẻ khả thi hơn. Tâm trí tôi dần tin rằng tôi nên ngừng dùng thuốc. Mình không cần nó. Thuốc khiến mình khó tập trung vào việc học. Mình sẽ không thể vượt qua hóa hữu cơ nếu cứ uống thuốc.

Đêm đó tôi không uống *Lithium* và thấy không còn mệt mỏi nữa. Tôi có thể thức khuya để học bài, nhưng đầu tôi vẫn gặp khó khăn tiếp nhận các tài liệu hóa học hữu cơ đáng lẽ phải có trong bài giảng hôm nay. Không giống như các lớp học tiếng

Anh và nghệ thuật, tâm trí tôi phải vật lộn với khoa học. Việc mô tả các chữ cái, đường kẻ và dấu chấm được cho là ký hiệu của các nguyên tố, hợp chất, *electron* cũng như các liên kết của chúng cũng như cách chúng tương tác với nhau không đến với tôi một cách tự nhiên. Cố gắng hiểu ý nghĩa của tài liệu khiến tôi đau đầu. Nếu tôi không thể vượt qua tháng đầu tiên của lớp học thì làm sao tôi có thể vượt qua được phần còn lại của đại học? Tôi đóng sầm cuốn sách hóa học lại và đập đầu vào bàn.

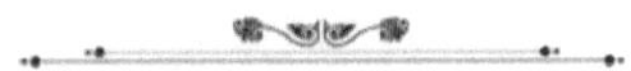

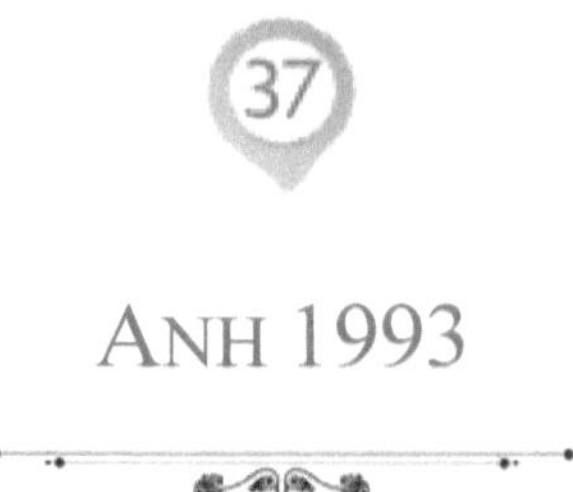

ANH 1993

Bixby Hall là ký túc xá *co-ed* nên tầng của tôi có phòng dành cho cả nam lẫn nữ. Ngay bên kia hành lang đối diện phòng tôi là Matt và John.

Matt ở *Alaska*, còn John đến thì *Stockton*, đâu đó ở *California*. *California* rất rộng lớn, dường như tôi liên tục gặp gỡ mọi người từ các vùng khác nhau của *California* và tôi không biết họ ở đâu trên bản đồ. Đây là lần đầu tiên tôi sống xa nhà ở đất liền và mọi thứ đều rất mới mẻ.

Trong ký túc xá, việc để cửa mở sẽ khiến những người ở phòng khác tự nhiên vào thăm hỏi. Tôi không quen chuyện người khác vô phòng vì họ làm tôi căng thẳng nên tôi thường đóng cửa khi chỉ có mình tôi.

Tôi ngồi bên cái bàn gỗ nhỏ, nghiền ngẫm danh mục lớp học kỳ mùa thu một lần nữa. Đây vẫn là thời kỳ chọn lớp. Hai tuần đầu, chúng tôi có thể thử một loạt lớp khác nhau trước khi chọn hẳn.

Tôi đang đau đầu không biết nên lấy lớp nào. Tôi cần học hóa hữu cơ để tiếp tục học dự bị y khoa, cùng với Anh ngữ và lớp Nhân văn bắt buộc. Tôi thực sự muốn lấy lớp Chữa Lành Bằng Nghệ Thuật mà tôi đã thử tuần trước, nhưng nó không đáp ứng bất kỳ yêu cầu nào ngoài tín chỉ tự chọn. Tôi không thể quyết định, sợ mình sẽ làm sai và không thể rút lại và làm lại. Mọi thứ dường như có rất nhiều áp lực. Tôi nghe tiếng gõ nhẹ ngoài cửa và giật thót mình.

Ai? Tôi đứng dậy mở cửa và ngạc nhiên khi thấy Matt. "Ồ, chào Anh. Bạn đã ăn chưa? Tôi vừa định ăn trưa ở phòng ăn và không biết bạn có muốn đi cùng không?" Matt lúng túng hỏi. Tôi thấy mặt mình nóng ran và đỏ bừng, tim đập nhanh hơn một chút. Tôi không biết nói gì.

Matt khá dễ thương và tôi chưa bao giờ được con trai rủ rê đi đâu trước đây. Tôi không hẹn hò với ai ở trung học. Ba mẹ tôi không cho, và phần tôi thì cũng quá nhút nhát.

Tôi chỉ đứng đó bối rối, đầu óc lùng bùng trong lúc Matt bước qua bước lại. Anh ấy cũng có vẻ hồi hộp. Tôi chưa đói nhưng tại sao không nói đồng ý?

"Chắc vậy, Matt. Để tôi lấy thẻ ăn."

Tôi nhìn mình trong gương và vuốt tóc cho dễ thương hơn một chút.

"Được rồi, đi thôi," tôi nói khi bước ra khỏi phòng. Chúng tôi đi bộ qua sân đến phòng ăn đối diện *Bixby Hall*. Tôi lấy khay thức ăn và chọn thực phẩm, *salad*, bánh mì *sandwich*, súp, món khai vị nóng và vô số món tráng miệng. Tôi nhớ món ăn Việt của bà nội, nhưng phải nói rằng đồ ăn ở phòng ăn khá ngon. Và theo khẩu phần ẩm thực của tôi, mỗi bữa đều như ăn *buffe*t thịnh soạn ở nhà hàng.

Tôi lấy miếng *sandwich* gà tây nóng và miếng bánh cherry. Matt lựa bánh mì kẹp thịt, khoai tây chiên và một ly sữa chocolate. Chúng tôi "trả tiền" cho bữa ăn bằng thẻ ăn và tìm một cái bàn trống cạnh cửa sổ.

"Lớn lên ở *Hawaii* là cảm giác như thế nào?" Matt hỏi tôi khi chúng tôi ngồi xuống.

"Khá thú vị. Cuộc đời là bãi biển," tôi nói và cười lo lắng. Chúa ơi, có phải tôi thực sự vừa nói "Cuộc đời là bãi biển?"

Nghe có vẻ ngớ ngẩn thế nào. [*"Life is a beach"* là câu thành ngữ thông dụng ở Mỹ.]

"Lớn lên ở *Alaska* là cảm giác như thế nào?" Tôi hỏi nhanh, chuyển sự chú ý ra khỏi tôi. "Ừm, tôi nghĩ là cũng khá tuyệt. Tôi làm việc trên tàu đánh cá của bố tôi rất nhiều."

"Vậy hả? Bạn bắt được cá gì?"

"Chủ yếu là cá hồi. Công việc cũng không dễ lắm. Bố tôi, ông nội tôi và gia đình tôi đều làm nghề đánh cá từ lâu. Phần tôi, tôi không muốn làm nghề này."

"Bạn muốn làm gì?"

"Tôi vẫn chưa chắc chắn. Chúng ta đến đây để tìm hiểu, phải không?" Matt thản nhiên nói.

Điều làm tôi sốc là nhiều bạn cùng trường nói rằng họ vẫn chưa biết mình muốn làm gì. Ba mẹ tôi đã nói với tôi từ năm lớp năm rằng tôi sẽ trở thành bác sĩ. Trong gia đình tôi, câu hỏi duy nhất tôi tự hỏi mình là "Mình có thực sự muốn trở thành bác sĩ không?" thay vì "Mình muốn làm gì?"

Trở thành bác sĩ là kỳ vọng mặc định, và trừ khi tôi có thể nghĩ ra lý do tại sao tôi không muốn trở thành bác sĩ, còn không thì không còn gì khác để suy nghĩ. Tôi thích bác sĩ nhi khoa của tôi và tôi cũng thích bác sĩ Tanaka. Các bác sĩ kiếm được nhiều tiền và được kính trọng.

Trở thành bác sĩ cũng không đến nỗi gì.

"Còn bạn thì sao?" Matt hỏi tôi.

"Ừm, tôi đang học lớp dự bị y khoa để nộp đơn vào trường y," tôi trả lời.

"Vậy là bạn muốn trở thành bác sĩ ?"

"Ừ...tôi nghĩ vậy," tôi nói, lần đầu tiên tự hỏi mình.

"Chà, mới chỉ có tuần thứ nhì đi học thôi. Quan trọng hơn là cuối tuần này bạn định làm gì?" Matt hỏi tôi với giọng thoải mái hơn.

"Ừm, tôi đang định học hóa hữu cơ. Môn này thực sự làm tôi bối rối," tôi trả lời. Tôi nghe có vẻ thực sự nhàm chán, ngay cả với chính tôi.

"Ừ, có lẽ sau giờ học, chúng ta cũng có thể đi đâu cho vui." Matt mỉm cười với tôi, và tôi cảm thấy một cảm giác kỳ lạ trong bụng mà trước đây tôi chưa từng cảm thấy.

"Ừ, thì cũng được. Cần gì thì cứ gõ cửa phòng tôi thôi. Những người không ở đất liền như mình mà quen biết nhau cũng là điều hay," tôi nói, cố gắng hài hước một chút.

Cả hai chúng tôi đều bật cười trước câu nói đùa của tôi mặc dù chẳng buồn cười chút nào.

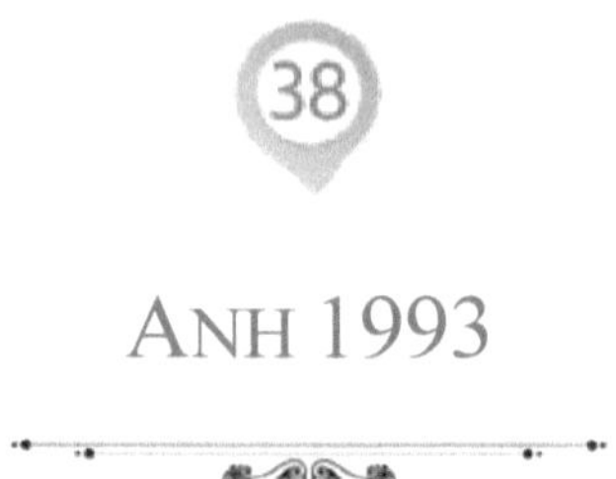

ANH 1993

Tối Thứ Bảy ấy, ra ngoài tôi mới biết trời hơi lạnh. Tôi hay quên rằng buổi tối ở California thường se se, ngay cả khi những ngày nóng bức. Nhưng tôi không muốn quay lại phòng lấy áo khoác, nên tiếp tục bước đi trong không khí trong lành. Tôi bước ra đường Russell, con đường giáp rìa phía Bắc của khuôn viên trường. Ánh đèn rực sáng của sân bóng chiếu xuyên qua kẽ lá. Tôi nghe tiếng nhạc dồn dập. Khi tôi tiếp tục đi xuống phố, tiếng nhạc ngày càng lớn hơn cùng tiếng cười đùa văng vẳng.

Tiếng nhạc phát ra từ một ngôi nhà cuối phố có những chữ cái Hy Lạp treo trên cửa trước, tượng trưng cho tình huynh đệ nào đó. Tôi định quay lại, để tránh đi ngang qua bữa *party*, nhưng một phần trong lòng cũng tò mò muốn biết bữa tiệc huynh đệ là như thế nào. Tôi đứng lặng giữa vỉa hè và không biết nên làm gì, dù điều này quá dễ dàng.

Cơ thể tôi thường bị tê liệt khi tâm trí tôi phải chạy đua với tất cả những ưu và nhược điểm tiềm ẩn trong mọi quyết định, đơn giản như nên mặc gì vào buổi sáng hoặc ăn gì cho bữa điểm tâm. Tôi nghe thấy tiếng chân và giọng nói phía sau.

Bây giờ rõ ràng tôi không thể quay lại rồi. Tôi như con điên đứng trong bóng tối giữa vỉa hè. Phải giữ thể diện bằng mọi giá, tôi quyết định tiếp tục tiến về phía bữa tiệc huynh đệ. Tôi sẽ chỉ đi ngang qua, như đang trên đường đi đâu đó. Gần đây tôi thường đi bộ vơ vẩn quanh khuôn viên trường hàng giờ.

Chỉ đi như vậy thì tâm trí tôi mới tạm thời nhẹ nhõm. Ngay cả khi cơ thể tôi ngừng chuyển động, tâm trí tôi vẫn quay cuồng với những suy nghĩ và lo lắng tiêu cực. Khi đi bộ, tôi mới có thể tập trung vào việc đặt chân này phía trước chân kia. Quyết định duy nhất tôi phải có là quẹo phải hay trái ở các giao lộ. Tôi bắt đầu nghĩ ra các kiểu quẹo vu vơ như phải, trái, phải hoặc phải, phải, trái, trái hoặc trái, trái, phải.

Việc tôi có theo kịp khuôn mẫu quẹo này hay không thực sự không quan trọng, tôi không đi đâu cụ thể. Nếu suy nghĩ của tôi phân tán, tôi sẽ đếm bước đi giữa các ngã tư để tâm trí tôi chỉ đầy rẫy những con số và bên phải hoặc bên trái. Khi mệt mỏi hoặc đói bụng, tôi cố gắng tìm danh mục bản đồ khuôn viên trường gần nhất để tìm đường về. Tuần trước tôi đi bộ vài giờ và quay lại sau khi nhà ăn đã đóng cửa, và tối hôm đó tôi phải nhịn.

"Anh! Anh!"

Có ai đó cố gọi tôi cho bằng được. Đôi khi đang đi bộ, tôi suy nghĩ mông lung và không để ý đến chung quanh, như một người đi xe đạp bấm chuông để cảnh báo là đang ở phía sau.

Tôi thấy tiếng gọi rất giống tiếng Jessica, bạn cùng phòng của tôi. Tôi vừa mới nghĩ về Jessica.

Tiếng gọi này từ trong đầu tôi hay bên ngoài?

"Anh! Đây nè!" giọng nói lại vang lên. Đêm tối, tiếng nhạc xập xình quá lớn đến nỗi khó xác định được giọng nói đó phát ra từ hướng nào.

Sau cùng tôi mới thấy một bóng người tiến về phía tôi từ sân trước của ngôi nhà huynh đệ, nơi bập bùng tiếng nhạc. Tôi chưa thể nhận ra ai cho đến khi cô gái gần như ngay trước mặt tôi. Đúng là Jessica. "Vui quá, bạn đã chịu ra khỏi phòng," Jessica mỉm cười. Cô cầm một cái ly nhựa màu đỏ trên một tay và vẫy tôi bằng tay kia đến tham gia bữa tiệc.

"Lại đây, để tôi giới thiệu cho bạn một vài người."

"Thôi, mình chỉ đi dạo thôi. Mình không đến đây để dự tiệc," tôi trả lời, nghe thật thảm hại.

"Trời ơi, thôi mà. Bạn đã đến đây rồi. Ở chơi một chút đi mà," Jessica níu kéo bằng giọng ngà ngà say. Tôi còn do dự thì cô nắm cổ tay tôi và dẫn tôi về phía nhóm người mà cô đang đứng chung.

"Giới thiệu với mọi người, đây là Anh, bạn cùng phòng của tôi. Tôi đã nói với cô ấy rằng đã vô đại học và thì phải tham gia tiệc tùng. *Party* là một phần của nền giáo dục toàn diện," Jessica nói và mọi người cùng bật cười.

"Anh, bạn muốn uống bia không?" một nam sinh viên hỏi tôi lúc đang bơm bia màu vàng sủi bọt từ một cái *keg* lớn màu bạc vô một cái ly nhựa đỏ và đưa cho tôi. Tôi muốn nói, không, cảm ơn, nhưng tôi thấy dễ nhất là cứ nhận rồi cầm đó.

Ai cũng cầm một ly trên tay, và tôi sẽ không giống ai nếu tay không có gì.

"Đây là Tom, bạn trai của mình," Jessica nói. "Anh ấy sống ở đây," cô hất đầu về phía ngôi nhà phía sau lưng cả nhóm. "Đi, tôi sẽ dẫn bạn đi tham quan xung quanh, nó rất khác với ký túc xá."

Cầm ly bia sóng sánh trên tay, Jessica dẫn tôi vô nhà, nơi tiếng nhạc ngày càng lớn hơn. Lối vào chật kín người, hai chúng tôi phải chen vào giữa đám đông. Một cái đèn mờ ảo quay giữa phòng khách tối om, phát ra những luồng ánh sáng nhấp nháy quanh phòng, xuống đám sinh viên đang uốn éo theo nhịp nhạc. Tôi ngạc nhiên vì thấy nhiều người thích chuyện này. Tôi chưa bao giờ dự một bữa tiệc như thế này. Tôi liếc thấy các đôi trai gái công khai âu yếm nhau trong lúc những cặp khác dậm dật với cơ thể dán sát vào nhau.

Không thực sự nghĩ gì, tôi nhận thấy cổ họng mình khô khốc và tôi nhấp một ngụm từ cái ly nhựa. Tởm quá! Tôi chưa bao giờ nếm nước tiểu như chất lỏng màu vàng sủi bọt này, nó chỉ mát hơn nhiệt độ phòng một chút, và là thứ mà tôi tưởng tượng nước tiểu có vị như vậy. Nó để lại vị đắng chua đọng lại trong miệng tôi ngay cả sau khi tôi nuốt. Jessica nhận thấy vẻ mặt tôi và cười, "Mình biết, đây không phải là loại rượu chất lượng cao nhất. Để mình lấy cho bạn thứ gì đó mạnh hơn một chút," cô nói khi dẫn tôi đến một căn phòng khác, nơi có một đám đông đang tụ tập quanh bàn.

Nhưng thay vì những cái ly nhựa màu đỏ, trên bàn lại có những cái ly thủy tinh nhỏ cỡ cái lọ đựng muối tiêu. "Anh muốn uống theo *shot* nha? *Tequila*? *Vodka*? *Whisky*?"

"Mình không biết. Mình chưa bao giờ uống *shot* cả."

"Thật hả Anh?" Jessica hỏi với vẻ hoài nghi rồi mỉm cười. "Chà, không có gì giống như lần đầu tiên của bạn. Mình cùng uống một *shot* nhé. Phần mình, mình thích rượu *tequila*," cô nói khi bước tới bàn và lấy một chai chất lỏng màu hổ phách. Cô bảo tôi đưa ra hai ly nhỏ cho cô ấy rót đầy.

"Rồi, vậy bạn phải uống hết trong một ngụm," Jessica giải thích.

"Rượu có mùi vị như thế nào?" Tôi hỏi. "Thành thật mà nói, rượu không thực sự có hương vị thơm ngon lắm, nhưng không tệ. Ngon hơn bia," Jessica trấn an tôi. "Được rồi, sẵn sàng chưa?" Jessica giơ ly ra trước mặt.

Cô cụng ly với tôi khi nói, "Chúc mừng," rồi đưa ly lên miệng và rót chất lỏng xuống cổ họng chỉ bằng một động tác liên tục.

Tôi cố theo kịp Jessica và lúng túng rót rượu xuống cổ họng. Tôi rót quá nhanh và một ít chất lỏng trào ra khỏi miệng. Tôi bắt đầu ho khi một ít chất lỏng cũng chảy xuống khí quản và tôi cảm thấy nóng rát ở cổ họng và ngực. "Ôi Chúa ơi, cái gì thế này?" Tôi hỏi Jessica.

"Trời ơi tởm quá!" Tôi hét lên. Jessica không thể nhịn cười. "Mình thích xem ai đó uống *shot* rượu đầu tiên. Nào, mình nhảy đầm chút nhé."

Có lẽ còn quá sớm để rượu ngấm vào người, nhưng lần đầu tiên kể từ khi vào đại học, tôi cảm thấy tự do. Tôi đang ở xa cha mẹ hàng ngàn dặm. Tôi có thể làm bất cứ gì mình muốn.

Tôi theo Jessica vào một trong những phòng khiêu vũ chơi nhạc *hip-hop,* và chúng tôi hòa vào đám đông đầy những thân hình đang chuyển động, đẫm mồ hôi. Tôi vẫn cảm thấy hơi lúng túng và lạc lõng, nhưng căn phòng tối, ánh đèn nhấp nháy và tiếng nhạc dồn dập đã mang lại cho tôi chút che chở và tôi bắt đầu thư giãn một chút. Jessica nắm tay tôi để bắt đầu nhảy, và tôi bắt đầu di chuyển cơ thể theo nhịp nhạc. Tôi vẫn cảm thấy lố bịch, nhưng một phần trong tôi bắt đầu nghĩ rằng đó có thể là toàn bộ vấn đề. Dường như không ai quan tâm họ đang làm gì hoặc lố bịch ra sao.

Hình ảnh mẹ tôi lắc đầu không bằng lòng hiện lên trong đầu tôi nhưng tôi gạt sang một bên. Mẹ không cần phải có mặt ở bữa tiệc này với tôi. Tôi cảm thấy những cơ thể nhớp nháp ép sát phía sau, và tôi cố gắng luồn lách để giữ khoảng cách. Tôi không biết ai ở đây ngoài Jessica, nên tôi cố đứng gần. Cô có vẻ thích thú với việc chuốc cho tôi say, và thỉnh thoảng lại bảo tôi rằng chúng tôi cần đi uống thêm một ly nữa. Tôi choáng váng, chỉ đồng ý với bất cứ điều gì cô ấy nói và uống tiếp. Thật thú vị khi mất kiểm soát. Nhưng sau *shot* thứ tư hoặc thứ năm, tôi không đếm được nữa, tôi bắt đầu thấy chóng mặt và loạng choạng. Tôi không thể đứng thẳng và tôi lo lắng mình sẽ ngã hoặc bất tỉnh.

"Jessica, tôi cảm thấy không ổn. Tôi cần phải ngồi xuống."

Chúng tôi lảo đảo đến một cái ghế dài cũ rách và ngồi phịch xuống. Cả thế giới bắt đầu quay cuồng quanh tôi, và tôi buồn nôn. Đột nhiên, tôi không kiểm soát được và một dòng chất lỏng ấm nóng phọt ra từ miệng tôi và tràn khắp người tôi và chiếc ghế dài. Tôi kinh hoàng. Mùi tanh của dịch dạ dày bây giờ tràn ngập khắp nơi trước mặt tôi.

"*Ewwwwww, ghê quá,*" một cô gái đứng cạnh chiếc ghế dài kêu to với vẻ mặt ghê tởm. Cả hai đều quay lưng lại với tôi. Tôi chết lặng vì kinh hãi và không biết phải làm gì.

"Ồ, Anh," Jessica nhìn tôi thở dài. "Mình phải ra khỏi đây ngay," cô nói.

Bằng cách nào đó, tôi đã ra khỏi căn phòng và trở về phòng ký túc xá.

Tôi không nhớ mình về phòng bằng cách nào, hoặc có lẽ tôi đã buộc mình phải quên đi.

Sáng hôm sau tôi thức dậy với trận nhức đầu khủng khiếp nhất đời và nằm cả ngày Chủ Nhật trên giường, cuộn tròn trong tư thế bào thai. Jessica cười nhạo cơn say nguội của tôi. Sáng Thứ Hai tôi vẫn chưa ra khỏi giường. Đầu tôi choáng váng, một làn sương mù dày đặc màu xám ập xuống người khiến tôi không thể dậy nổi. Tôi lăn lộn bơ phờ.

Tôi hầu như không còn sức lực để đi vào nhà vệ sinh ở cuối hành lang. Đã hơn một ngày không ăn gì nên tôi yếu ớt và choáng váng. Khi đứng lên, phải mất một phút để thế giới xung quanh tôi ổn định trong khi những đốm màu trôi qua tầm nhìn của tôi. Tôi mơ hồ nhận ra rằng mình đã không tắm hay đánh răng suốt hai ngày rồi. Tôi vội vàng quay trở lại phòng và bò trở lại giường.

Khi Jessica trở lại tối hôm đó và thấy tôi vẫn nằm trên giường, cô hỏi, "Anh ổn chứ? Say nguội thường không lâu vậy đâu."

"Tôi chưa thấy khỏe."

"Bạn đã ăn gì chưa?" Jessica với vẻ mặt lo lắng.

"Không, tôi không đói."

"Chà, bạn không thể sống sót nếu không ăn. Tôi sắp xuống phòng ăn. Bạn muốn tôi lấy gì?"

"Tôi thực sự không muốn ăn uống gì hết."

"Được rồi, vậy tôi sẽ mang về cho bạn một ít súp. Có lẽ bạn nên tới trung tâm y tế sinh viên để kiểm tra."

Tôi trả lời bằng một tiếng càu nhàu khó tả, không rõ ràng đồng ý hay phản đối rồi cuộn người trong chăn, quay mặt vào tường.

ANH 1993

Tuần trước tôi bị đau họng, nhức đầu, ớn lạnh và rêm khắp người đến nỗi phải nghỉ hết các buổi học. Tôi cảm thấy thật rã rời, không còn chút sinh lực nào. Nhưng không như một bộ quần áo chật chội mà mình có thể cởi bỏ, đây là một cảm giác khó chịu trong tôi mà tôi không thể bỏ được. Đi đâu, làm gì, tôi cũng không được dễ chịu hay bình yên.

Tuần này thấy khỏe hơn nên tôi cố đến lớp nhưng chỉ ngồi đó, đầu óc vừa trống rỗng vừa quay cuồng, không thể tiếp thu được những gì thầy cô giảng.

Trong phòng ký túc xá, tôi ngồi hàng giờ ở bàn cố làm bài tập mà không biết mình đang làm gì. Trong lớp hóa hữu cơ, tôi còn đuối hơn hồi đầu học kỳ. Ngày mai tôi có bài kiểm tra giữa kỳ và tôi chắc chắn mình sẽ rớt môn. Tôi bị mất ngủ, thức dậy lúc nửa đêm để cố học, nhưng những con số, dòng chữ và chữ cái bắt đầu quay cuồng trong đầu tôi. Tôi buộc mình phải thức và lật qua lật lại các trang, cố gắng nhồi nhét thông tin vào não, nhưng tôi biết điều đó chẳng có ý nghĩa gì, và tay tôi bắt đầu run lên vì sợ hãi. Tôi sẽ làm gì đây?

Tôi không hiểu gì hết. Ngày mai tôi sẽ trượt bài kiểm tra này rồi không được học dự bị y khoa và toàn bộ tương lai của tôi sẽ bế tắc. Lớp đang vào giai đoạn giữa kỳ. Tôi vẫn chưa chuẩn bị cho kỳ thi này, nhưng tôi còn biết làm gì khác ngoài việc đến lớp và làm bài kiểm tra. Tay tôi run đến mức không viết nổi tên mình trên tờ đề thi mà trợ giảng phát.

Bài thi bắt đầu bình thường với một số câu hỏi đơn giản về cấu trúc hóa chất. Nhưng khi chuyển sang phần phản ứng kết hợp, tôi điếng người. Tôi không biết làm gì. Tôi cứ ngồi đó. Bài kiểm tra cứ như một ngoại ngữ xa lạ. Người tôi toát mồ hôi lạnh, tim tôi đập thình thịch và tôi cảm thấy như mình sắp lên cơn hoảng loạn lần nữa. Tôi thở dồn dập. Tôi phải ra khỏi đây. Bài thi chưa xong phân nửa. Nhưng tôi không làm được gì khác. Tôi trả bài thi dang dở cho trợ giảng và lao ra khỏi giảng đường.

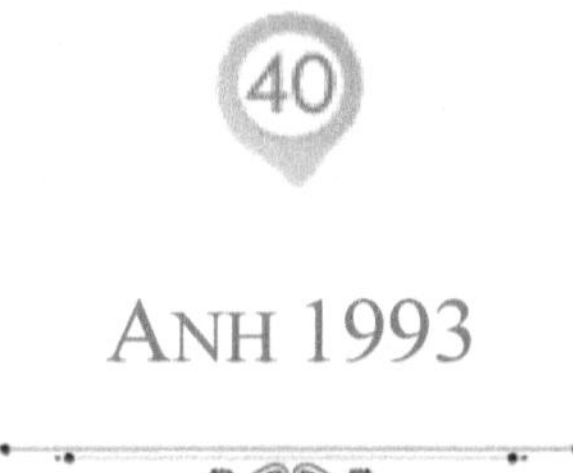

ANH 1993

"Phần trả lời của các em trong bài kiểm tra đầu tiên này cho thấy rõ là cả lớp phải cải thiện," giáo sư hóa hữu cơ của tôi nói trong lúc trợ giảng trả lại bài kiểm tra.

"Điểm chung của cả lớp trong kỳ thi này rất thấp. Em nào gặp khó khăn trong việc hiểu những khái niệm này, tôi khuyên nên đến văn phòng trước kỳ thi kế tiếp. Phải nhớ rằng, điểm cuối khóa sẽ dựa trên hai bài kiểm tra giữa kỳ và một bài kiểm tra cuối kỳ; vì vậy điểm của các em trong những bài kiểm tra này đều là một phần quan trọng trong điểm cuối cùng."

Tôi bắt đầu buồn nôn, lòng bàn tay đẫm mồ hôi. Trợ giảng đưa lại cho tôi tập bài thi. Tôi nhìn con số 47 có khoanh tròn bên cạnh chữ D lớn. Tim tôi thắt lại. Tôi chưa bao giờ bị điểm D trong đời. Tôi sẽ rớt môn này. Ba mẹ sẽ giết tôi mất. Tôi bắt đầu hoảng sợ.

Giáo sư bắt đầu giảng về tài liệu khóa học, nhưng tôi không còn chú ý đến chuyện gì chung quanh nữa. Tôi đi vội về ký túc xá. Vẫn thấy buồn nôn nên tôi vào nhà vệ sinh và tựa người vào bồn rửa. Nhắm mắt lại, tôi cố gắng làm cho nhịp tim đang đập thình thịch trong đầu dịu đi, nhưng nhắm mắt thì đầu tôi quay cuồng, khiến tôi càng buồn nôn và choáng váng hơn.

Tôi tức giận, buồn bã và sợ hãi cùng một lúc. Rồi tôi không biết điều gì là đúng nữa. Tôi tựa đầu vào tường để giữ thăng bằng, và cảm thấy cơ thể mình kiệt sức rồi ngã sụm xuống đất, lờ mờ nhận ra rằng bình thường tôi không bao giờ cho phép mình đụng vào sàn nhà bẩn thỉu trong phòng vệ sinh công cộng một cách buông thả như vậy. Bình thường tôi ghê tởm vi trùng và mùi khai uế trong phòng.

Nhưng khi một người cảm thấy tệ hại thì sẽ không quan tâm đến điều gì nữa.

Ánh đèn *neon* nhấp nháy càng làm tăng thêm bầu không khí bi thảm trong phòng. Tôi không thể tiếp tục nằm đây nữa. Tôi không thể đối mặt với bản thân hoặc thế giới nữa. Tôi không thể làm điều này nữa, giả vờ như mọi thứ đều ổn trong khi thực tế không phải vậy.

Tôi sẽ chết ngay tại căn phòng vệ sinh chật chội này và không bao giờ phải chịu đau khổ nữa.

Tôi sẽ giải thoát gia đình tôi khỏi những đau khổ mà tôi đã gây ra cho họ. Họ sẽ không phải lo lắng về tôi nữa. Tôi thò tay vào túi quần *jeans* bên phải để tìm con dao cạo mà tôi luôn mang theo bên mình, một lá bùa giúp tôi chấm dứt nỗi đau. Một lưỡi dao mới.

Tôi mua lưỡi dao này ở cửa hàng *ACE* ở cuối phố đối diện với khuôn viên trường hồi tuần trước khi tôi bắt đầu nghĩ rằng mình không muốn sống nữa. Tôi nói với nhân viên cửa hàng rằng tôi cần chiếc dao cạo râu cho một dự án nghệ thuật. Tôi cầm con dao bằng tay phải và ngắm nghía vẻ sắc bén, sáng bóng của nó. Tôi chạm mép lưỡi dao vào ngón trỏ trái để thử độ nhọn của nó. Chưa thấy gì, tôi ấn mạnh hơn cho đến khi máu chảy ra từ ngón tay.

Đau nhói, nhưng chỉ một thoáng thôi.

Giọt máu đỏ thẫm từ từ nhỏ xuống, và trong giây lát, tôi thắc mắc không biết tôi có thể vẽ một bức tranh màu nước bằng máu của chính mình hay không. Tôi không biết cảm giác đó sẽ như thế nào khi cắt mạnh vào thịt và rút máu của chính mình, nhưng tôi thấy nó mê hoặc một cách kỳ lạ, như thể tôi đã rơi vào trạng thái xuất thần, một cảnh giới khác, nơi cuộc sống bình thường không còn quan trọng nữa...

Tôi cầm lưỡi dao lên và đặt lên cườm tay... Tay nắm chặt lại...

Cườm trái của tôi có những mạch máu chạy song song với những đường gân kéo dài dọc cánh tay. Trong giây lát, hình ảnh Shelly trong *Kahi Mohala* hiện lên trong tâm trí tôi. Tôi nhớ có nhiều vết trên cánh tay nó, độ dày và nông cạn khác nhau. Tôi không phải là người làm điều vô bổ.

Tôi không muốn nói nhiều.

Tôi muốn chết.

Tôi không muốn sống nữa.

Tôi sẽ rạch một đường thật sâu mới cắt đứt các động mạch lớn dưới sâu, làm mất đủ máu thì mới ngất đi.

Hình ảnh bà và mẹ tôi hiện lên, cầu nguyện cho tôi dừng lại. Tôi xóa bỏ hình ảnh đó ngay. Xin cứ để con đi.

Tôi đọc ở đâu đó rằng phải nhắm vào động mạch, nơi tôi có thể cảm nhận được mạch đập bên dưới ngón tay cái thì mới chảy hết máu.

Cắn răng, tôi đâm sâu lưỡi dao cạo với niềm tin mãnh liệt vào tay, rùng mình trước cơn nhức nhối mà mũi dao gây ra, và kéo lưỡi dao xuyên qua da thịt mình với nỗi thống khổ và căm thù.

Cơ thể tôi dường như chống trả nên lưỡi dao không khứa thêm được nữa...

Tôi cắt lại từ một góc độ khác.

Tôi đau buốt nhưng cắn răng cứa nữa. Nữa. Nữa. Nữa.

Hết lần này đến lần khác...

...cho đến khi máu phọt ra nhanh như suy nghĩ của tôi...

Tôi muốn chấm dứt tất cả.

Tôi tiếp tục ấn lưỡi dao vào cánh tay cho đến khi không còn cảm giác gì nữa. Tôi thấy những chấm màu nhỏ bắt đầu rơi xuống võng mạc ở đáy mắt. Tôi chớp mắt, nhưng mỗi nhịp tim đập thình thịch khiến chúng rung lên, và các chấm ngày càng lớn hơn và nhiều màu sắc hơn cho đến khi tất cả vỡ vào nhau, tạo thành một làn sóng ánh sáng trắng chói lóa khiến tôi choáng ngợp rồi lịm đi trong cuồng phong biển cả.

Con sóng thịnh nộ nổ tung. Chát chúa và ồn ào. Hung tợn và mạnh bạo. Con sóng ngộp thở... con sóng ngộp thở....

ANH 1993

Tôi vẫn còn choáng váng, như thể trán tôi bị một cục gạch nặng đập liên tục. Tôi đưa tay lên lau gỉ mắt ra khỏi khóe mắt và thấy cổ tay và cánh tay trái của mình được băng bó dày đặc bằng gạc, còn tay phải được gắn vào một ống truyền tĩnh mạch bằng nhựa. Tôi mất phương hướng và bối rối. Tôi không nhớ mình đang ở đâu. Tiếng bíp lớn nhịp nhàng của màn hình máy là âm thanh duy nhất mà tôi nghe.

Chết tiệt, tôi nhớ rồi. Ánh đèn *neon* kinh tởm của phòng tắm ký túc xá phản chiếu căn phòng vô trùng mà tôi đang nằm. Tôi đang ở đâu? Sao tôi lại ở đây? Chắc chắn là tôi còn sống. Tôi tệ đến nỗi tự tử còn không xong. Tôi rảo mắt quanh phòng để xem có cách nào giải quyết chuyện này. Đang cựa quậy trên giường, tôi nghe tiếng báo loạt xoạt trên tay một phụ nữ da đen ngồi dưới chân giường tôi.

Trong một khoảnh khắc, tôi giật mình, thoáng nghĩ hay mình đã chết và đến một chiều không gian khác. Tôi chưa từng gặp người phụ nữ này bao giờ, một phụ nữ trung niên đeo kính đồi mồi, mặc áo len cardigan màu tím. Hay bà này là thiên thần? Người gác cổng sang kiếp sau?

"Chào cưng. Tôi là riêng của em," người phụ nữ nói.

"Cái gì của tôi?"

"Y tá riêng của em. Tôi phải canh chừng em để chắc chắn em không tìm cách hủy hoại sinh mệnh nữa," người phụ nữ điềm tĩnh trả lời.

"Đây là đâu?"

"Em đang ở trung tâm Y tế *UC Davis*. Họ đang đợi giường trống để chuyển em qua bệnh viện điều trị tâm thần."

Tôi lập tức bật dậy.

"KHÔNG!!! Tôi không vô khu tâm thần đâu!!" tôi hét lên. Kim truyền làm tay phải tôi nhói lên, không để tôi rời giường.

Người phụ nữ nhanh chóng đứng dậy.

"Bình tĩnh, bình tĩnh. Đừng kích động không thì họ sẽ chích em đấy. Tên tôi là Clara, công việc của tôi là giữ em an toàn, và đó là điều tôi sẽ làm," bà nói với giọng cứng rắn rồi nhấn nút yêu cầu hỗ trợ.

Không lâu sau, vài nhân viên bệnh viện mặc đồng phục bước vào phòng.

"Mọi việc ổn chứ?" người phụ nữ da trắng mập mạp có khuôn mặt dày phấn và mái tóc cột chặt da đầu trông có vẻ khá đau, cất tiếng hỏi. Hình như bà là người giám sát ở đây.

"Bệnh nhân vừa tỉnh dậy," bà Clara thông báo.

"Tôi sẽ gọi đội tâm thần đến thẩm định bệnh nhân," bà mặt dày phấn ngắn gọn. "Đừng để bệnh nhân làm gì cả."

Cả nhóm rời phòng, đi ra hành lang.

"Tôi vô phòng vệ sinh được không?"

"Được chứ. Em chỉ để cửa hé để tôi có thể thấy em," bà Clara nhỏ nhẹ.

"Bà giỡn hả?"

"Không, tôi không giỡn. Em đang trong *suicide watch* (theo dõi tự tử). Tôi không thể để em một mình bất cứ lúc nào.

Tôi cảm thấy một sự sỉ nhục khủng khiếp. Chắc hẳn họ nghĩ tôi là một con quái vật, con vật điên khùng cần được khóa chặt. Tại sao tôi không chết? Tôi bắt đầu xé miếng gạc băng bó ở cánh tay trái để xem vết cắt của mình tệ đến mức nào.

Clara kiên quyết nói: " Đừng đụng vào chỗ băng bó."

"Tôi không được làm gì sao? Tôi có cần xin phép bà để thở không?"

"Không, tôi muốn em cứ tự nhiên thở," bà Clara mỉm cười.

Tuy tôi có khiếu hài hước, nhưng lời nói của bà trong lúc này làm tôi khó chịu. Làm sao bà có thể mỉm cười với tôi vào lúc này? Bà không thể biết được cảm giác bị hạ nhục như thế nào khi bị trói vào giường như một con thú bị xích.

Có tiếng gõ cửa, và không đợi trả lời, một bác sĩ trẻ nhìn có vẻ mệt mỏi mặc bộ quần áo màu xanh lá cây và áo khoác ngắn màu trắng bước vào phòng. Túi áo khoác của anh nhét đầy giấy tờ và một cuốn sổ tay bỏ túi có tựa đề Hướng Dẫn Phỏng Vấn Tâm Thần.

"Xin chào, tôi là bác sĩ thực tập Marshall, và tôi thuộc nhóm chăm sóc tâm thần cho em. Tôi muốn hỏi em vài điều rồi sau đó bác sĩ Adams, bác sĩ nội trú của tôi, sẽ tham gia."

Anh chàng nhìn rất thiếu kinh nghiệm và lúng túng. "Sao, em khỏe không?" Tôi không hé môi. Anh chàng thử lại. "Tôi thấy trong hồ sơ nhập viện của em rằng người ta thấy em suýt chết. Bạn cùng phòng tìm thấy em bất tỉnh và chảy máu trong phòng tắm. Em có nhớ gì không?"

Tôi vẫn không nói một lời. Tôi không muốn mường tượng mình nhìn như thế nào dưới nền phòng tắm. "Có phải em đang cố tự sát không?" Tôi không thể tin được tên ngốc này và những câu hỏi ngu xuẩn của hắn. Họ thực sự dạy những thứ này ở trường y sao?

"Em vẫn muốn chết à?" Tất nhiên là tôi muốn, đồ ngu ngốc này, tôi tự nghĩ.

Tôi không còn sức để tham gia cuộc phỏng vấn lố bịch này. Tôi đã trải qua chuyện này quá nhiều lần trong đời; bác sĩ tâm thần, nhân viên sức khỏe tâm thần, nhân viên xã hội, y tá, tất cả đều hỏi tôi cảm thấy thế nào, yêu cầu tôi đánh giá chứng trầm cảm của mình theo thang điểm từ 1 đến 10, hỏi xem tôi có ý nghĩ làm tổn thương bản thân hay bất kỳ ai khác không, lung tung lang tang và cứ thế, cứ thế và *blah blah blah*. Tại sao không ai thực sự giúp tôi? Tại sao họ không để tôi chết?

"Em 18 tuổi và đã trưởng thành nên chúng tôi chưa gọi cho bất kỳ ai trong gia đình em. Nhưng em có muốn chúng tôi thông báo cho cha mẹ em hoặc bất kỳ người nào khác trong gia đình không?"

"Vậy cha mẹ tôi không biết tôi ở đây à?" Tai tôi ù đi.

"Không, chúng tôi cần có sự đồng ý của em để nói chuyện với họ."

"Tốt, đừng gọi cho họ. Họ không cần phải biết về chuyện này. Xong chưa?" Tôi mất kiên nhẫn hỏi.

"Nếu em không bận tâm, tôi có một vài câu hỏi nữa."

"Tôi có bận tâm. Làm ơn rời đi được không?"

Gã bác sỹ tập sự nhìn không chắc phải làm sao. "Được rồi, tôi sẽ quay lại với bác sỹ nội trú Adams," anh ta nói khi lững thững bước ra khỏi phòng.

"Anh ta không phải rất phiền sao?" Tôi hỏi Clara. Vì một lí do nào đó, bây giờ tôi cảm thấy như Clara đang ở phe của mình, còn y tá và bác sỹ đang cố làm cho cuộc sống của tôi trở nên khổ sở.

"Anh ấy chỉ đang cố gắng làm công việc của mình và em đang cố tình làm mọi việc khó khăn cho anh ấy," bà Clara thành thật trả lời.

"Chà, công việc của tôi không phải là làm cho công việc của người khác trở nên dễ dàng," tôi nói.

Cánh cửa lại mở ra, tôi biết đó sẽ là bác sĩ nội trú tâm thần cùng với bác sĩ tập sự phụ tá của ông, người đã tra tấn tôi với những câu hỏi không thể chịu nổi. Bác sĩ nội trú cũng là người da trắng. Ông cao hơn bác sĩ tập sự, và khuôn mặt ông có những sợi râu lởm chởm vài ngày chưa cạo phủ kín má và cằm. Giọng ông nhẹ nhàng và êm ái đến lạ. "Xin chào cô Nguyễn, tôi là bác sĩ Adams," ông tự giới thiệu. Ông phát âm tên tôi gần như người Việt.

Tôi không quen được gọi là cô Nguyễn nên cảm thấy mình đỏ mặt trước vẻ trang trọng lịch sự của ông. Bác sĩ thực tập đứng sau ông, hòa vào những bức tường bệnh viện vô trùng.

"Em vừa trải qua một đêm khó khăn nên tôi sẽ rất nhanh. Chúng tôi đang chờ có giường tại một trong những bệnh viện tâm thần địa phương. Hy vọng rằng chúng tôi sẽ đưa em đến đó trong ngày hôm nay. Em muốn hỏi tôi gì không?" Tôi lắc đầu cam chịu khi chuẩn bị cho lần nhập viện tâm thần thứ ba trong một năm.

Mãi đến khi đến Bệnh viện tâm thần Heritage Oaks, tôi mới nhận ra rằng sợi dây chuyền vàng với mặt tượng Phật Bà Quan Thế Âm biến mất rồi. Tôi hoảng hốt hỏi y tá sau quầy: "Dây chuyền của tôi đâu?"

"Có lẽ họ đã cất giữ nó trong kho. Không ai được mang đồ trang sức vào đây," y tá trả lời cộc lốc.

"Nó không chỉ là đồ trang sức. Tôi không bao giờ tháo nó ra." Tôi bắt đầu hoảng sợ. Bà nội tặng tôi dây chuyền đó khi tôi đi vô đại học. Bà nói nó sẽ bảo vệ tôi khi gặp nguy hiểm và tôi có thể cầu nguyện Phật Bà Quan Thế Âm bất cứ khi nào.

Cô y tá có vẻ như đã nói câu này hàng triệu lần rồi. "Đây là nội quy bệnh viện. Chúng tôi không thể cho phép em đeo bất kỳ đồ trang sức nào để bảo đảm an toàn. Nhưng tôi sẽ yêu cầu nhân viên cất giữ an toàn khi em xuất viện."

Bây giờ tôi 18 tuổi, vì vậy đây là lần đầu tiên tôi vào khu điều trị tâm thần dành cho người lớn chứ không phải khu dành cho thanh thiếu niên.

Sự khác biệt rất lớn. Trong khu dành cho thanh thiếu niên ở *Kahi Mohala*, khung cảnh xung quanh trông hấp dẫn với những bức tường sáng màu trang trí bằng những câu danh ngôn đầy cảm hứng và hình vẽ động vật và hoa.

Có các trò chơi và đĩa *DVD* để xem trong phòng sinh hoạt cộng đồng. Đôi khi người ta gần như có thể tưởng tượng rằng đó là một trại hè nào đó, nơi họ phát thuốc cho trại viên và mọi người chỉ ở đến cuối tuần.

Khu tâm thần dành cho người lớn thì hoàn toàn khác. Không thể phủ nhận sự thật rằng bệnh nhân đã rời khỏi vùng đất bình thường và bước vào một cuộc sống riêng biệt và đáng sợ, nơi ai có biểu hiện về tâm thần sẽ bị tra tấn.

Tôi mạo hiểm ra khỏi phòng để xếp hàng ăn sáng thì bị sốc và sợ hãi khi thấy những bệnh nhân chung quanh.

Hầu hết họ đều lớn tuổi hơn tôi rất nhiều: một người đàn ông cao gầy khoảng năm mươi tuổi với mái tóc bù xù không ngừng lẩm bẩm một mình, một phụ nữ béo phì ở độ tuổi ba mươi, tóc thắt bím và ôm một con gấu bông trên tay. Khoảng chục bệnh nhân khác có vẻ khá bình thường trong những hoàn cảnh khác nhau nhưng đều mang trên mặt vẻ mặt đau khổ.

Tôi tự hỏi mình nhìn ra sao trong gương.

Tôi là bệnh nhân châu Á duy nhất. Kể từ khi tôi vào đất liền để học đại học, tôi nhận thấy rằng tôi có thói quen để ý xem có bao nhiêu người châu Á ở bất kỳ khung cảnh cụ thể nào. Tôi không làm việc này ở *Hawaii*, nơi luôn có người châu Á. Nhưng ở đất liền này, ngay cả ở Bắc California, nơi có rất nhiều người châu Á, đôi khi tôi thấy mình là người gốc Á duy nhất trong phòng.

Đôi khi sự khác biệt này khiến tôi cảm thấy độc đáo và đặc biệt. Nhưng hôm nay, nó chỉ khiến tôi cảm thấy sợ hãi và cô đơn.

Tôi muốn rúc vào lòng bà nội, được bà vuốt tóc và kể tôi nghe một trong những câu chuyện Việt Nam mà thỉnh thoảng bà vẫn kể, như câu chuyện về một cô gái thông minh đã biến mình thành một con ruồi để tìm món ăn mà hoàng tử thích ăn để cô có thể chuẩn bị cho chàng món ăn yêu thích, hay câu chuyện về người khổng lồ nhân từ màu xanh sống trong rừng và biến mình thành cái cây lớn để làm nơi nghỉ ngơi cho những du khách mệt mỏi ngồi tựa lưng vào thân cây.

Tôi nhìn vào gương trong phòng tắm và không nhận ra mình. Tôi có quầng thâm dưới mắt, tóc tôi xơ xác, bù xù, và tôi mặc bộ đồ bệnh viện lùng thùng vốn là tiêu chuẩn của bệnh viện. Tôi ghét người trong gương, một con điên bệnh tật, một người không bình thường.

Chuyện gì đã xảy ra với bé Anh ngày trước hay cười khi vui chơi trên biển ở *Hawaii*?

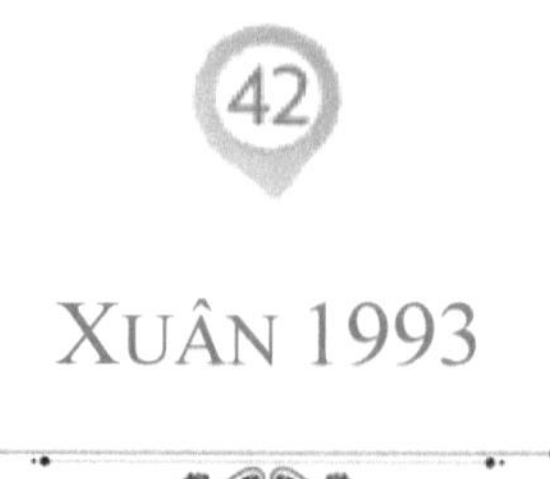

XUÂN 1993

Tôi thấy Anh đứng bên rìa ngọn núi lửa đang phun. Nham thạch lỏng trào dữ dội từ một cái vạc lớn giữa cánh đồng đầy đá nham thạch đen mênh mông. Khói trắng nóng bốc lên từng chập từ mặt đất. Mùi lưu huỳnh nồng nặc. Anh đứng một mình, nhìn chằm chằm vào dòng nham thạch màu cam nóng đang phun lên trước mặt, đắn đo xem có nên nhảy vào hay không. Tôi cố gọi con mình một cách tuyệt vọng, chạy đến chỗ con bé, nhưng dù tôi có chạy nhanh đến đâu, khoảng cách giữa chúng tôi cũng không hề ngắn lại. Khói trắng khét lẹt quyện quanh mái tóc đen dài của Anh khi nó nhìn chằm chằm vào hố lửa không đáy. Những dòng nham thạch rực lửa phun lên từ miệng núi và nổ tung giữa không trung, làm lu mờ hình bóng Anh, khiến con trông như con kiến nhỏ bé bên rìa địa ngục rực lửa.

Tôi choàng tỉnh, mồ hôi đầm đìa vì giấc mơ.

"Long, em nghĩ bé Anh đang bị gì rồi." Tôi lay Long, đánh thức anh. "Cái gì?" anh Long hỏi, vẫn ngái ngủ.

"Em vừa mơ thấy bé Anh sắp nhảy vào núi lửa. Mình cần phải cứu nó." Trong tích tắc, tôi nhận ra nỗi sợ hãi của mình nghe cũng điên rồ như buổi sáng hôm nào Anh đánh thức cả nhà để "cứu" chúng tôi khỏi một cơn sóng thần đang ập đến. Tôi thấy vẻ mệt mỏi trên khuôn mặt chồng tôi.

"Long, em không điên. Em biết có chuyện gì đó đã xảy ra cho bé Anh. Mình phải giúp nó."

Long thở dài, không biết nói gì.

"Để em gọi nó."

Long nhìn đồng hồ trên bàn cạnh giường – 5:06 sáng. Bây giờ là Tháng Mười. Long không thể nhớ *California* đi trước *Hawaii* hai hay ba giờ vào thời điểm này trong năm. Anh ấy không hiểu rõ ý nghĩa của *Daylight Savings Time (Giờ tiết kiệm ánh sáng ban ngày)* và cách thức hoạt động của nó ngoài việc làm người ta rối trí. Dù gì, cũng không quá sớm để gọi. Tôi gọi đến phòng ký túc xá của bé Anh nhưng không ai bắt máy nên điện thoại chuyển thẳng vào máy trả lời tự động: "Xin chào, Anh đây. Hãy để lại lời nhắn và tôi sẽ liên lạc lại."

Sau tiếng bíp, tôi lắp bắp, "Con ơi, mẹ đang lo cho con. Con khỏe không? Gọi lại cho mẹ, nha con."

"Chắc nó còn ngủ," Long nói, sự lo lắng của tôi đã làm anh nao núng. "Mình phải làm gì chứ không ngồi đây được," tôi bước xuống giường.

"Từ từ, cứ để nó có thời gian gọi lại chứ. Nếu mai mà không thấy gì thì tính tiếp."

Tôi cố nhớ lại lần cuối cùng tôi nói chuyện với Anh là khi nào. Từ khi bé Anh vào đại học, thỉnh thoảng hai mẹ con gọi điện thăm nhau, nhưng tôi không thể nhớ lần cuối cùng nói chuyện với con là khi nào. Tôi biết có điều gì không hay xảy ra. Có điều gì đó đã xảy ra cho nó. Tôi không thể giải thích được, nhưng là mẹ, tôi biết.

Cả ngày, tôi liên tục gọi Anh nhưng con không bắt máy hay gọi lại. Tôi không còn lựa chọn nào khác. Tôi phải bay sang California để xem con gái tôi có ổn không. Tôi gọi cho Larry ở công ty du lịch để đặt chuyến bay đầu tiên tới *Sacramento*, khởi hành vào ngày mai. Tôi lấy vali ra khỏi tủ và bắt đầu ném quần áo vào. Không có thời gian để suy nghĩ xem tôi sẽ cần những gì, hay tôi ở đó bao lâu. Nhưng tôi nhớ mang theo vài món quà *Hawaii* để tặng các bạn cùng ký túc xá của Anh để họ có thể giúp tôi trông nom và chăm sóc nó.

"Long, em phải đi gặp bé Anh. Em không thể ngồi đây đợi điện thoại. Em phải đi coi nó có sao không," tôi nói với chồng. Long không nói gì mà chỉ gật đầu.

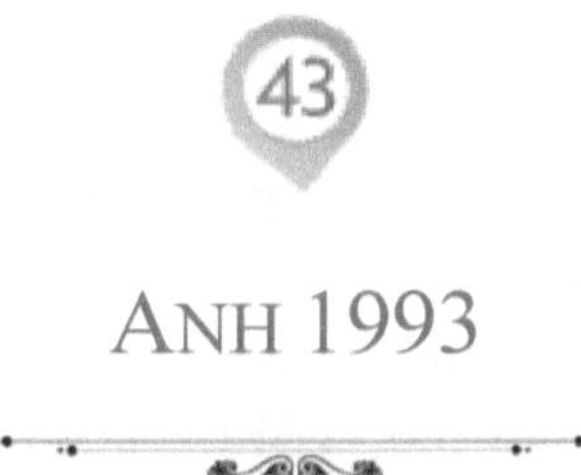

ANH 1993

Tôi được xuất viện khỏi bệnh viện Heritage Oaks một tuần sau đó. Bác sĩ ở đó cũng cho tôi uống *Lithium*, và giấy xuất viện của tôi lại có dòng chữ "rối loạn lưỡng cực" là phần chẩn đoán xuất viện của tôi. Lại từ ngữ khủng khiếp đó: LƯỠNG CỰC.

Dù bao nhiêu lần nghe, nói, đọc và bị nghe họ nói, tôi vẫn rùng mình khi nhìn thấy hoặc nghe từ này. Tôi không thể buộc mình phải chấp nhận hoàn toàn từ đó như con người thật của mình. Tại sao bác sĩ nào cũng tập trung vào việc buộc tôi phải nhận ra đây là chẩn đoán của mình? Đối với họ, điều thực sự quan trọng là tôi hiểu và nhận ra mức độ nghiêm trọng của BỆNH TÂM THẦN của mình.

Một cụm từ khủng khiếp khác không gợi lên một tia hy vọng hay niềm vui nào từ âm thanh của nó. Những từ này chát chúa như một bản án bất công mà bị cáo vẫn không hiểu mình đã phạm lỗi gì mà bị buộc tội như vậy. Tôi đã cho phép bệnh viện thông báo cho ký túc xá để họ biết tôi ở bệnh viện, nhưng tôi vẫn chưa gọi cho ba mẹ và chưa cho phép bệnh viện hay trường gọi cho họ.

Tôi đi taxi từ bệnh viện về ký túc xá. Bệnh viện đã giặt quần áo cho tôi và tôi đang mặc bộ đồ giống như ngày tôi được đưa vào bệnh viện. Vẫn còn những vết máu trên áo sơ mi và quần *jeans* của tôi chưa sạch, như một lời nhắc nhở dai dẳng về những gì đã xảy ra.

Bệnh viện đưa tôi toa thuốc *Lithium* để tôi mua ở hiệu thuốc địa phương. Tôi tự hỏi bạn cùng phòng của tôi Jessica biết gì về tình trạng tôi? Còn lớp học của tôi thì sao? Tôi còn không biết bây giờ là tuần nào trong khóa. Tôi mơ hồ nhớ mình vừa nhận được điểm giữa kỳ. Bệnh viện đã hẹn gặp bác sĩ tư vấn tại trung tâm y tế sinh viên vào tuần tới. Mọi thứ lại bắt đầu đổ ập xuống đầu tôi. Tôi sợ hãi. Tôi không thể tự mình làm tất cả những việc này nhưng tôi không muốn gọi cho ba mẹ. Họ sẽ rất thất vọng về tôi. Tôi cảm thấy bị kẹt cứng và tê liệt bởi sự xấu hổ và sợ hãi của mình. Tôi thấy quá cô đơn lạc lõng trên cõi đời này.

Vừa bước vào phòng, tôi thấy mẹ tôi đang nằm trên giường với chuỗi tràng hạt trên tay.

"Trời ơi! Phật ơi!" mẹ tôi kêu lên khi thấy tôi. "Con đi đâu mấy hôm nay? Mẹ nóng ruột muốn chết! Không ai biết con đi đâu hết, họ nói rằng họ không thể xâm phạm quyền riêng tư của con. Mẹ không hiểu những luật lệ này của Mỹ. Mẹ là mẹ con, làm sao mà mẹ không có quyền biết con ở đâu?" mẹ khóc khi kéo tôi vào lòng.

"... Mẹ ở đây từ bao giờ?" tôi vẫn còn bàng hoàng khi nhìn thấy thân hình nhỏ bé của mẹ trong phòng ký túc xá.

"Hai ngày. Khi con không trả lời điện thoại, mẹ quyết định phải đích thân vô đây coi con sao."

"Jessica, bạn cùng phòng của con rất tử tế, để mẹ ở lại đây," mẹ tiếp.

Tôi đỏ bừng mặt vì sợ hãi và xấu hổ khi nghĩ rằng bạn cùng phòng, và có thể cả ký túc xá, biết rằng mẹ tôi đã bay từ *Hawaii* vô để coi chừng tôi và đang cắm chốt trong phòng chờ tôi về.

Nhưng đồng thời tôi cũng rất nhẹ nhõm khi có mẹ ở đây. Tôi không phải tự mình làm việc này nữa.

"Con dạo này thế nào? Con hốc hác quá. Gầy quá, con đã ăn gì chưa? Mấy hôm nay con ở đâu hả con?" mẹ hỏi tôi tới tấp bằng vô số câu hỏi đầy lo lắng.

Tôi ngồi phịch xuống giường và nói với mẹ rằng tôi vừa mới xuất viện tâm thần.

"Con bị con *D* bài kiểm tra hóa học hữu cơ. Con không hiểu bài vở. Con không theo nổi chương trình học. Con không thể trở thành bác sĩ được. Con không biết phải làm gì nữa," tôi nói hết cho mẹ.

Mẹ không để tôi tủi thân. "Thôi, đi tắm đi. Tắm xong con sẽ thấy dễ chịu hơn," rồi mẹ lấy một bộ quần áo trong tủ ra, y như mẹ thường làm khi tôi còn nhỏ. Mẹ dẫn tôi dọc hành lang đến phòng tắm công cộng, nơi tôi đã cố rạch tay mình chỉ một tuần trước đó. Tôi không nghĩ mình có thể đối mặt với cảnh tượng đó sớm như vậy nên tôi dừng lại giữa chừng. Mẹ quay lại kéo tay tôi. Tôi lùi lại, không để mẹ ôm. Khi mẹ nắm cổ tay tôi chặt hơn, tôi hét lên đau đớn vì những vết thương chưa lành hẳn.

"Đừng mẹ, để con đi! Mẹ làm đau con!" Một cánh cửa mở ra dọc hành lang và tôi thấy bạn Jeff thò đầu ra để xem chuyện gì ồn ào. "Anh, bạn về rồi. Chuyện gì vậy?" anh hỏi, cố gắng đánh giá tình hình.

"Đâu có gì," tôi trả lời, nhận thức được tình huống này với mẹ tôi có vẻ hơi khó xử.

Không có cách nào để tránh chuyện rắc rối này.

"Bác Nguyễn, mọi việc ổn chứ?" Jeff bây giờ chuyển câu hỏi sang mẹ tôi.

"Tất nhiên là không. Nhìn con gái tôi đi. Nó vừa mới xuất viện, và không ai cho tôi biết là nó ở đâu mấy hôm nay," mẹ tôi bắt đầu cao giọng. "Đúng ra cậu phải chăm sóc con tôi ở đây!"

Tôi biết mình phải xoa dịu tình trạng này, một lần nữa là cái cầu nối văn hóa giữa người mẹ Việt Nam và cuộc sống Mỹ.

"Không sao đâu, Jeff. Mẹ tôi chỉ nghĩ tắm sẽ làm tôi dễ chịu hơn. Tôi xin lỗi vì chúng tôi đã quá ồn ào," tôi xin lỗi thay cho cả hai chúng tôi.

Tôi hít một hơi thật sâu và cố gắng tìm cách giải quyết tình huống này với mẹ mà không mất mặt hơn trong ký túc xá.

"Mẹ ơi, hay mình ra khách sạn nha. Con muốn tắm ở đó. Hai mẹ con mình không ở chung phòng với Jessica được đâu. Chật lắm."

Mẹ tôi không nói gì, nghĩa là bà đang cân nhắc đề nghị của tôi.

"Thôi cũng được. Mẹ cũng không thích tắm trong phòng tắm công cộng," mẹ thừa nhận.

Tôi kinh hãi tưởng tượng cảnh mẹ tôi tắm với bạn cùng phòng tôi rồi đi bộ về phòng bằng đôi dép phòng tắm và áo choàng tắm.

Trở về phòng, tôi gói ghém một túi vải thô nhỏ đựng quần áo để dành cho vài ngày. Mẹ tôi lấy vài hộp chocolate hạt macca của Hawaii và mấy cuốn lịch Hawaii ra khỏi hành lý xách tay rồi kéo khóa lại, "Đây, tặng cho bạn bè và giáo sư của con."

"Cảm ơn mẹ," tôi nói khi cầm chúng và ném hết lên giường, thắc mắc tại sao mẹ tôi lại mang theo quà lưu niệm trong chuyến đi như thế này.

Mẹ tôi ở lại cho hết tuần, tôi đi đâu cũng đi theo – đến hiệu thuốc cũng theo, đến lớp học thì mẹ đợi trên cái ghế dài bên ngoài, đến cuộc hẹn tái khám với người cố vấn sức khỏe tâm thần cũng theo. Mỗi tối khi tôi học xong, chúng tôi chọn một nhà hàng mới để thử ở trung tâm thành phố *Davis*. Khi về khách sạn, tôi làm bài tập thì mẹ đọc tạp chí.

Mẹ đưa thuốc cho tôi mỗi ngày hai lần. Tôi cảm thấy được an ủi một cách kỳ lạ khi có sự hiện diện của mẹ, điều mà trước đây tôi chưa từng trải qua. Nhưng tôi biết mẹ sẽ phải về. Vé máy bay về *Hawaii* của mẹ là Chủ Nhật này.

"Giờ con tạm ổn rồi, Anh. Con không cần mẹ nữa. Mẹ phải về chăm sóc ba con. Có lẽ ba đã chán ăn cơm hàng mỗi tối," mẹ nói với tôi một cách thực tế. Tôi và ba mẹ không thể hiện tình cảm với nhau nhưng lúc này, tôi cảm thấy tuyệt vọng.

Tôi muốn xin mẹ ở lại, chỉ vài ngày nữa thôi, có thể là đến cuối khóa học chăng? Nhưng tôi phải mạnh mẽ, hoặc tin rằng mình đủ mạnh mẽ để tự mình vượt qua được.

"Được rồi, mẹ. Cảm ơn mẹ đã đến đây để giúp con đứng vững trở lại," tôi nói với mẹ và ôm mẹ như một đứa trẻ.

"Con sẽ ổn thôi, Anh. Con là một cô gái mạnh mẽ. Con là một cô gái thông minh. Con có thể làm bất cứ điều gì con muốn," mẹ trìu mến nói với tôi.

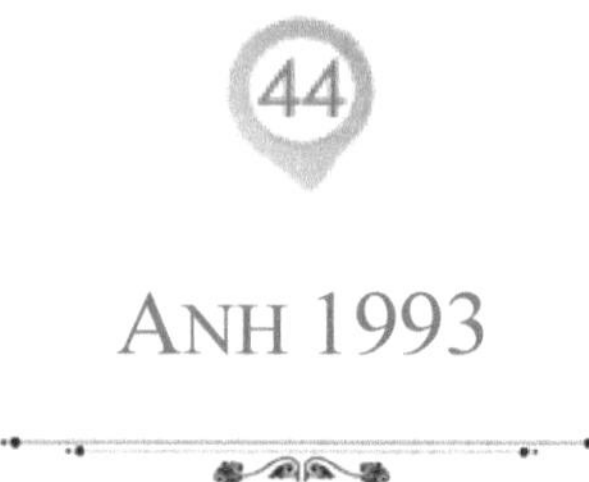

ANH 1993

Sau khi mẹ về, tôi phải vật lộn để thích nghi với ký túc xá và lớp học. Tôi chưa ở đây lâu đủ để cảm thấy sự quen thuộc để mà quay lại. Cảm giác như bắt đầu lại từ đầu, ngoại trừ việc bây giờ tôi mang tiếng là "cô gái đã cố tự sát trong phòng tắm".

Jessica cố tỏ ra tử tế nhưng tôi nhận thấy cô đang giữ khoảng cách với tôi. Cô ở với bạn trai nhiều hơn, thỉnh thoảng mới quay lại phòng để lấy quần áo trước khi lại lao ra ngoài. Cô không còn mời tôi đi chơi vào cuối tuần nữa.

Vì vậy, gần như tôi bị bỏ rơi một mình.

Tâm trí tôi nói rằng tôi là một kẻ thất bại và tôi sẽ không bao giờ làm được bất cứ điều gì. Nhập viện ở trung học rồi nhập viện ở đại học. Tôi sẽ không bao giờ có được một cuộc sống bình thường. Tôi thực hiện các hoạt động tham gia lớp học, nhưng có cảm giác như tôi đã đánh mất thứ gì đó trong tâm trí, một mắt xích quan trọng nào đó giúp mọi thứ hoạt động bình thường.

Tôi dường như không thể học hay ghi nhớ bất cứ điều gì và thật khó chịu khi không thể suy nghĩ đúng đắn. Tôi từng là một học sinh giỏi.

Bây giờ tôi chẳng nhớ được gì cả. Tôi cần tạm nghỉ học. Nghe có vẻ ghê gớm nhưng tôi không thể vô lớp nữa. Tôi sợ phải nói với ba mẹ nhưng tôi phải nói. Tôi gọi điện thoại cho mẹ. Tôi run rẩy. "Mẹ ơi, con cần nghỉ học," tôi nói.

"Ý con là gì? Kỳ nghỉ Giáng sinh phải đến tháng Mười Hai," mẹ nói.

"Bây giờ con cần phải nghỉ ngơi. Con không thể tiếp tục học. Con không thể đến trường nữa," tôi bắt đầu khóc. Tôi chỉ muốn mẹ tôi đến đón và đưa tôi về *Hawaii*. "Bây giờ con không thể về nhà được. Con cần phải ở đó và đi học," mẹ tôi trả lời.

"Nhưng con không thể. Con không thể...." Tôi cầu xin.

ANH 1996

*T*rời đêm. Tôi bị kẹt trong một tòa nhà lớn. Tôi lờ mờ biết như người đang mơ biết rằng tòa nhà là một bể cá. Tôi đang ở tầng ba và cần tìm lối ra ở tầng trệt để quay trở lại biển.

Đêm đen. Mặt trăng non là một mảnh ánh sáng chiếu sáng bề mặt vừa đủ để tôi có thể nhận ra những hình dạng và chuyển động lớn, nhưng không có gì tinh tế hơn.

Tôi đi chân trần và phải lội qua vài mét nước trên mặt đất. Tôi thấy một con đường hẹp đi xuống xen kẽ giữa các cầu thang và một đoạn đường dốc êm ái bao quanh tòa nhà và xoắn ốc đi xuống. Tôi bắt đầu đi xuống và thấy những con cua đen nhỏ và các loài giáp xác khác đang chạy nhốn nháo quanh chân mình. Lúc đầu, chỉ có một số ít và tôi có thể tránh những con trên đường đi của mình, nhưng tôi càng xuống thấp, số lượng sinh vật này càng tăng. Tôi mắc chứng sợ côn trùng như kiến và gián.

Bất cứ khi nào tôi thấy một con côn trùng, tôi có cảm giác chúng đang bò khắp cơ thể, và dù cố gắng đến đâu, tôi cũng không thể gạt ý nghĩ đó ra khỏi đầu cho đến khi chúng khuất dạng.

Những con cua đen bò lên nhiều hơn, nhảy và chạy trườn trên mặt đất, làm tôi càng sợ hãi hơn vì bây giờ chúng có thể *nhảy thẳng lên người tôi chứ không chỉ vào chân tôi. Tôi choáng ngợp vì hoảng sợ. Tôi không thể tiếp tục đi xuống nhưng tôi biết lối thoát duy nhất là ở tầng dưới. Càng đi xuống, càng có nhiều sinh vật này. Tôi không biết phải làm gì. Tôi vẫn chưa sẵn sàng đối mặt với những sinh vật này với số lượng như vậy, nhưng chạy ngược lên tầng ba sẽ chỉ khiến tôi càng rời xa nơi mình cần đến. Tôi cần phải đến đại dương. Tôi bị tê liệt rồi.*

Tôi thức dậy từ giấc mơ, nhẹ nhõm vì đó chỉ là một giấc mơ, nhưng tôi không thể thoát khỏi hình ảnh và cảm giác về tất cả những sinh vật nhỏ bé đó đang tràn vào tôi. Cách duy nhất để tôi có thể thoát khỏi cơn ác mộng đó là đối mặt trực tiếp với những sinh vật đó, cho phép chúng bò khắp người tôi theo ý muốn và bước qua chúng để đến tự do. Nhưng tôi vẫn chưa đủ mạnh mẽ để làm điều đó.

Nho giáo có câu: Người may mắn là người được chôn cất ông nội và cha mình. Đó là trật tự tự nhiên của cuộc sống. Thế hệ già qua đi, thế hệ trẻ chôn cất người lớn tuổi. Tôi biết rằng một ngày nào đó ba mẹ tôi sẽ qua đời, nhưng tôi chưa bao giờ thực sự nghĩ chuyện đó sẽ sớm xảy ra. Tôi đang trong phòng ở Sacramento thì nhận được điện thoại của ba. Tôi chưa bao giờ nhận được cuộc gọi của ba tôi. Mẹ tôi thường đóng vai trò là cầu nối giao tiếp giữa ba và tôi. Tôi ngập ngừng trước khi nhấc máy.

Tôi không liên lạc với ba mẹ vài tháng nay, từ khi tôi quyết định quay lại California năm ngoái.

Sau khi nghỉ học ở *UC Davis* vào năm thứ nhất, tôi trở về *Hawaii* sống với ba mẹ. Tôi quay lại gặp bác sĩ Tanaka. Tôi thật là rối mù. Tôi chán nản và cảm thấy mình như một kẻ thất bại.

Nhưng bác sĩ Tanaka đã giúp tôi nhận ra rằng tôi quyết định nghỉ học là điều bình thường, không cần phải vội vàng, rằng tôi có thể dành chút thời gian để tìm hiểu mọi việc.

Ba mẹ tôi cho tôi làm việc tại tiệm của họ và còn trả lương để tôi có thể dành dụm một số tiền.

Tôi biết ba mẹ tôi rất thất vọng vì tôi bỏ học, nhưng sau một thời gian, họ không biết phải làm gì với tôi nữa nên đành để tôi yên.

Sau khi sống với ba mẹ hơn một năm, cuối cùng tôi quyết định thử quay trở lại đất liền một lần nữa. Tôi vẫn chưa thực sự biết mình thuộc về đâu, nhưng tôi cần phải rời khỏi cuộc sống với ba mẹ và tiếp tục cuộc sống. Tôi thuê một căn hộ ở Sacramento và ghi danh tham gia một số lớp học tại trường đại học cộng đồng địa phương để xem liệu tôi có muốn quay lại *UC Davis* vào mùa thu hay không.

Tôi trả lời điện thoại. Giọng tôi nghe xa xôi và tĩnh lặng, tôi tăng âm lượng điện thoại lên để nghe rõ hơn. "Anh, con cần phải về nhà. Mẹ con vừa qua đời," giọng ba tôi nghẹn ngào.

Tôi nắm chặt điện thoại trong tay và áp sát vào tai hơn. Tôi không thể chắc chắn liệu tôi có nghe đúng lời ba tôi hay không.

"Cái gì, ba? Ba nói gì?"

Một tiếng thở dài nặng nề, như thể ba tôi không còn đủ sức để lặp lại những lời khủng khiếp đó lần nữa.

Cuối cùng, giọng ba cất lên, "Anh, mẹ con vừa qua đời trong một vụ tai nạn xe hơi. Ba sẽ mua cho con một vé máy bay để con về."

Tôi nghe lời ba nói mà bàng hoàng. Mẹ tôi đã mất và tôi không nhớ lần cuối cùng tôi nói chuyện với bà là khi nào.

Máy bay, với mùi không khí tuần hoàn nhân tạo, vô trùng, luôn khiến tôi buồn nôn. Chỗ ngồi của tôi là hàng 36B. Tôi tìm đường ra phía sau máy bay, nhấc hành lý xách tay nhỏ của mình vào khoang phía trên và ngồi vào chỗ ngồi.

Chuyến bay không đầy người. Giờ đang là Tháng Tư, mùa thấp điểm, giữa kỳ nghỉ Xuân và cao điểm du lịch Hè. Tôi tự hỏi liệu mình có may mắn được ngồi vào một ghế trống bên cạnh hay không. Phi hành đoàn mặc đồng phục *Aloha* mới nhất của *Hawaiian Airlines* đi lên xuống lối đi, giúp hành khách xếp hành lý, tìm chỗ ngồi và dọn dẹp lối đi. Theo bản năng, tôi lấy tạp chí *Hawaiian Airlines* từ túi sau của ghế trước mặt để xem những bộ phim nào sẽ được chiếu trên chuyến bay này. "Đây có phải là hàng 36 không?" một người đàn ông châu Á lớn tuổi hỏi tôi một cách lịch sự.

"Dạ phải," tôi trả lời. "Vậy là tôi ngồi đây," ông hất đầu hướng ghế trống bên cạnh tôi. Ông cất hành lý vào ngăn đựng phía trên và đặt cái túi vải thô nhỏ màu đen dưới gầm ghế trước mặt trước khi ngồi xuống cạnh tôi.

"Con đang về nhà à?" ông hỏi tôi.

"Vâng, hiện con đang sống ở California, nhưng *Hawaii* là nhà."

"Người thân của con sống ở đâu?"

"Mẹ con vừa qua đời. Đó là lý do con bay về nhà," tôi nói, và ngay lập tức hối hận vì đã tiết lộ cái chết của mẹ tôi.

Máy bay vẫn chưa lăn bánh trên đường băng. Tôi không muốn bị mắc kẹt khi phải nói chuyện với ai đó suốt năm tiếng đồng hồ về người mẹ đã mất của mình.

"Ông rất tiếc khi nghe vậy," người đàn ông nói với giọng chân thành. "Khi con bằng tuổi ông, điều này sẽ xảy ra với con ngày càng nhiều. Ông 85 tuổi rồi."

"Ông đang làm gì ở California?" tôi hỏi ông, chuyển hướng cuộc trò chuyện.

"Ông sang thăm con trai, con dâu và các cháu. Nhưng ông phải quay lại để tham dự giải đấu bóng mềm của người cao niên. Bạn bè ông đang trông cậy vào ông."

"Vậy hả? Ông chơi bóng mềm? Hay quá," tôi nói. Tôi không thể tưởng tượng được cha tôi lại tham gia một giải đấu bóng mềm giải trí.

"Ông thề rằng đó là điều giúp ông còn sống. Nếu không có bạn bè tin tưởng ông sẽ có mặt trên sân mỗi tuần, ông không nghĩ mình vẫn còn ở đây. Vợ ông đã qua đời cách đây 10 năm và cả hai đứa con của ông hiện đều sống ở đất liền", ông kể tiếp. Phong thái bình tĩnh khi ông chia sẻ những điều này khiến tôi cảm thấy rằng ông đã chấp nhận được những qui luật này của cuộc sống.

"Ông có thường xuyên đến thăm con cái không?" tôi hỏi.

"Ông cố gắng đi hai lần một năm. Con trai ông ở California và con gái ông ở Texas. Đối với ông, bay đến đây dễ dàng và rẻ hơn thay vì để mấy đứa bay đến *Hawaii* thăm ông," ông ngập ngừng, "Mẹ con bao nhiêu tuổi?"

"Dạ, 46 tuổi," tôi trả lời.

"Ôi trời, quá trẻ. Làm sao mà mẹ con mất?"

"Dạ, tai nạn xe hơi."

Ông thở dài rồi im lặng. Không còn gì để nói nữa. Tôi để cả hai thoát khỏi rối rắm bằng cách đeo tai nghe và xin phép ngừng cuộc trò chuyện,

"Con sẽ cố gắng ngủ một chút." Ông gật đầu và ra hiệu để tôi yên.

Tôi nhắm mắt lại nhưng không ngủ được. Bản chất tôi là người ngủ chập chờn, hiếm khi có thể ngủ ở bất cứ đâu ngoại trừ giường của mình và có lẽ trên ghế hành khách trên xe hơi nếu tôi thực sự mệt mỏi, nhưng tôi nhắm mắt lại để tránh bất kỳ sự can thiệp nào nữa.

Nếu tôi không thể chịu đựng nói về mẹ lâu hơn vài phút, tôi không biết mình sẽ xử lý thế nào trong những ngày sắp tới.

"Đây là cơ trưởng của quý vị. Chúng tôi đang bắt đầu hạ cánh xuống sân bay quốc tế Honolulu. Giờ địa phương là 9:50

sáng và nhiệt độ ấm áp 85 độ với gió 10-15 dặm/giờ từ phía Đông Bắc. Chúng tôi sẽ đưa quý vị xuống mặt đất trong khoảng 15 phút nữa. Cảm ơn quý vị đã bay cùng chúng tôi. Tiếp viên hàng không, chuẩn bị cho máy bay hạ cánh.”

Tôi cục cựa trong chỗ ngồi và nhặt những cốc đựng đồ uống và túi đồ ăn nhẹ từ túi ghế trước mặt để đưa cho tiếp viên hàng không đang mang túi rác đi xuống lối đi. Khi bánh máy bay chạm xuống đường băng, mọi người trên máy bay vỗ tay và cổ vũ, một phong tục địa phương để chào mừng chuyến trở về nhà an toàn.

“Mình đến nơi rồi,” người đàn ông lớn tuổi ngồi cạnh tôi khẽ reo. Tôi gật đầu không nói một lời. Tôi luôn cảm thấy hơi buồn nôn khi cất cánh và hạ cánh và thường giữ túi nôn bên mình để đề phòng. Tôi chuẩn bị tinh thần cho sự thay đổi đáng kể về nhiệt độ, độ ẩm và mùi. Ngay khi tôi bước xuống máy bay và bước vào nhà ga ngoài trời ở sân bay quốc tế *Honolulu*, cái nóng oi bức bao trùm lấy tôi như một mảnh chăn dày.

Tinh tế hơn cái nóng là mùi mưa và mùi hoa mận đặc trưng trong không khí trên đảo. Đó là mùi hương mà tôi chưa tìm thấy ở bất kỳ nơi nào khác, mùi hương bao bọc cơ thể tôi trong vòng tay quen thuộc. Chuyển từ đất liền sang *Hawaii* là một quá trình dần dần, cả về thể chất và tinh thần.

Mỗi ngày, tôi cảm thấy cơ thể mình đang tước đi một lớp cách nhiệt khác giữa tôi và các yếu tố xung quanh. Làn da trần của tôi, vốn quen với việc được che đậy nhiều hơn trên đất liền, thở phào nhẹ nhõm khi tôi có thể cởi bỏ ngày càng nhiều quần áo ở *Hawaii*. Cơ thể vật lý của tôi thích nghi với *Hawaii* nhanh hơn tâm hồn tôi.

Thường phải mất nhiều ngày, thậm chí nhiều tuần, tâm trí tôi mới có thể chậm lại theo nhịp sống trên đảo. Mọi thứ ở *Hawaii* đều chậm hơn.

Mọi người đi bộ chậm hơn, lái xe chậm hơn và nói chậm hơn. Ngày được quyết định bởi sức nóng và ánh sáng của cường độ mặt trời chứ không phải theo giờ trên đồng hồ.

Jack hiện là sinh viên năm nhất của đại học Washington. Nó đã bay từ Seattle vài ngày trước đó nên nó sẽ đón tôi ở sân bay. Tôi không ký gửi bất cứ thứ gì nên bỏ qua khu vực nhận hành lý và đi thẳng ra lề đường để đợi em trai mình. Tôi cởi chiếc áo sơ mi dài tay và buộc quanh eo, rồi buộc tóc lại thành đuôi ngựa. Tôi đã thấy những giọt mồ hôi đang hình thành trên trán và cổ.

Jack lái chiếc Camry màu trắng mới tinh và xuống xe giúp tôi bỏ hành lý vào cốp

"Xe này của ai thế? Xe tải nhỏ của mẹ đâu?" tôi hỏi. Jack nhìn tôi kiểu 'Chị giỡn hả?', nét mặt nó làm tôi nhận ra sai lầm của mình ngay.

"Xe này em thuê. Mình còn nhiều việc để giải quyết, nhất là tuần này với tất cả những công việc lặt vặt và sắp xếp."

Tôi tự hỏi từ khi nào em trai tôi đã có trách nhiệm như vậy. Tôi vẫn nghĩ về nó như một thiếu niên vui tính, chơi trò chơi điện tử với bạn bè suốt cả cuối tuần.

"Cảm ơn em đã đón chị. Ba đâu?"

"Ba ở nhà," Jack ngắn gọn. Nó chưa bao giờ nói nhiều.

"Ba sao rồi?"

"Em không biết. Ba không nói gì."

Hai chị em im lặng trong suốt quãng đường từ sân bay về nhà ở *Hawaii Kai,* có gì ngượng ngập, không đúng khi hỏi nhau việc học hay việc làm thế nào trong lúc này. Không có gì có vẻ đúng cả.

Jack lái vào sân nhà chúng tôi và bấm nút mở cửa gara. Gara vẫn đầy thùng như ngày chúng tôi dọn vô nhiều năm trước. Cả ba và mẹ tôi đều không thích vứt bỏ bất cứ thứ gì, luôn để dành những món đồ có thể sử dụng được sau này. Cả hai đều thích nhặt những món đồ giá rẻ tại các buổi bán hàng trong gara. Tôi nhớ lại mẹ tôi đã hài lòng thế nào khi cho tôi xem bộ ghế dài ngoài trời "tốt như mới" mà bà và ba tôi đã mang từ nhà hàng xóm về miễn phí vào năm ngoái. Mỗi lần về nhà, tôi lại thấy một món đồ "mới" được thêm vào bộ sưu tập ngày càng tăng của họ về đồ nội thất gia đình đã được tân trang lại – một chiếc xe đạp rỉ sét trên sân ngoài trời, những tác phẩm nghệ thuật đóng khung mô tả những khung cảnh đa dạng như vùng nông thôn nước Anh và những bức chân dung của Đức Phật ở châu Á, và những cách cắm hoa cầu kỳ trong những chiếc bình sứ lớn của Trung Quốc.

Mặc dù ba mẹ tôi có đủ khả năng mua đồ mới, nhưng họ dường như rất vui khi tìm được món hời và tính toán số tiền họ tiết kiệm được khi mua đồ cũ. Khi tôi mua quà cho họ dịp Giáng sinh hoặc sinh nhật, họ luôn hỏi tôi mua bao nhiêu và nói, "Đắt quá! Trả lại đi."

Tôi học được cách không nói với ba mẹ số tiền tôi phải trả cho bất cứ thứ gì. Khi tôi bước vào nhà, tôi thấy ba đang ngồi trên ghế xem tivi. Ông ngước nhìn tôi và gật đầu chào đón nhưng không có động thái đứng dậy.

Tôi mang hành lý vô phòng. Một trong những lợi ích của việc ba mẹ tôi không vứt bỏ bất cứ thứ gì là phòng của tôi trông gần giống như khi tôi rời đại học. Những bức tranh sơn dầu, cọ vẽ và đồ dùng nghệ thuật cũ vẫn còn trong phòng tôi. Tôi thích vẽ tranh khi tôi ở *Hawaii*. Nhưng có lẽ sẽ không có thời gian cho việc vẽ tranh trong chuyến này. Tôi sẽ chỉ ở đây một tuần, và tang lễ của mẹ tôi được ấn định vào cuối tuần.

Ngôi nhà có cảm giác đặc biệt trống vắng khi không có ba mẹ ồn ào trong bếp và hành lang. Tôi quay lại phòng khách và nhận ra rằng thật khó xử khi tôi ở cùng phòng với ba mà không có sự hiện diện của mẹ. Ngay cả khi mẹ tôi không ở cùng phòng với chúng tôi, sự hiện diện của bà luôn làm tôi dễ tránh ba hơn. Tôi luôn có thể nói, "Để con coi mẹ có cần giúp gì không" và rời phòng. Không phải tôi cần một cái cớ để cho ba yên. Ông dường như không bận tâm vì sự im lặng kéo dài của chúng tôi. Đôi khi ông dường như không hề biết rằng tôi còn ở đó. Tôi cảm thấy lồng ngực đau thắt, một cảm giác quen thuộc mà tôi không biết phải làm sao.

Ba và em tôi, mỗi người đều lui về phòng riêng. Tôi cảm thấy buồn và cô đơn. Cô đơn là cảm giác quen thuộc với tôi. Có lẽ sự cô đơn có liên quan đến nỗi đau trong lòng. Tôi nhìn quanh phòng và thấy những bức vẽ và những ống sơn. Vẽ tranh luôn giúp tôi cảm thấy thoải mái hơn. Tôi vắt những giọt sơn màu nước màu vàng, đỏ và xanh lam cỡ đồng xu từ những ống nhỏ lên bảng nhựa hình tròn. Tôi nhớ giáo viên mỹ thuật của tôi, bà Rose, đã dạy tôi rằng mình có thể tạo ra bất kỳ màu nào từ ba màu cơ bản vàng, đỏ và xanh lam.

Sự kết hợp và khả năng vô hạn có thể đến từ những vật liệu đơn giản như vậy. Sau khi thiết lập các màu cơ bản, tôi tạo ra các màu phụ là cam, tím và xanh lục một cách có phương pháp bằng cách trộn sự kết hợp của các màu cơ bản.

Cô Rose dạy tôi làm một vòng tròn màu với các màu cơ bản và phụ, đặt các biển chỉ dẫn để chứa tất cả các màu ở giữa. Một ngày nào đó, khi tôi thiết lập bảng màu của mình, tôi thấy mình bị thu hút theo bản năng bởi một màu sắc cụ thể trên quang phổ. Một ngày nào đó, tôi bị cuốn hút vào phần cuối mát mẻ hơn của quang phổ, xanh lam, xanh lá cây, tím và xám.

Có hôm tôi buộc phải chọn những màu ấm với gam màu đỏ, vàng và cam. Có ngày tôi muốn sử dụng mọi màu sắc trên bề mặt, nhưng có ngày tôi không tìm được màu phù hợp để thể hiện bản thân. Hôm nay tôi bị thu hút bởi màu xanh lá cây, màu của chiếc vòng cổ bằng ngọc bà nội đã tặng tôi. Tôi đi pha một tách trà xanh, đưa hương vị đất cháy sém của nó vào miệng. Màu xanh lá cây là màu trầm nhưng cũng là màu bảo vệ.

Nó không nhấn chìm tôi như màu xanh, cũng không tấn công tôi như đôi khi màu đỏ. Tôi muốn lặn xuống độ sâu màu ngọc lục bảo của nó và nắm bắt những khao khát xanh tươi dịu dàng của nó. Tôi nhớ mẹ tôi đã kể cho tôi nghe về tầm quan trọng của cây lúa ở Việt Nam và việc cả làng dành hàng tuần để trồng lúa bằng tay trên những cánh đồng nước ngập đến mắt cá chân.

Trồng lúa là một công việc nhọc nhằn. Người ta phải bước xuống bùn và cẩn thận đặt từng mầm lúa non xuống bùn dưới mặt nước. Trồng lúa giống như nuôi con, là đầu tư cho tương lai, là lời hứa hẹn về sự an toàn. Gạo là vàng trắng, là nguồn sống duy nhất của mỗi gia đình. Tôi trộn các sắc thái khác nhau của màu xanh lá cây trong bảng màu của mình, cọ vẽ của tôi tự động nhấc tay tôi lên và tìm chỗ trên giấy màu nước. Nét bút nhảy múa trên trang giấy với sức sống riêng của nó, tạo nên một khung cảnh trải dài của những cánh đồng lúa mới trồng.

Sáng hôm sau, tôi thức dậy sớm, cơ thể vẫn đang dần thích nghi với sự chênh lệch múi giờ giữa *California* và *Hawaii*. Tôi nằm trên giường, chiếc giường tôi đã ngủ suốt thời thơ ấu. Cánh cửa sổ cạnh giường tôi đón gió nhẹ vào. Bầu trời dần dần sáng lên, tôi lắng nghe âm thanh xào xạc của lá cọ và tiếng chim hót líu lo, đồng thời cảm nhận được hòn đảo xung quanh tôi cũng đang thức giấc như thế nào. Có rất nhiều âm thanh của các loài chim khác nhau – tiếng gù đều đặn của những con chim bồ câu than khóc bị ngắt quãng bởi tầng trên - tiếng hót líu lo của những con hồng y mào đỏ và tiếng cãi vã của những con chim *mynah* ồn ào.

Thỉnh thoảng có xe chạy qua từ xa xa. Tôi nhắm mắt lại và để tai mình đắm chìm trong tấm thảm âm thanh này. Đó là cách tôi muốn các bức tranh của mình mang lại cảm giác – các lớp trải nghiệm tự nói lên nhưng cũng kết hợp với nhau thành một bản hợp xướng với các yếu tố khác. Tôi nhớ Bà nội mỗi sáng bước ra đường trước nhà với bát cơm thừa ngâm nước cho chim ăn trước khi cầu nguyện buổi sáng. Chim chóc từ khắp nơi trong xóm đổ xô đến bên bà chờ bữa sáng, thậm chí trước cả khi bà ném cơm xuống. Bà nội quen làm vậy mỗi sáng trong nhiều năm và thật là một cảnh tượng ngoạn mục khi chứng kiến hàng trăm con chim tụ tập trên đường vào sân nhà.

Bà nội rải gạo đều khắp lối đi nên chim chóc phải chia nhau. Có đủ cho tất cả và lũ chim ăn uống trong thuận thảo, không con nào giành ăn hay phải hay tấn công con khác, những hành vi mà bà tôi không thể chấp nhận được. Bà xua những con chim quá hung dữ, và vì vậy chúng học được rằng nếu muốn ăn thức ăn của bà thì chúng phải chia sẻ. Bà nội đã qua đời năm ngoái sau khi bị đột quỵ. Bây giờ mẹ tôi cũng đã đi mất. Tôi cảm thấy cô đơn quá.

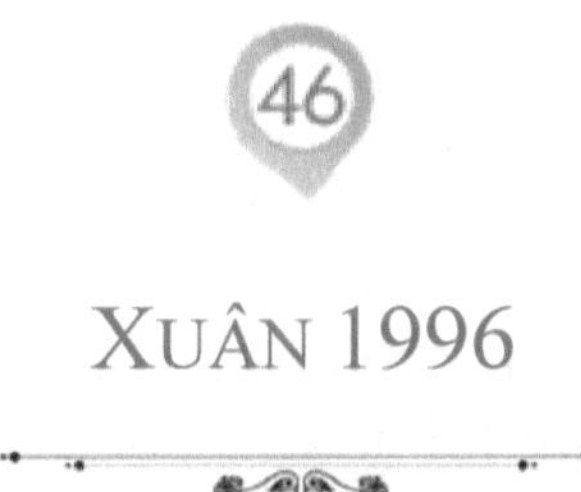

XUÂN 1996

Vợ chồng tôi nói chuyện này chỉ một lần. Tôi nói với Long rằng khi tôi chết, tôi muốn một nghi lễ Phật giáo truyền thống để tiễn đưa linh hồn mình. Tôi muốn được hỏa táng và tro của tôi được giữ trong một chiếc bình ở chùa. Tôi không muốn tạo gánh nặng cho gia đình là phải giữ tro cốt của tôi ở nhà và phải đóng gói theo nếu dọn nhà.

Ở chùa, linh hồn tôi sẽ được chăm sóc bởi các tăng ni cầu nguyện hàng ngày cũng như tất cả các nghi lễ Phật giáo quan trọng vào các ngày lễ. Tôi thực tế về chuyện này. Tôi nghe đồn có một số Việt Kiều khó tính đòi đưa thi thể về Việt Nam để chôn trong mộ gia đình cạnh tổ tiên. Nhưng tôi biết rằng khi quyết định rời xa Việt Nam, tôi đã phải từ bỏ một số quan niệm lãng mạn về truyền thống.

Lúc ấy, khi tôi nói lên ước muốn cuối đời với Long, anh gạt qua một bên.

Tôi quên mất làm cách nào mà chúng tôi lại đề cập đến chuyện này. Có lẽ hôm ấy chúng tôi dự đám tang của ai đó và trải nghiệm đó vẫn còn mới mẻ trong tâm trí tôi. Tôi đã hỏi Long xem anh muốn gì, nhưng anh không trả lời tôi, coi những câu hỏi của tôi là xui xẻo.

Ước nguyện của tôi là một cách khác để chăm sóc gia đình, giúp họ trút bỏ gánh nặng cần quyết định xem phải làm gì. Tôi luôn có ý chí mạnh mẽ hơn trong cuộc hôn nhân của chúng tôi. Chính tầm nhìn của tôi về những gì tôi mong muốn cho gia đình và con cái đã dẫn chúng tôi đến Mỹ, điều hành công việc kinh doanh và gửi con cái đến *Punahou* và đại học. Làm sao bọn trẻ và Long có thể tiếp tục sống nếu không có tôi?

Mặc dù thân xác tôi không còn ở bên gia đình tôi trong thế giới vật chất nhưng tôi sẽ luôn ở bên họ. Tôi sẽ trông chừng họ. Tôi sẽ bảo vệ họ. Bây giờ tôi sẽ giao tiếp với họ theo nhiều cách khác nhau, nhưng tôi sẽ cho họ biết rằng tôi luôn ở bên họ. Tôi ước mình có nhiều thời gian hơn để nói lời tạm biệt.

Tôi không có đủ thời gian để nói lời tạm biệt khi tôi rời xa bố mẹ ở *Việt Nam* và bây giờ, khi tôi rời xa gia đình ở *Hawaii*. Dù không kịp nói lời chia tay nhưng tôi cầu nguyện cho bố mẹ tôi, cho Long và các con tôi biết được tình yêu mà trái tim tôi dành cho cho từng người, tình yêu luôn ở đó, tình yêu sẽ sống mãi. Tôi không còn nước mắt nữa nhưng thỉnh thoảng tôi nhìn những cơn mưa rào rơi xuống trên đảo và tôi mong rằng gia đình tôi sẽ cảm nhận được những giọt nước ấm áp trên khuôn mặt họ và nhìn lên trời và thấy tôi mỉm cười với họ.

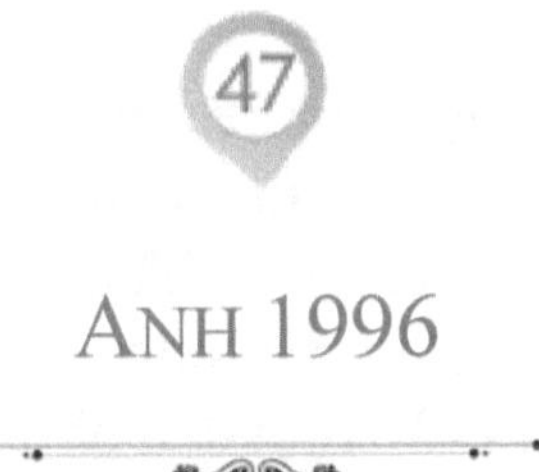

ANH 1996

Cả gia đình tôi, ba tôi, em tôi và tôi cùng mặc đồ đen. Chúng tôi bước lên trước phòng và ngồi xuống hàng ghế đầu. Cô tôi và gia đình ngồi sau lưng chúng tôi.

Thầy Sơn, trụ trì chùa, cùng hai vị sư khác mặc áo cà sa màu nghệ đang quỳ trước tượng Phật lớn để chờ làm lễ an táng.

Không khí thoang thoảng mùi hương trầm, hoa tươi, trái cây và các loại dầu thơm mà phụ nữ Việt Nam xưa thích bôi lên người để giảm đau nhức. Một nhóm nhỏ là những người thường xuyên tụng niệm ở chùa, ngồi trên nệm của họ.

Thầy đánh một tiếng chiêng lớn và bắt đầu tụng kinh bằng tiếng Phạn. Ông bắt đầu bằng một bài độc thoại dài bằng tiếng Việt Phật giáo trang trọng mà tôi không hiểu. Có lúc, tôi nghe thấy tên mẹ tôi, Nguyễn Thị Xuân, tiếp theo là tên của ba tôi, Nguyễn Văn Long, tên tôi, Nguyễn Liên Anh, em tôi, Nguyễn Minh Jack. Tôi cho rằng nhà sư đang nói về người quá cố và những thành viên gia đình.

Tôi đã từng dự đám tang bà nội nên tôi biết điều quan trọng nhất trong buổi lễ dài lê thê này là sự kiên nhẫn. Tôi làm theo lời tụng kinh, chắp tay lạy hoặc đứng dậy như mọi người xung quanh tôi. Nhưng chủ yếu, tôi chỉ ngồi đó và nhớ thỉnh thoảng chuyển trọng lượng ở chân khi chúng gần tê. Tôi có cảm giác như mình đang thực hiện những chuyển động mà mình biết trước, nhưng thực sự không thể cảm nhận được gì ngoài việc để mồ hôi rịn ra. Tôi vẫn còn sốc về việc mẹ tôi qua đời và chưa thấy buồn ngay.

Tôi nửa mong đợi mẹ bước ra ngồi cạnh tôi và Jack và cùng chúng tôi cầu nguyện. Mẹ tôi là một Phật tử sùng đạo, bà thường cầu nguyện buổi sáng ở nhà trước bàn thờ gia đình.

Vài giờ sau, lễ tụng kinh và lễ lạy cũng kết thúc.

Chúng tôi được dẫn vào một căn phòng phía sau, nơi đã bày bàn thờ có hình mẹ tôi. Những đĩa thức ăn chay được bày ra trên bàn thờ. Thầy tiếp tục buổi lễ dẫn hồn mẹ tôi về cõi Phật. Có lúc, thầy cầm cái chén vàng chứa đầy nước thánh, nhúng một bông hoa cúc tím vào rồi rảy lên chồng quần áo tang để trên bàn.

Sau khi vải được ban phước, thầy rưới nước thánh lên đầu chúng tôi và hướng dẫn chúng tôi buộc khăn tang quanh trán để biểu thị chúng tôi là gia đình có người qua đời.

Rồi Thầy bảo mỗi người rót cho mẹ chút trà vô ly trên bàn thờ để mẹ đi đường không khát. Chúng tôi tụng kinh xong và kết thúc buổi lễ bằng việc thắp hương trước bàn thờ. Tôi cầm nén hương nhìn hình mẹ. Tôi không biết phải nói gì.

"Con xin lỗi mẹ. Tôi xin lỗi vì tất cả những đau đớn và lo lắng mà con đã gây ra cho mẹ. Con rất xin lỗi."

Tôi còn muốn nói nhiều nữa. Tôi muốn nói nhưng lúc này tôi quá nghẹn ngào nên tôi cắm cây nhang vào chén cơm và lạy thêm lần nữa. Buổi lễ kết thúc, cả nhóm chia tay để phục vụ bữa ăn chay chung.

Trong giờ nghỉ trưa, cô Thủy ngồi cạnh tôi.

Khi còn nhỏ, tôi thường thăm cô và chú Thomas, và họ thường ghé qua khi họp mặt gia đình.

Họ có một đứa con gái tên Amy nhỏ hơn tôi vài tuổi, hiện là sinh viên năm nhất tại *UC Berkeley,* đang học dự bị y khoa.

Tất cả các bậc cha mẹ Việt Nam đều có thể khoe rằng con họ được học dự bị y khoa trong năm đầu đại học. Đó là một năm miễn phí mà không có gì thực sự có giá trị ngoại trừ mong muốn của các bậc cha mẹ.

"Chào cô Thủy," tôi lịch sự chào. "Chào con," cô tôi trả lời tôi bằng từ thân mật dành cho con cái hoặc họ hàng thân thiết. "Anh về nhà bao lâu con?"

"Tuần sau con phải quay lại làm việc ở nhà hàng."

"Sớm vậy con? Rồi ba con thì sao? Ai sẽ lo cho ba?"

Tôi không biết phải trả lời thế nào. Ba tôi vẫn còn trẻ, chưa đến 50 tuổi. Ông không năng động lắm, nhưng chắc chắn ông chưa mất khả năng lao động đến nỗi cần chăm sóc.

"Bây giờ mẹ mất rồi, các con cần phải về nhà để được gần ba chứ," cô Thủy khuyên nhủ với giọng điệu mang tính chỉ dẫn hơn là gợi ý. Một lần nữa, tôi không nói gì cả. Trước đây tôi chưa từng nghĩ đến việc cái chết của mẹ tôi có thể ảnh hưởng đến đời tôi như thế nào. Nhưng giờ nghĩ lại, cô nói đúng.

Có rất nhiều quyết định cần được đưa ra. Liệu ba tôi có muốn giữ cửa hàng không? Ông sẽ tiếp tục sống trong nhà hay dọn đến một nơi nhỏ hơn?

"Con sẽ nói chuyện với ba và Jack về chuyện này," tôi nói. Đó là điều tốt nhất tôi có thể làm ngay lúc này.

Tối hôm đó, tôi kể cho Jack nghe về câu chuyện này. "Hôm nay cô Thủy nói chuyện với chị ở chùa. Cô hỏi liệu chị có chuyển về nhà phụ giúp ba không."

"Chị sẽ về?" Jack hỏi. Tôi biết nó không có ý gì khi hỏi vậy, nhưng một phần trong tôi bị kích hoạt bởi phản ứng lơ là của nó, như thể nó cho rằng chỉ vì tôi không học đại học nên cuộc sống của tôi rất dễ thay đổi.

"Chị chưa tính gì hết," tôi trả lời.

"Ba có muốn mình ở bên không?" Xưa nay, ba không cần ai hết.

"Nhưng đó là vì có mẹ lo mọi việc, ở nhà và cửa hàng. Bây giờ ba sẽ cô đơn nếu không có mẹ," tôi cố gắng giải thích, như cho chính mình.

"Có lẽ mình nên nói chuyện với ba coi ba muốn gì," Jack nói. "Tối nay mình ăn tối tại Koko Marina Zippy's có món đậu hầm ớt," Jack bàn.

Đây là lần đầu tiên ba chúng tôi có cơ hội ngồi với nhau từ khi tôi về nhà. Jack nhìn qua thực đơn và hỏi: "Ba định gọi món gì?"

"Ba muốn ăn *saimin,*" ba trả lời.

"Còn chị thì sao, Anh?"

"Chị ăn đậu với cơm."

Đồ ăn ở Zippy's không có gì lạ, nhưng một số món đặc trưng trong thực đơn giữ một vị trí đặc biệt đối với tôi ngay từ khi còn nhỏ. Đôi khi sự quen thuộc và hoài niệm là điều tôi muốn hơn cả bản thân món ăn.

Sau khi cô phục vụ nhận món, tôi quyết định bắt đầu câu chuyện.

"Ba, bây giờ hai con cần nói về kế hoạch của ba." Ba tôi ngước nhìn tôi với vẻ mặt bối rối.

"Kế hoạch gì?"

"Ba sẽ làm gì bây giờ khi mẹ không còn nữa," tôi nói thẳng.

Không khí im bặt và thời gian như ngừng lại.

Ba lặng thinh, không phản ứng.

"Ba sẽ tiếp tục mở cửa hàng hay sao?" tôi cố gắng nói cụ thể hơn.

Một lần nữa, không có phản hồi.

Tôi nhìn Jack với vẻ mặt tuyệt vọng, mong nó có một chiến thuật khác, nhưng Jack nhìn cũng thất thần như ba tôi.

"Có lẽ còn quá sớm để nghĩ về tất cả những điều này vào lúc này," Jack lặng lẽ nói, và tất cả chúng tôi đều cảm thấy nhẹ nhõm khi cô phục vụ bước tới với những đĩa ớt và *saimin* bốc khói.

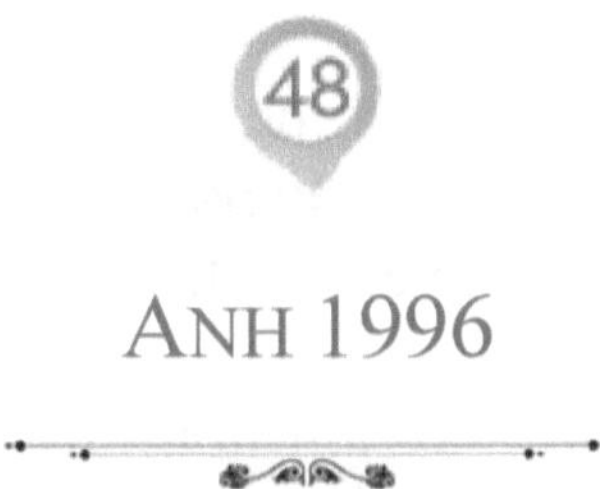

ANH 1996

Tôi quay lại Sacramento.

Mẹ tôi qua đời cả tháng rồi. Tôi vẫn nghĩ hoài về mẹ. Mẹ luôn nói rằng tôi sẽ là người mở ra một chương mới cho gia đình, rằng tất cả những đau khổ và hy sinh mà ba mẹ phải chịu đựng sẽ xứng đáng với vinh dự và thành công mà tôi sẽ mang lại cho gia đình.

Mẹ sẽ nói gì bây giờ nếu còn sống?

Rằng đứa con gái đầu lòng lưỡng cực của mẹ, người tham gia các lớp học nghệ thuật ban ngày và chạy bàn nhà hàng ban đêm sẽ cứu rỗi thế giới?

Chắc chắn là không.

Những bói toán và những điềm lành về ngày giờ sinh của tôi chắc chắn đã sai. Nhà chiêm tinh người Việt nào đó có lẽ đã không tính đến sự chênh lệch múi giờ giữa *Hawaii* và *Việt Nam*, hoặc việc *Hawaii* không tính trước sự thay đổi giờ theo mùa trong năm nên tính toán sai tương lai tôi.

Tôi không phải là cái bình vàng mà mẹ tôi tin rằng sẽ đổ sữa cứu rỗi lên đôi môi khô nẻ của gia đình tôi. Tôi chỉ là một nghệ sĩ tương lai đang vật lộn để kiếm sống.

"Đủ rồi. Tủi thân vậy là đủ rồi" tôi nói lớn.

Tôi quyết định ra quán phở quen thuộc. Tuần nào tôi cũng tới đây nên hầu hết nhân viên đều quen mặt tôi. Người phụ nữ

Việt Nam trung niên mảnh khảnh, thường được gọi là Lan, ra hiệu cho tôi ngồi vào chỗ ngồi quen thuộc gần cửa sổ. Tôi gọi một tô phở gà. Chỉ vài phút sau đã nghi ngút khói trước mặt tôi.

Mùi thịt gà thơm lừng thoảng mùi gừng xông lên mũi tôi. Tôi nhẹ nhàng nhúng muỗng vào nước dùng trong suốt để nhấp ngụm đầu tiên. Nước dùng ấm áp trượt trên lưỡi tôi, xuống cổ họng, vào ngực và bụng tôi.

Mỗi lần ăn phở tôi thấy ấm nóng tận xương tủy, như thể hương hồn tổ tiên tôi cũng đang thưởng thức thứ nước dùng đậm đà dù các vị không còn thân và miệng để nếm nữa. Tôi tập trung vào từng sợi phở. Rồi tôi nhúng muỗng bánh phở trắng xuống nước súp để tạo ra một miếng phở, thịt và nước dùng hoàn hảo.

Đây là một nghi thức "xả *stress*" mẹ tôi lặp đi lặp lại cho đến khi hết tô phở, chỉ chừa một ít nước dùng ở dưới đáy.

Tôi nhìn quanh tiệm, nhìn thực khách ăn uống cùng bạn bè hoặc gia đình và cảm thấy chìm trong con sóng buồn bã và cô đơn sâu sắc.

Tôi sống một mình.

Mẹ tôi chết rồi. Bà nội chết rồi. Gia đình thân thiết nhất của tôi sống cách xa hàng ngàn dặm.

Tôi thèm tha thiết được cuộn tròn trong cái chăn thời thơ ấu của mình và được mẹ vỗ về cho đến khi tôi chìm vào giấc ngủ.

Tôi không biết cách nào khác để xoa dịu nỗi cô đơn ngoại trừ sơn và cọ. Tôi về nhà và lấy đồ vẽ ra.

Đêm nay tôi cảm thấy xanh xao. Màu xanh thật đậm. Tôi trộn bảng màu để tạo màu xanh lam đậm thật đậm mà không biến nó thành màu đen. Tôi phủ mặt vải bố bằng những nét rộng để che đi tất cả những đốm trắng mà tôi có thể nhìn thấy để nền xanh đậm khô khi trộn màu vàng. Như trong cơn thôi miên, tôi nhìn tay mình chọn một cái cọ tròn nhỏ, nhúng xuống màu vàng rồi phết lên nền tối thành những vệt nước mắt chảy dài xuống.

Xong, tôi thêm một chút đỏ vào màu vàng để biến nó thành màu cam và phết các nét màu cam lên khung vẽ. Nhiều lần, tôi chọn từng màu một và để cánh tay hướng dẫn tôi đến nơi tôi nên đặt màu xuống khung vẽ. Cuối cùng tôi cũng chìm vào giấc ngủ trong giờ phút đen tối nhất của đêm đen, kiệt sức sau hàng giờ sơn hết lớp này đến lớp màu khác trên vải bố.

Mẹ Xuân của tôi đã về Việt Nam.

Dù chưa từng đến Việt Nam nhưng tôi biết mình đang mơ về Việt Nam vì có những cánh đồng lúa xanh mướt. Mẹ tôi mặc áo dài trắng, đạp xe dọc cánh đồng lúa. Nắng chiều ấm áp chiếu sáng khuôn mặt mẹ tôi, soi sáng nụ cười hồn nhiên vui tươi. Tôi lơ lửng bên cạnh chiếc xe đạp của mẹ, như thể tôi đang quan sát mẹ đằng sau một chiếc máy quay phim đang ghi lại cảnh đó. Mẹ đạp xe qua một cánh đồng lúa xanh trải dài cho đến khi đến một rừng cây, ánh sáng càng lúc càng tối hơn dưới bóng những cây cao. Con đường hẹp lại thành một con đường đất uốn lượn sâu vào rừng.

Mẹ theo con đường dẫn đến hồ nước. Mặt hồ tĩnh lặng, nhưng dưới đáy lại tối đen, nhìn xuống không thấy gì. Bên phải hồ có lối vào một ngôi đền, với những cột miếu đỏ uốn cong trên theo hình chữ nhật giống như một hàng kim bấm khổng lồ cách nhau vài mét, soi sáng lối vào đền là những chiếc đèn lồng giấy trắng bồng bềnh trên mặt nước, mỗi chiếc đèn nhấp nháy ánh sáng dịu nhẹ của ngọn nến. Mẹ dựng xe đạp rồi đi tới bờ hồ.

Không chút do dự, mẹ bước xuống nước trong chiếc áo dài, lúc đầu nước tới mắt cá chân, sau đó là đầu gối, rồi đến hông khi mẹ tiến về phía lối vào đền và đi sâu hơn vào nước cũng như những gì nằm bên trong ngôi đền. Mẹ quay lại nhìn tôi.

Tôi bừng tỉnh. Mẹ không nói gì trong giấc mơ, nhưng hành động của mẹ có gì đó mời gọi và chỉ bảo, như thể mẹ đã chờ đợi cả cuộc đời để chỉ cho tôi con đường qua cánh đồng lúa đến ngôi đền dưới nước sâu trong rừng.

Mẹ đưa tôi vô thế giới huyền bí và vô hình này. Tôi cầm cọ lên vẽ lại hình ảnh mẹ trong tà áo dài trắng đang lội trong vũng nước sẫm màu, dáng người mảnh khảnh nhìn từ phía sau khi mẹ tiến về phía cột đỏ lối vào miếu lót bằng giấy lung linh đèn lồng. Tôi không thể dừng tay cho đến khi hoàn thành bức tranh; có một sức mạnh nào đó đang lôi kéo tôi tạo lại những hình ảnh trong giấc mơ.

Tôi hài lòng nhìn tác phẩm vì nó ghi lại chính xác hình ảnh và cảm nhận về giấc mơ cũng như sức mạnh và chiều sâu của nó. Như một cánh cửa đã mở ra giữa tôi và mẹ trong thế giới mơ hồ. Bây giờ mẹ không còn nữa, có lẽ mẹ sẽ đến thăm tôi trong mơ.

Đêm hôm sau tôi có một giấc mơ sống động khác.

Tôi đang đứng ở rìa thế giới. Mặt đất nứt nẻ, khô khốc như một trận lở đất. Vài đứa trẻ đứng ở một góc, nhìn mặt đất đang sụp đổ dưới chân mình. Tôi đưa tay ra, cố nắm lấy tay chúng nhưng đã quá muộn và chúng rơi xuống vực sâu thăm thẳm. Tôi cầm cây cọ vẽ trong tay và cuối cùng một bé gái chụp lấy cây cọ của tôi. Tôi bám chặt vào bụi cây, nắm lấy cổ tay nó, giữ nó an toàn. Con bé khoảng 10 tuổi nhìn chằm chằm vào mặt tôi.

Tôi thức dậy và vẽ lại giấc mơ – con bé nhìn thẳng vào tôi, khung cảnh xám xịt của thế giới đang sụp đổ xung quanh nó.

Một trong những lớp tôi đang theo học tại đại học cộng đồng là về dạy môn nghệ thuật. Tôi nghĩ đến việc trở thành một giáo viên mỹ thuật thay vì tiếp tục làm công việc hầu bàn để trang trải chi phí hàng tháng. Tôi thích làm việc với trẻ em.

Hôm nay lớp mỹ thuật của tôi đến thăm một nơi mẹ cô Janice thỉnh thoảng làm thiện nguyện viên. Tôi không biết chúng tôi sẽ đi đâu cho đến khi chúng tôi lái xe đến một nơi có tấm biển ghi "Tư vấn cộng đồng Châu Á Thái Bình Dương" (APCC) trên lối vào. Cô Janice dẫn chúng tôi vào phòng họp và kể cho chúng tôi nghe thêm về phòng khám cũng như lớp học cô dạy ở đó.

"Tôi bắt đầu làm thiện nguyện ở đây vài năm trước sau khi anh tôi là bệnh nhân tại phòng khám này," cô Janice giải thích. "Anh tôi bị tâm thần phân liệt nên thường đến đây lấy thuốc. Gia đình tôi không biết phải làm gì sau khi anh được chẩn đoán bệnh tâm thần phân liệt. Cả nhà tôi không biết bệnh đó là gì. Thật đáng sợ khi thấy anh tôi biến thành một người xa lạ. Anh tôi bắt đầu trở nên rất hung hăng, không chịu ra khỏi phòng và mỗi lần cha mẹ tôi gọi anh ra ăn, anh ấy đều cãi họ. Chuyện này diễn ra trong một thời gian dài trước khi cha mẹ tôi đưa anh ấy đi bác sĩ. Họ đưa anh vào bệnh viện tâm thần nhiều lần, lấy thuốc gì đó mà làm anh giống như cái xác không hồn. Cha mẹ tôi không thích vậy nên không cho anh uống thuốc nữa. Không lâu sau, anh ấy lại bị tái phát và cuối cùng lại phải nhập viện. Phải mất vài năm anh tôi mới bớt bệnh. Bác sĩ tìm được loại thuốc phù hợp và gia đình tôi mới tin dùng thuốc đó. Phòng khám này đã giúp đỡ chúng tôi rất nhiều. Họ là phòng khám giúp các gia đình châu Á giải quyết bệnh tâm thần. Mỗi gia đình châu Á đối phó với bệnh tâm thần một cách khác nhau. Họ không nói về nó. Có quá nhiều sự xấu hổ và hiểu lầm về nó. Gia đình không muốn người khác nghĩ rằng con mình mắc bệnh tâm thần là lỗi của mình nên không tìm nơi giúp đỡ, cứ để mọi việc trở nên tồi tệ hơn."

Tôi bàng hoàng uống lấy từng lời cô Janice nói. Từ trước đến giờ, tôi chưa bao giờ nghĩ rằng văn hóa Việt Nam đã ảnh hưởng đến trải nghiệm của tôi với chứng rối loạn lưỡng cực.

Một sinh viên thắc mắc: "Vậy làm thế nào mẹ cô lại dạy nghệ thuật ở đây?"

"Tất cả là tình cờ. Mặc dù anh tôi đã khá hơn trước rất nhiều nhưng tôi vẫn thấy buồn khi anh ấy chỉ ngồi ở nhà xem tivi cả ngày. Anh ấy luôn có óc sáng tạo và yêu thích nghệ thuật cũng như hội họa trước khi lâm bệnh. Khi tôi mua giấy phác thảo và bút chì vẽ rồi khuyến khích anh quay lại với nghệ thuật và tôi đã rất ngạc nhiên khi thấy anh ấy vô cùng thích những bức vẽ của anh. Bệnh tật và thuốc men dường như đã lấy đi rất nhiều tính cách của anh ấy, nhưng những bức vẽ của anh vẫn chứa đầy những cái đặc biệt của anh ấy mà mẹ tôi biết đã tồn tại trước khi anh bị bệnh," cô trả lời.

Tôi cảm thấy rất muốn chia sẻ với các em những trải nghiệm tương tự của mình với bệnh tâm thần cũng như cảm giác nhẹ nhõm và thư thái khi vẽ, nhưng tôi không đủ can đảm để làm điều đó.

Tôi chưa bao giờ nói với ai ngoài gia đình và các bác sĩ về bệnh của mình, như đó là một bí mật đáng xấu hổ mẹ tôi phải giấu mọi người. Nhưng đây là cô giáo của tôi, nói về bệnh tình của anh trai cô một cách cởi mở như vậy, không hề suy nghĩ.

Tôi buột miệng: "Anh cô cảm thấy thế nào khi nói về bệnh tình của anh ấy với người khác?"

Cô Janice mỉm cười thân thiện: "Một câu hỏi hay. Điều này khiến gia đình tôi phải mất một thời gian mới quyết định được. Anh tôi không ngại tôi chia sẻ chuyện này, nhưng cha mẹ tôi lại không thích tôi nói chuyện đó một cách cởi mở. Họ vẫn không nói chuyện này với bất kỳ bạn bè hay người thân nào và mọi người cũng không hỏi họ về điều đó. Nó giống như một qui luật bất thành văn 'không hỏi, không nói.'"

Thử nghĩ tôi sẽ cảm thấy thế nào nếu Jack đi đâu cũng nói với tất cả bạn bè về người chị mắc chứng rối loạn lưỡng cực và phải nhập viện tâm thần cũng như việc bỏ học đại học như thế nào.

Chắc tôi sẽ giết nó nếu nó làm vậy. Tốt nhất là tôi nên gọi cho nó để nói với nó cảm giác của tôi về quyền riêng tư của mình.

Cô Janice tiếp tục giải thích về hình thức lớp học của cô tại APCC: "Tôi điều hành nhóm nghệ thuật này ở đây mỗi tuần một lần. Lớp rất thân mật. Bất kỳ ai là bệnh nhân của phòng khám đều có thể dự và tất cả các vật dụng đều được cung cấp. Mỗi tháng, chúng tôi chọn một phương thức khác nhau để làm việc để bệnh nhân có thể thử nghiệm các phương tiện khác nhau. Có người thích cái này, người thích cái khác. Đủ mọi môn như hội họa, gốm sứ hay âm nhạc, thơ ca hay nhiếp ảnh. Tôi chỉ muốn tạo cơ hội cho mọi người thể hiện bản thân. Tôi thực sự tin rằng nghệ thuật là cách để con người tự chữa lành vết thương, kết nối với con người thật của mình, bất kể chẩn đoán của họ như thế nào. Nghệ thuật có thể là một cách để các em coi bản thân là những biểu hiện độc đáo, mỗi người mang đến một góc nhìn độc đáo và xứng đáng về thế giới. Chúng tôi có các chương trình nghệ thuật nơi học sinh có thể trưng bày tác phẩm của mình và mọi người có thể mua, đồng thời mang lại cho họ cảm nhận rõ ràng về khả năng đóng góp cho xã hội của họ. Mục tiêu của tôi là chúng ta có thể nhân rộng những nhóm như thế này ra khắp nơi, để đưa những anh chị em, cô dì chú bác của chúng ta, những người mắc bệnh tâm thần ra khỏi bóng tối và trở lại ánh sáng."

Cô Janice dẫn nhóm tôi vào một phòng họp rộng rãi và hướng dẫn chúng tôi cách sắp xếp lớp học. Công việc hôm nay là vẽ màu nước, và tôi cảm thấy thoải mái vì đã quen thuộc.

Tôi và các bạn dán giấy lên mặt bàn để tránh sơn rồi dựng các trạm vẽ riêng có bảng màu, tuýp màu và cọ, cũng như một hộp đựng nước và khăn giấy để rửa cọ. Chúng tôi đặt 10 trạm thành vòng tròn xung quanh căn phòng hướng về phía trung tâm.

Cô Janice nói rằng số lượng học sinh tham dự lớp học này thay đổi. Đôi khi chỉ có một người, có khi bảy. Ai cô cũng nhận. Hôm nay có ba người tham gia. Tôi vẫn không tin được lại có những bệnh nhân châu Á đến phòng khám này.

Người thứ nhất là một cô gái thấp, có làn da trắng trẻo ở độ tuổi đôi mươi, cắt tóc ngắn kiểu con trai, có vẻ rất lo lắng. Cô bước đi hơi khập khiễng và các cơ ở chân của cô ấy có vẻ bị teo đi. Người thứ hai là một người đàn ông trẻ, chắc nịch ở độ tuổi cuối hai mươi hoặc đầu ba mươi. Anh ta đeo kính đen trong suốt buổi học và liên tục quay lại phía sau như thể có ai đó sắp nhảy ra và tấn công anh.Người thứ ba là một phụ nữ trung niên mặc áo sơ mi họa tiết hoa và váy rộng thùng thình. Cả ba người đều lo lắng vì thấy có nhiều người mới trong phòng.

Cô Janice cố làm cả nhóm thoải mái. "Chào Mai. Chào John. Chào Vàng. Rất vui được gặp các bạn ở đây. Hôm nay tôi có một số khách đặc biệt từ *American River College*. Đây cũng là những học sinh của tôi và tôi đưa họ đến đây để xem chúng ta có học chung với nhau được không. Họ chỉ quan sát lớp học của các em, nhưng nếu các em cần bất cứ điều gì, họ sẽ giúp. Nếu họ không thể giúp, họ sẽ nhờ tôi. Được rồi, bây giờ mình tiếp tục công việc dở dang tuần trước hoặc các em có thể bắt đầu một tác phẩm mới."

Cô tiếp: "Nhớ rằng, chúng ta đang tập trung vào màu sắc và cách làm cho màu đậm hơn hoặc nhạt hơn tùy thuộc vào lượng nước mình pha vào màu."

Ba học sinh trông cứng đờ như gỗ, dán chặt vào mặt ghế nhìn cô Janice đặt những tác phẩm họ vẽ hồi tuần trước xuống trước mặt họ.

Tôi lùi lại, tránh xa ba học sinh này. Rõ ràng họ đang lo lắng về việc chúng tôi có mặt trong phòng và mọi ánh mắt đều đổ dồn vào họ. Tôi cố lén liếc nhanh những tấm bảng phẳng có dán giấy màu nước cô Janice đặt trước mặt Mai, John và Vàng.

Tôi ngạc nhiên nhìn ba tác phẩm hoàn toàn khác nhau. Mỗi tác phẩm đều bắt đầu với ba mảng màu: đỏ, vàng và xanh lam giống nhau trên bảng màu, nhưng tác phẩm của Mai chủ yếu có màu tím và xanh lam, trong khi tác phẩm của John bao gồm nhiều sắc thái xanh lục khác nhau, và bức tranh của Vàng tràn ngập những vệt đỏ đẫm máu.

Cô Janice là một giáo viên khiêm tốn. Cô kín đáo để học sinh làm việc trong im lặng và âm thầm đi chậm rãi giữa ba người, dừng lại để nói vài lời động viên hoặc khen ngợi nhẹ nhàng cho từng em. Tôi quan sát cách các học sinh thư giãn khi bắt đầu nhúng cọ vào nước và trộn màu.

Sự cứng đờ ban đầu của họ khi bắt đầu lớp học đã tan biến như những vệt sơn trên bảng màu khi mỗi người làm việc trong thế giới riêng của mình.

Một cảm giác nhẹ nhàng dâng lên trong tôi. Điều này thật tuyệt vời. Tôi muốn quay lại và giúp cô Janice dạy lớp này.

Tôi muốn vẽ với họ. Lớp học bốn mươi lăm phút trôi qua nhanh chóng, chẳng mấy chốc đã đến lúc phải dọn dẹp.

"Cô Janice, tuần sau em có thể quay lại đây và giúp bạn trong lớp này được không?"

Tôi cảm thấy một sự phấn khích, một nguồn năng lượng đang trào dâng trong tôi mà đã lâu rồi tôi không cảm nhận được.

"Tất nhiên là chúng tôi rất muốn, Anh. Xin em quay lại," cô Janice tử tế trả lời.

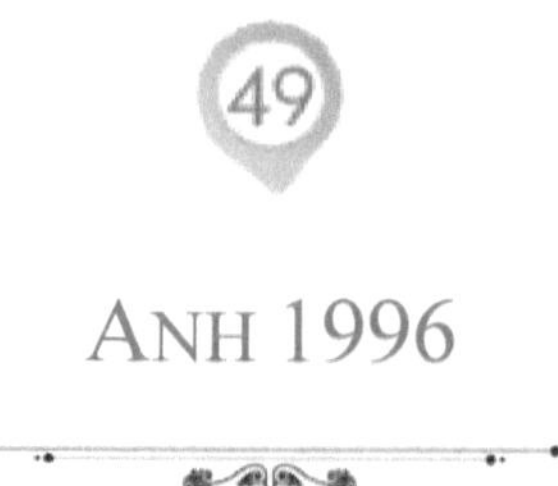

ANH 1996

Thứ Hai nào tôi cũng đến phòng khám Châu Á để giúp cô Janice điều hành lớp nghệ thuật.

Một hôm, một giọng thanh niên ấm áp vang bên tai tôi.

"Tôi chưa từng thấy cô ở đây bao giờ. Chắc cô là người mới? Tôi tên Derek. Tôi là nhà trị liệu ở đây," một anh chàng châu Á dễ thương trông lớn hơn tôi một chút tự giới thiệu mình trong phòng ăn trưa của phòng khám với thái độ niềm nở.

Anh ta có vẻ thực sự thân thiện và tự tin, không giống như nhiều chàng trai châu Á khác mà tôi từng gặp trước đây. Anh ta rất dễ nói chuyện, tôi có thể hiểu tại sao anh ta là một nhà trị liệu giỏi. Tôi vừa cảm thấy thoải mái vừa vô cùng tò mò về anh chàng này.

"Tôi chỉ đến đây vào Thứ Hai để giúp cô Janice trong nhóm nghệ thuật thôi," tôi trả lời. "Ồ, vậy chắc cô là Anh rồi. Một trong những bệnh nhân của tôi thuộc nhóm đó và cô ấy luôn nói với tôi rằng cô ấy yêu thích nhóm đó đến mức nào," anh nói.

"Vậy hả?" Tôi hỏi, hãnh diện vì anh này biết tên tôi.

"Ồ vâng. Lúc trước cô ấy rất trầm cảm và không bao giờ ra khỏi nhà, vậy mà bây giờ đã tự động đến đây và cửa hàng nghệ thuật để mua vật liệu. Tôi thấy cô ấy tiến bộ kể từ khi tham gia nhóm nghệ thuật," Derek tiếp.

Tôi thấy mắc cỡ. Tôi tự hỏi mình tham gia lớp nghệ thuật cho bản thân mình hay là cho người khác. Tôi muốn tìm một lối đi cho mình. Tôi cảm thấy lạc lõng từ khi bỏ học đại học. Tôi rất thích các lớp học nghệ thuật mà mình đang tham gia dù không chắc liệu nó sẽ dẫn đến đâu.

Sau lần gặp đầu tiên, Derek và tôi tìm nhau trong phòng nghỉ vào giờ ăn trưa, hy vọng có thể gặp lại nữa.

Chúng tôi nói chuyện với nhau rất thoải mái. Tôi cảm thấy dễ chịu khi nói chuyện với anh ấy, như một người bạn gái thân thiết. Hay tôi đã bị thu hút?

"Tôi đang làm việc với một thiếu niên này, lâu lâu tôi thấy bực bội," một hôm Derek nói với tôi trong bữa trưa.

"Vậy hả? Sao vậy?"

"Cô ấy rất thông minh và uống thuốc đều đặn, nhưng rồi cô ngừng uống nên lại phải quay lại bệnh viện. Mệt mỏi ghê," anh phàn nàn.

"Tôi dám chắc là cô ấy cũng chán như vậy lắm rồi," tôi đáp.

"Vậy thì cô chỉ còn cách là uống thuốc thôi!" Derek nói một cách dứt khoát.

"Uống thuốc không dễ dàng như anh nghĩ đâu," tôi bắt đầu cảm thấy chột dạ, tự hỏi liệu có an toàn để tiết lộ thêm về chuyện riêng của mình cho Derek hay không.

"Có rất nhiều lý do để cô này không uống thuốc."

"Tôi biết," Derek nói. "Nhưng tôi rất khó chịu khi cứ thấy cô ấy bị đi bị lại. Giống như cô đang chiến đấu với chính mình hoặc với thực tế là cô đang bị bệnh."

"Có lẽ anh đúng," tôi nói. Tôi chưa bao giờ nghĩ về việc này theo cách nhìn của anh trước đây. Tôi có đang chiến đấu với bản thân và căn bệnh tâm thần của mình không? Thành thật mà nói, cả năm qua, tôi không nghĩ đến chứng lưỡng cực của mình, hy vọng rằng tôi có thể giấu nó vào xó xỉnh nào đó mà tôi không bao giờ phải thấy lại nữa.

Sau khi bỏ học *UC Davis* và quay về *Hawaii*, tôi gặp bác sĩ Tanaka và uống thuốc một thời gian. Nhưng sau đó tôi cảm thấy ổn nên tôi ngừng thuốc khi chuyển về *California*.

Đã lâu rồi tôi không nghĩ đến bác sĩ Tanaka. Tôi tự hỏi bây giờ bà sẽ nói gì với tôi? Liệu bà vẫn nói với tôi rằng tôi bị rối loạn lưỡng cực và cần phải uống lại thuốc? Ở đây tại phòng khám sức khỏe tâm thần châu Á này trong vài tháng qua, tất cả những ký ức của tôi lại hiện về. Bệnh lưỡng cực của tôi đã đi đâu? Tôi thực sự đã bị bệnh à? Nó đã biến mất hay chỉ ẩn nấp trong một góc tối nào đó, chờ quay lại để hủy hoại đời tôi một lần nữa? Chỉ nghĩ vậy cũng đáng sợ rồi. Rằng nếu tôi tìm nó, nó có thể sẽ tìm lại tôi.

Tôi chậm rãi chèo ca-nô. Nước biển lặng và trong vắt như mặt hồ. Ca-nô tiến về phía trước trong làn nước, cắt một lối đi thẳng về phía bờ xa. Thay vì cầm mái chèo trong tay, tôi đang cầm cọ vẽ. Tôi tò mò nghiêng người qua mạn xuồng và để bụi cây lướt trên mặt nước bên cạnh mình và thích thú quan sát khi bụi cây để lại dấu vết nhỏ của chính nó khi chúng tôi lướt đi.

Nước bên dưới cọ vẽ của tôi bắt đầu phồng lên, tăng kích thước và thể tích. Tôi cầm chắc cây cọ để nó không tuột khỏi tay tôi do lực của nước bên dưới. Tôi giữ nó chắc ở gần mặt nước và nước bắt đầu cuộn tròn phía sau bụi cây thành một làn sóng lớn mịn màng. Sóng dâng lên trời rồi tràn qua tôi, tạo ra một đường hầm nước rộng rãi để tôi đi qua. Tôi luôn muốn cưỡi trong ống của một con sóng, và tôi ở đây, cưỡi trong một con sóng do chính cây cọ vẽ trong tay tôi tạo ra. Thay vì du hành dọc theo bề mặt rộng mở của làn sóng khi nó mở ra, trong làn sóng này, tôi đang du hành ngày càng sâu hơn vào nguồn gốc của nó, nơi nó bắt đầu, nguồn sức mạnh của nước.

Bừng tỉnh cơn mơ, tôi biết có một mối liên hệ giữa giấc mơ với nghệ thuật và căn bệnh lưỡng cực của mình.

Mặc dù tôi sợ bệnh này, nhưng một phần trong tôi dường như biết rằng nơi tôi hình dung những bức tranh cũng chính là nơi mà con người lưỡng cực của tôi sống. Chúng đến từ cùng một nguồn, một luồng dẫn đến nghệ thuật và một luồng dẫn đến nhập viện tâm thần. Nếu cắt đứt bản thân khỏi căn bệnh lưỡng cực, tôi có tự cắt đứt nguồn sáng tạo của chính mình không?

Trong khoảnh khắc đó, tôi thấy những hình ảnh sống động lóe lên trong đầu, một loạt tranh ảnh pha trộn giữa Việt Nam và *Hawaii*, hình ảnh dân làng Việt Nam đội nón lá và mặc quần áo đủ màu đang thu hoạch trên cánh đồng dứa, hình ảnh những người phụ nữ Việt Nam mảnh dẻ mặc áo dài xinh đẹp đang trượt ván, cưỡi những con sóng biển duyên dáng trên những tấm ván dài ngoài khơi vùng biển *Waikiki*, đuôi áo dài tung bay trong gió tạo thành những làn sóng riêng trên mặt nước.

Tôi có tâm hồn Việt sinh ra và lớn lên ở *Hawaii*.

Tôi cảm thấy tràn đầy năng lượng để thực hiện một loạt tranh nhằm bày tỏ tình yêu của mình đối với di sản Việt Nam và bờ biển *Hawaii* nơi gia đình chúng tôi trú ẩn. Tôi nhớ loạt tranh màu nước mà tôi đang vẽ vào năm cuối trung học trước khi trải qua giai đoạn hưng cảm đầu tiên cách đây bốn năm. Một phần trong tôi sợ rằng việc vẽ một bộ truyện khác sẽ khiến chứng lưỡng cực của tôi quay trở lại, nhưng tôi biết rằng tôi không thể tách mình ra khỏi bức tranh của mình vì sợ hãi. Nghệ thuật của tôi là một phần con người tôi, giống như Việt Nam và *Hawaii* là một phần con người tôi. Tôi vẫn chưa quyết định liệu lưỡng cực có phải là một phần con người tôi hay không. Mẹ tôi luôn mong tôi sẽ viết nên một chương mới cho câu chuyện gia đình mình. Tôi vẫn có thể mang lại danh dự và vận may cho gia đình mình theo một cách khác chứ?

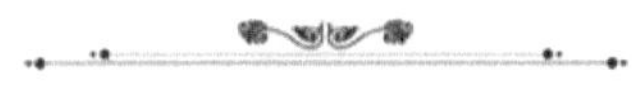

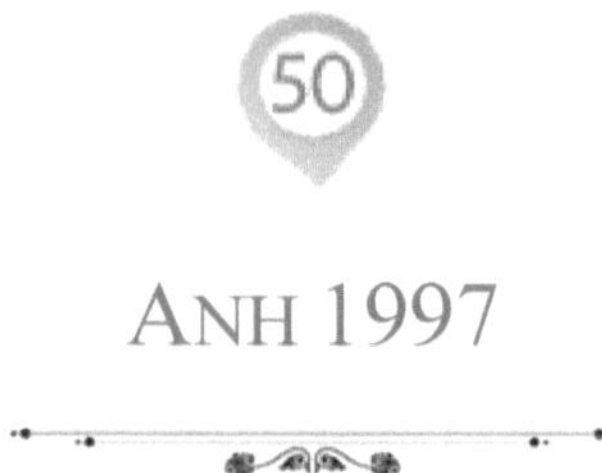

ANH 1997

*T*ôi chạy nhanh về phía nước. Cơ thể tôi cảm thấy khỏe khoắn khi đôi chân di chuyển trên mặt đất. Cánh tay tôi lên xuống nhịp nhàng, phối hợp với toàn bộ cơ thể. Hơi thở tôi tràn trề. Tôi hết sức chạy nhưng vẫn có đủ hơi thở. Khi thấy mặt nước, tôi dần dần cởi bỏ từng lớp quần áo. Tôi thấy thật tự do khi cởi áo sơ mi, áo ngực và quần lót rồi cảm nhận luồng không khí ấm áp mơn trớn làn da trần của mình. Có một bến tàu nhô ra mặt nước ở xa xa. Không chút do dự, tôi chạy xuống bục nhún và ở cuối bục, tôi tung người lên không trung.

Khi sắp chạm mặt nước, tôi ép sát hai chân lại để vào nước bằng một cú nhảy kiểu bút chì. Tôi lao xuống làn nước sâu xanh xám. Phổi tràn đầy hơi thở, tôi chìm sâu vào màu xanh không đáy. Rồi thì, khi tôi chạm tới điểm sâu nhất, sức ép của nước đẩy cơ thể tôi lên mặt nước. Tôi ngửa đầu ra sau để mặt hướng về phía ánh sáng. Thở dốc, tôi trồi lên mặt nước một cách thích thú. Tôi lướt đến bến tàu và leo lên thang, để nước nhỏ giọt xuống cơ thể trần truồng, ấm áp của mình lấp lánh dưới ánh mặt trời.

Tôi về ăn giỗ mẹ với ba và em tôi.

Hàng năm, đến ngày Chiến Sĩ Trận Vong, hàng ngàn người xếp hàng dọc bờ biển *Magic Island* để thả những chiếc đèn lồng giấy có tên người thân đã khuất và những tâm tư họ muốn nhắn gửi. Nghi lễ này có nguồn gốc từ Nhật Bản, cũng như mọi nghi lễ khác ở *Hawaii*. Nghi lễ này được văn hóa địa phương áp dụng và phát triển thành sự kết hợp của nhiều tín ngưỡng và tập tục khác nhau. Tôi muốn tôn vinh mẹ trong nghi lễ này.

Sau khi mẹ qua đời, ba tôi bán cửa hàng ở *Waikiki* và quay lại làm công việc giữ xe. Ba không thích kinh doanh như mẹ. Việc điều hành *LX Hawaiian Fashions* quả là quá sức khi ba chỉ còn một mình. Mỗi ngày ở cửa hàng là lời nhắc nhở liên tục về sự vắng mặt của mẹ sau quầy thu ngân, trả lời điện thoại, sắp xếp hàng hóa, đẩy giá đựng bưu thiếp vào trong cửa hàng vào mỗi buổi tối khi đến giờ đóng cửa.

Tôi mặc cái áo dài tôi may ở California để tôn vinh mẹ. Tôi mở khuy áo để mặc vào. Áo vừa vặn, ôm sát cơ thể tôi. Tôi mặc quần lụa vào. Quần vuốt nhẹ dọc theo chiều dài đôi chân tôi khiến tôi có cảm giác như bộ áo dài cũng thoải mái trên cơ thể mình.

Tôi cảm thấy xinh đẹp.

Tôi cảm thấy Việt Nam.

Rốt cuộc, tôi cũng được mặc cái áo dài của riêng mình.

Chiều xuống, tôi thong thả đến bờ biển *Magic Island*.

Mặt trời rực rỡ đỏ cam vẽ vòng cung cuối cùng về nơi tạm nghỉ sau dãy núi. Tôi ôm cái thuyền lồng đèn giấy tôi làm tặng mẹ. Những giọt nước mắt nóng mặn chảy dài trên mặt tôi và rơi xuống làn nước biển mặn bên dưới. Ngực tôi đau nhói vì sự thiếu vắng mẹ. Tôi sẽ không còn được ôm lấy thân hình mẹ nhỏ nhắn nữa. Mẹ luôn tuột khỏi vòng tay tôi trước khi tôi kịp buông ra. Những sợi dây vô hình căng ra giữa mẹ và tôi, không cho phép sự chia ly. Tôi cố gắng để những kỷ niệm về mẹ nhỏ giọt qua tim như mật ong đặc sệt, chảy chậm. Làm sao mẹ tôi có đủ sức mạnh khi rời bỏ gia đình, quê hương để tiếp tục cuộc sống? Có bao giờ mẹ có thể thực sự quên hẳn được sự mất mát này? Hay vùng đất mà mẹ gắn bó đã bị xé toạc khiến mẹ trôi dạt để tìm nơi ẩn náu ở đâu đó trên Thái Bình Dương bao la? Chúng tôi thật may mắn tìm được nơi trú ngụ ở những bờ biển *Hawaii* ấm áp này mang lại cho chúng tôi cuộc sống mới.

Tôi hít thở không khí mặn mòi của biển và theo dòng chảy của nó qua phổi đến từng tế bào trong cơ thể. Tôi đứng sâu trong lòng đại dương và cảm nhận những làn sóng ấm áp vỗ vào chân mình. Một cơn mưa rào nhẹ rơi xuống trong chốc lát, rồi bầu trời lại trong xanh. Cảm giác biết ơn về món quà đơn giản là được sống để trải nghiệm khoảnh khắc này tràn ngập trong tôi.

Đứng cạnh tôi, một gia đình khác nhẹ nhàng đặt chiếc thuyền giấy xuống, thả người thân lênh đênh trên mặt nước nhấp nhô.

Ba tôi, Jack và tôi đặt thuyền của mẹ dọc theo dòng thuyền khác. Một cảm xúc dâng trào trong tôi. Cơn gió khẽ khàng lướt qua khuôn mặt và cổ ướt đẫm của tôi nhè nhẹ như hơi thở thượng đế dịu dàng.

Đây là *aloha,* là lời chào gặp gỡ, là câu chào tạm biệt. Mẹ ơi, con hẹn gặp mẹ. Gia đình mình sẽ gặp lại nhau.

Chân trời trải dài thành một vệt giao thoa mờ ảo giữa làn nước xanh nâu và bầu trời hồng đào rực rỡ. Rồi thì mặt trời cũng hụp xuống đại dương, tắt dần những tia nắng ấm áp trải rộng, để lại một vùng trời thiêng liêng huyền bí.

Những con sóng...

Con sóng từ tà áo dài mẹ mặc lênh đênh trên ruộng lúa...

Con sóng ngoài kia quăng mình vào ghềnh đá...

Con sóng luôn luôn vang vọng trong hồn tôi, trong cội nguồn hội họa của tôi, nối kết tổ tiên tôi với tôi...

Con sóng Việt Nam...

Con sóng *Hawaii*..

Con sóng ngàn xưa...

Con sóng ngàn sau...

Những con sóng hòa quyện vào nhau vuốt ve...mơn trớn...
Con sóng trong tôi... tôi trong con sóng...

LỜI KẾT

Đời cha mẹ ăn mặn, đời con khát nước.'' Câu tục ngữ Việt Nam này, nếu nhìn qua lăng kính phương Tây, có thể bị hiểu lầm như một cách đổ lỗi cho thế hệ đi trước. Nhưng với người Việt, cả cha mẹ lẫn con cái đều hiểu rằng đây là lời nhắc nhở sâu sắc về mối dây liên kết thiêng liêng giữa các thế hệ – một dòng chảy bất tận từ tổ tiên đến con cháu, từ quá khứ đến tương lai. Dù thân xác có tan biến, sự sống vẫn tiếp nối qua những đứa con.

Nước mắt ta, mặn như nước biển. Người Việt đã từng nếm trải quá nhiều mất mát, tổn thương, chia ly – đủ để lấp đầy cả một đại dương bằng những giọt nước mắt. Nhưng chính từ nỗi đau ấy, chúng ta mới có thể hóa giải muối mặn thành nước ngọt – thứ nước trong lành nuôi dưỡng sự sống mới.

Mỗi thế hệ đều có khả năng biến những dòng lệ mặn thành suối nguồn tươi mát, để thế hệ kế tiếp được lớn lên trong sự chữa lành và hy vọng.

VỀ TÁC GIẢ

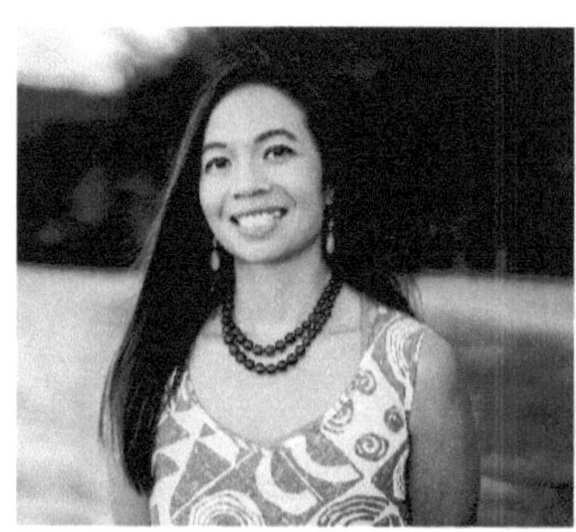

Elizabeth Nguyễn, MD sinh ra và lớn lên tại Honolulu, Hawaii. Cha mẹ cô là người tị nạn đến từ Việt Nam, đặt chân đến Honolulu vào năm 1975, ngay sau khi chiến tranh Việt Nam kết thúc.

Cô tốt nghiệp Cử nhân Sinh học Con người tại Đại học Stanford, sau đó nhận bằng Y khoa từ Đại học Northwestern. Elizabeth hoàn tất chương trình nội trú Tâm thần học và học bổng chuyên sâu Tâm thần học Trẻ em tại UC Davis.

Cô bắt đầu sự nghiệp trong lĩnh vực sức khỏe tâm thần cộng đồng, với mối quan tâm đặc biệt đến giao thoa giữa văn hóa, tinh thần và tâm lý, cũng như vai trò chữa lành kỳ diệu của nước và thiên nhiên.

Hiện cô sinh sống tại Davis, California, hành nghề tư nhân và thường xuyên trở về quần đảo Hawaii – nơi cô cảm thấy cơ thể và tâm hồn mình thật sự thuộc về.

Chia sẻ về cảm hứng và mục đích khi viết *Aloha Vietnam*, Elizabeth nói:

"Dòng máu tổ tiên trong mỗi con người luôn mang theo cả thương tổn lẫn khả năng chữa lành. Nước, nghệ thuật và những câu chuyện có thể giúp ta trở về với bản chất trọn vẹn và thuần khiết của mình.

Cuốn sách này là món quà tình yêu tôi gửi đến mảnh đất và con người Việt Nam – Hawaii, và cả Thái Bình Dương bao la đã kết nối hai miền ấy. Tôi mong rằng cuốn sách này sẽ mang lại vẻ đẹp và sự hồi phục cho những vết thương và nỗi đau đã truyền qua nhiều thế hệ, đặc biệt là trong cuộc chiến với bệnh lý tâm thần."

Bạn có thể tìm hiểu thêm về cô tại:
- www.multidimensionalpsychiatry.com
- www.waterkeeperscommunity.com

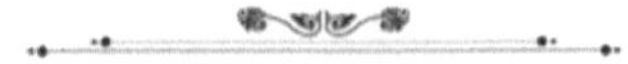

VỀ DỊCH GIẢ

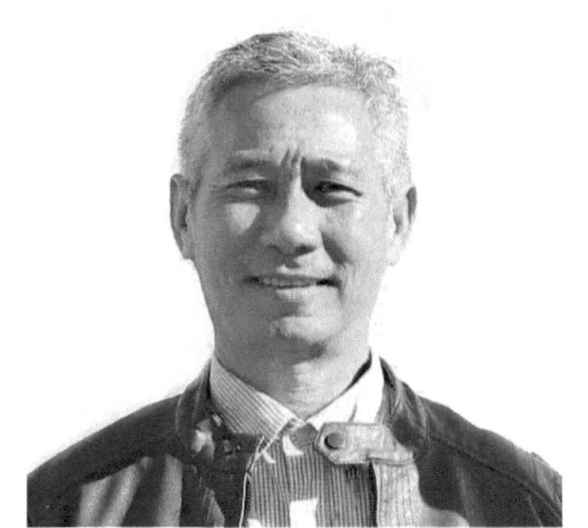

Ngô Trọng Đằng-Giao (1962-2025)

Dịch giả Đằng-Giao, tên thật Ngô Trọng Đằng-Giao, sinh năm 1962, tại Sài Gòn, Việt Nam.

Ông bắt đầu làm công việc của một phóng viên ở nhật báo Người Việt từ ngày 4 Tháng Năm, 2015. Văn phong của ông sắc sảo, tinh tế và hết sức duyên dáng. Ông nhanh chóng trở thành "cây bút" phóng sự, thường xuyên viết về cộng đồng Việt Nam vùng Little Saigon, Nam California, và hải ngoại, cũng như về lĩnh vực ca nhạc và điện ảnh.

Phóng viên Đằng-Giao vượt biên năm 1982, được tàu Nhật vớt, đưa vào đảo Pulau Bidong, Malaysia, và định cư tại Mỹ năm 1983.

Sau khi tốt nghiệp điện ảnh tại đại học UCLA năm 1990, ông làm việc với các công ty Mỹ một thời gian, rồi làm cho trung tâm băng nhạc Làng Văn.

Sau đó, ông về Việt Nam thực hiện các dự án quay băng nhạc.

Ông cũng từng làm đạo diễn video cho các chương trình Duyên Dáng Việt Nam từ số 9 đến 15, trong thời gian khoảng năm hoặc sáu năm, trước khi trở về Mỹ làm phóng viên cho nhật báo Người Việt.

Nhân dịp kỷ niệm 40 năm nhật báo Người Việt, phóng viên Đằng-Giao chia sẻ: "Chập chững viết cho tờ báo Việt Nam uy tín nhất hải ngoại, tôi rất vui vì bỗng được trở thành học trò, được chỉ dẫn chu đáo từng li, từng tí những nguyên tắc chuyên nghiệp cơ bản của phóng viên. Tôi muốn có thật nhiều cơ hội để có thể đóng góp với cộng đồng hải ngoại bằng những bài viết gợi lên tính nhân văn, văn hóa qua sinh hoạt hàng ngày và những mối quan hệ tưởng như bình thường."

Ngoài những bài phóng sự, phóng viên Đằng-Giao cũng thỉnh thoảng xuất hiện trong một số video phóng sự của Người Việt.

Bài viết cuối cùng của ông là phóng sự "Về Little Saigon hòa mình vào không gian lễ hội 'Xuân Vươn Lên,'" mô tả diễn hành Tết ở Little Saigon ngày Mùng Một Tết Ất Ty, được đăng trên trang nhất nhật báo Người Việt ngày 2 Tháng Hai, 2025.

Khi sóng gọi về nguồn là tác phẩm đầu tiên Đằng-Giao tham gia với tư cách dịch giả. Tác phẩm này được dịch từ cuốn *Aloha Vietnam* của bác sĩ Elizabeth Nguyễn.

Đây cũng là tác phẩm cuối cùng trong cuộc đời cầm bút của ông. Ngày 5 Tháng Hai, 2025, ông qua đời tại nhà riêng, hưởng dương 63 tuổi.

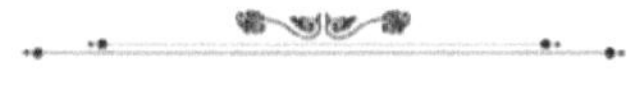